Stephen P. Hinshaw

Eine andere Art von Wahnsinn

Vom langen Schweigen und Hoffen einer Familie

Psychiatrie Verlag

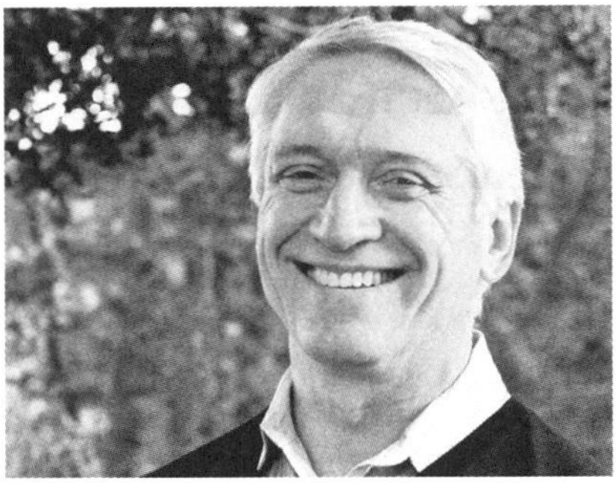

Foto: P. Navales

Stephen P. Hinshaw ist Professor für Psychologie und Psychiatrie in Kalifornien und Autor mehrerer Bücher zu psychischen Störungen wie ADHS und zur Stigmatisierung. Seine wissenschaftlichen Leistungen in den Bereichen Entwicklungs- und klinischer Psychologie wurden mehrfach mit Preisen ausgezeichnet.

Stephen P. Hinshaw

Eine andere Art von Wahnsinn

Vom langen Schweigen und Hoffen einer Familie

Psychiatrie Verlag

Mit Unterstützung von:

dgkjp
Deutsche Gesellschaft für Kinder- und Jugendpsychiatrie, Psychosomatik und Psychotherapie e.V.

DGPPN
Deutsche Gesellschaft für Psychiatrie und Psychotherapie, Psychosomatik und Nervenheilkunde

Zentralinstitut für Seelische Gesundheit

DAZU GEHÖREN

Klinik für Kinder- und Jugendpsychiatrie/Psychotherapie
UNIVERSITÄTSKLINIKUM ULM

UNIVERSITÄT ULM SCIENDO DOCENDO CURANDO

Stephen P. Hinshaw
Eine andere Art von Wahnsinn
Vom langen Schweigen und Hoffen einer Familie
2., vollständig überarbeitete Auflage 2019
ISBN Print: 978-3-96605-033-3
ISBN E-Book (PDF): 978-3-96605-034-0
ISBN E-Book (EPUB): 978-3-96605-035-7

Bibliografische Information der Deutschen Nationalbibliothek
Die Deutsche Nationalbibliothek verzeichnet diese Publikation in der Deutschen Nationalbibliografie; detaillierte bibliografische Daten sind im Internet über http://dnb.d-nb.de abrufbar.

Originaltitel: Another Kind of Madness – A Journey Through the Stigma and Hope of Mental Illness

Mit Unterstützung von:
Deutsche Gesellschaft für Kinder- und Jugendpsychiatrie, Psychosomatik und Psychotherapie e. V. (DGKJP)
Deutsche Gesellschaft für Psychiatrie und Psychotherapie, Psychosomatik und Nervenheilkunde e. V. (DGPPN)
Zentralinstitut für Seelische Gesundheit (ZI)
Universitätsklinikum Ulm, Klinik für Kinder- und Jugendpsychiatrie/Psychotherapie
Dazugehören e. V.

Umschlagkonzeption und -gestaltung: GRAFIKSCHMITZ, Köln
unter Verwendung eines Bildes von Stephen Hinshaw
Übersetzung: Dr. Matthias Reiss (www.dr-reiss.com)
Lektorat: Anne Katrin Bläser, Bonn
Typografiekonzeption und Satz: Iga Bielejec, Nierstein
Druck und Bindung: Westermann Druck Zwickau

Im Andenken an meinen Vater und meine Mutter

Für meine Schwester, Sally,
die jeden Tag darauf hinarbeitet,
dass sich das Leben von Menschen
mit körperlichen und psychischen Störungen
verbessert, indem sie die Empathie und
die Kompetenzen bei den Fachleuten fördert.

Vorwort

Die Entstehung dieses Buches hat buchstäblich ein ganzes Leben in Anspruch genommen. Gewöhnlich bin ich ein Mensch, der schnell handelt, aber einige Unterfangen tragen nicht so schnell Früchte – wie die eigene Familie zu verstehen, einen offenen Ton anzuschlagen, wenn man von schwierigen Aspekten seines Lebens berichten will, und gegen die Scham und das Stigma in Bezug auf psychische Krankheiten anzukämpfen.

Am College verschrieb ich mich immer mehr der Psychologie, beflügelt durch ein Gespräch mit meinem Vater während meiner Semesterferien, in dem er erstmals von seiner psychischen Erkrankung berichtete. Im Laufe der Zeit kam ich zu der Auffassung, dass seine und meine eigenen Erfahrungen nicht nur für meine Familie oder meinen Freundeskreis, sondern auch für ein breiteres Publikum wertvoll sein könnten. Dieses Buch ist mein Versuch, unsere Geschichte, so gut es mein Gedächtnis zulässt, zu schildern. Ich habe mich bemüht, sie so zu verfassen, dass sie so nah wie möglich dran ist an dem, was geschah, als ich ein Junge, ein Teenager, ein junger Mann war und darüber hinaus.

Die Inspiration für den Titel des Buches geht auf ein Zitat von James Baldwin zurück, dem bedeutenden afroamerikanischen Schriftsteller, der sich intensiv mit Rassismus auseinandersetzte. Es stammt aus einem seiner Meisterwerke, *Giovannis Zimmer*: »Menschen, die sich erinnern, beschwören den Wahnsinn durch Schmerz herauf, durch den Schmerz über den ständig wiederkehrenden Tod ihrer Unschuld; Menschen, die vergessen, beschwören *eine andere Art von Wahnsinn* herauf, den Wahnsinn, der durch Schmerzverleugnung und Hass auf die Unschuld entsteht, und die Welt ist vorwiegend bevölkert mit Wahnsinnigen, die sich erinnern, und mit Wahnsinnigen, die vergessen« (Hervorhebung S. P. H.).*

Ich kann natürlich nicht für mich behaupten, Baldwins Erfahrungen zu verstehen, aber seine Worte sind inspirierend. Was die vorliegende Erzählung betrifft, so ist das Stigma selbst, wie ich es auf den folgenden Seiten zu verdeutlichen versuche, »eine andere Art von Wahnsinn«, eine Art mit weitaus schlimmeren Folgen als die, die mit psychischen Krankheiten selbst verbunden sind. Generell verhindert ein Stigma, dass sich menschliche Potenziale entfalten können. Das Schweigen und die Scham müssen in einen offenen Dialog verwandelt werden. Wenn wir diesem Ziel nicht näherkommen, werden wir nie die Menschheit werden, die wir sein könnten.

Ich habe die Namen einiger Personen außerhalb unserer Familie geändert, um ihre Privatsphäre zu schützen, eine bedauerliche, aber immer noch notwendige Maßnahme. Fortschritt im Kampf gegen das Stigma ist ein Marathon, kein Sprint.

Letztendlich hoffe ich, dass das hier Dargestellte allen Menschen, die von psychischen Krankheiten betroffen sind, und denjenigen, die ihnen nahestehen, Trost spendet, Inspiration und Mut vermittelt – mit anderen Worten: Das Buch richtet sich an uns alle.

* James Baldwin: Giovannis Zimmer. Reinbek: Rowohlt 1963, S. 32/33.

Einleitung

Im Spätsommer 1936 fegten brütend heiße Winde über Südkalifornien hinweg. Als der September kam, konnte der 16-Jährige, der Junior genannt wurde, die Stimmen nicht mehr abstellen, die jetzt laut in seinem Kopf schrien. Unaufhörlich war er mit der wachsenden Bedrohung durch die Nazis in Europa beschäftigt und lief Tag und Nacht durch die Straßen von Pasadena, auf deren Gehwegen er ein Jahrzehnt zuvor auf Rollschuhen zur Grundschule gelaufen war. Die Stimmen flehten ihn von Tag zu Tag eindringlicher an, die freie Welt zu retten. In seiner Verzweiflung, eine Möglichkeit zur Rettung der freien Welt zu finden, setzte er seinen schonungslosen Dauerlauf fort.

Es war kurz nach Mitternacht am Sonntag, dem 6. September, als er innehielt. Stille Häuser umgaben ihn in der Dunkelheit. In seinem schweißtriefenden Hemd stockte ihm plötzlich der Atem, als eine neue Gewissheit von seinem Körper und Geist Besitz ergriff. Mit elektrisierender Klarheit begriff er: *Er* war dazu bestimmt, die freie Welt zu retten. Seine tage- und nächtelange Suche war nicht umsonst gewesen! Die Offenbarung erfüllte ihn mit Staunen.

Seine Gedanken wirbelten immer schneller in seinem Kopf umher, da kam ihm eine weitere Erkenntnis. Er, als einziger Mensch, hatte die Fähigkeit erlangt, zu fliegen. Seine Arme waren tatsächlich zu Flügeln geworden. Wenn er sie zum Himmel hob, würde er emporsteigen wie Ikarus. Sobald er in die Wolken aufgestiegen wäre, würden die Politiker der freien Welt Zeuge dieses großartigen Signals werden und geloben, die Faschisten zu besiegen.

Allerdings, dachte er in seiner verzerrten Logik, würde die ganze Welt seinen Flug erst nach Sonnenaufgang sehen können. Vorerst musste er die Morgendämmerung abwarten und jeden Funken seiner Energie dazu nutzen, sein Geheimnis zu wahren. Er blieb in Bewegung, beseelt von seiner neuen Mission, zündete alle herumliegenden Zigaretten an, die er finden konnte, inhalierte, bevor er sie wieder ausdrückte.

In den letzten Jahren hatten sich immer wieder führende Vertreter der Prohibition zu regelmäßigen Abendessen in seinem Elternhaus versammelt. Unter ihnen war sein Vater, Virgil Hinshaw Sr., der international eine leitende Position in dieser Bewegung innehatte. Unweigerlich wandten sich die Gespräche der Weltlage zu. »Die Faschisten kommen an die Macht, Mussolini in Italien, Hitler in Deutschland«, sagte ein ernst dreinblickender Mann. »Sie werden die Welt beherrschen!« »Ihr Amerikaner seid Isolationisten«, rief ein anderer. »Wer wird die internationale Freiheit erhalten?«

Auch Junior saß, gemeinsam mit seinen fünf Brüdern, am Tisch und spürte jedes Mal, wie seine Angst wuchs. Aber er hatte so viel zu tun – Hausaufgaben, Kirche, Sport und Teilzeitjobs –, da verblassten die alarmierenden Nachrichten allmählich. Denn was könnte eine Familie von Quäkern, treu ergebenen Pazifisten, schon tun, um die Welt zu retten? Doch jetzt, da sein letztes Jahr auf der Highschool näher rückte und seine Eltern bei einem Prohibitionstreffen außerhalb der Stadt waren, durchströmte ihn eine neue Welle der Energie und sein Bewusstsein erweiterte sich wie nie zuvor.

Im Geiste hörte er die Warnungen der Gäste, die durch Radioberichte über den Aufstieg der Faschisten noch verstärkt wurden: Die Bedrohung durch die Nazis ist real! Wochenschauen in Schwarzweiß liefen in Endlosschleifen vor seinen Augen ab: Braunhemden marschierten, Hitler sprach vor riesigen Menschenmengen. Die Unterdrückung nahm zu, aber Amerika tat nichts, um auf die Zeichen der Zeit zu reagieren. Besessen von seiner neuen Mission verstand er nun, dass, wenn er es nicht wagte, den Schritt zu machen, es niemand wagen würde.

Aber wie? Wenn er jetzt nicht handelte, würden die Faschisten die Oberhand gewinnen.

Als der Morgen des 6. Septembers dämmerte, legte sich der Wind. Endlich tauchte im Osten leuchtend gelborange die Sonne auf. Die Dächer und Palmen warfen lange Schatten. Völlig im Bann seiner Energie und seiner aufregenden Erkenntnisse erreichte Junior die North Oakland Avenue und bewegte sich verstohlen weiter, bis er vor seinem Elternhaus stand, einem dunkelbraunen einstöckigen Gebäude. Er atmete tief ein und überquerte den Rasen mit leisen Schritten. Als er vor der Haustür angekommen war, starrte er sie an und sah dann nach oben. Im frühmorgendlichen Licht war alles still.

Es gab kein Zurück. Die Zeit war gekommen.

Aber wie konnte man da hochsteigen? Er dachte schnell nach und kletterte geschickt das Spalier zum Dach hinauf. Seine Füße fanden Halt im Rankgitter, und er konnte das Gleichgewicht halten. Ein letzter entschlossener Schritt und er war auf dem Dach über der kleinen vorderen Veranda, vier Meter über dem Gehweg. Der Himmel erhob sich majestätisch vor ihm, die Luft glühte bereits. Die Stimmen in seinem Kopf wurden immer lauter und baten ihn inständig, seine Tat zu vollbringen. *Rette die freie Welt!*

Der Ruhm würde ihm sicher sein.

Er näherte sich dem Rand des Daches, legte seine Kleidung ab und warf sie hinunter. Schuhe, Hose und Hemd flogen zu Boden. Er schauderte und hielt den Atem an. Mit ausgestreckten Armen stieß er sich nach vorne ab. Für eine Sekunde spürte er nur die Luft auf seiner Haut.

Dann kam der Boden immer näher und alles wurde schwarz.

* * *

Ich erfuhr von diesem Ereignis, ohne dass ich in irgendeiner Weise darauf vorbereitet war. Es war Mitte April 1971, ich ließ mich auf der Couch meiner Eltern nieder und nahm eine Zeitschrift zur Hand. Für Semesterarbeiten meines ersten Studienjahrs in Harvard musste ich eigentlich einiges an wissenschaftlicher Literatur lesen, konnte aber einer kurzen Pause nicht widerstehen. Hier in Columbus, Ohio, wo ich die ersten 17 Jahre meines Lebens verbracht hatte, fühlte ich mich, als lastete ein schwerer Rucksack auf meinem Rücken, jedes einzelne Fach darin voller Zweifel. Gehörte ich wirklich noch hierher?

Von der Couch aus waren durch das mehrfach verglaste Fenster die weißen Säulen der überdachten Veranda unseres Hauses zu sehen, die den tiefgrünen Rasen und die leuchtend rosa Blüten des Apfelbaums direkt dahinter einrahmten. Das Licht drang immer wieder durch die schnell vorbeiziehenden Nachmittagswolken und ließ den Raum mal düster, mal unbeschwert wirken.

Lag da etwas in der Luft? Ein kleines Signal der Veränderung? Wenn ja, schenkte ich dem keine Aufmerksamkeit. An der Stille, die mein Elternhaus erfüllte, würde sich nie etwas ändern, da war ich mir sicher. In ein paar Tagen wäre ich wieder in Cambridge im Studentenwohnheim und in meinem neuen Leben im Osten der USA.

Während dieser ersten Frühjahrsferien von der Uni war ich die ganze Woche über wie benebelt durch das Haus gewandert. Die Figuren der Kolonialsoldaten auf meiner Zimmertapete, die halb platten Fußbälle und Basketbälle in unserer Besenkammer, der schallschluckende Teppichboden im Erdgeschoss: Alles schien mir so zu sein, als befände ich mich in einem Museum.

Nach einem Blick in ein oder zwei Zeitschriften hörte ich ein leises Schlurfen. Als ich aufblickte, sah ich, wie sich mein Vater unbeholfen von seinem Arbeitszimmer aus näherte. Er musste von seinen morgendlichen Seminaren auf dem Universitätscampus zurückgekehrt sein, wo er an drei Vormittagen pro Woche für Massen von Bachelorstudierenden der Ohio State University (OSU) Lehrveranstaltungen zur Geschichte der westlichen Philosophie abhielt. Meine Schwester Sally war in der elften Klasse an der großen Highschool ganz in unserer Nähe. Mom war an der OSU und gab Kurse im Fach Englisch.

Dad und ich waren allein zu Hause.

»Mein Sohn«, begann er mit leiser Stimme, und seine Augen wichen den meinen aus. Er benutzte diese formale Wendung, wenn es um etwas Ernstes ging, ein Überbleibsel aus seiner Quäkererziehung. »Können wir kurz miteinander sprechen?«

Ich legte die Zeitschrift auf den Tisch und drehte mich zu ihm um. Sein Körper war leicht gebeugt, sein Gesicht angespannt. Er stellte nicht mehr die sportliche, selbstbewusste Persönlichkeit dar, die er am Anfang seiner Karriere und in meinen ersten Lebensjahren gewesen war. Inzwischen hatte er einen kleinen Bauch und schwere Gewichte schienen seine Mundwinkel nach unten zu ziehen.

»Klar«, antwortete ich und überlegte, ob ich wohl etwas falsch gemacht hätte. Adrenalin strömte durch meine Adern. Er bat mich, ihm in seine Bibliothek zu folgen, in den Raum, den er entworfen hatte, als unser Haus ein Jahrzehnt zuvor in Planung war. Die marineblauen, braunen und rotbraunen Farbtöne der Buchdeckel schienen mich von ihren Holzregalen aus herbeizurufen. Jedes Mal, wenn ich in dieses Zimmer kam, fühlte ich mich von dem ganzen Wissen über Naturwissenschaften, Geschichte und Mathematik in all den Büchern überwältigt.

Dad ließ mich zuerst eintreten und zog dann die Schiebetür zu. Das weiche metallische Surren der Rollen erfüllte die Luft, bis mit einem kurzen dumpfen Knall Holz auf Holz traf. Ich setzte mich auf einen Stuhl mit gerader Lehne, den er in die Nähe seines Schreibtisches gestellt hatte, auf dem Aktenordner, Lehrpläne und Vorlesungsnotizen wild durcheinander lagen. Unter dem Fenster mit Blick auf die Eiche in unserem Vorgarten stand ein kleiner Tisch mit seiner alten mechanischen Schreibmaschine, die er in Stanford und Princeton benutzt hatte; ein Geschenk seines

Vaters. Er tippte neunzig Wörter pro Minute fehlerfrei, die Tasten liefen bei all dem Klackern heiß. Er schien schneller zu tippen, als die meisten Leute denken.

Dads Blick nach unten und das Zittern in seiner Stimme sagten mir, dass es in unserem Gespräch nicht um mein erstes Semester oder um kleinere Probleme zu Hause gehen würde. Als er sich räusperte, biss ich die Zähne zusammen.

»Steve«, begann er, »es gibt manchmal Erfahrungen, Situationen im Leben, nun, die schwer zu verstehen sind.« Zu meiner Überraschung rang er nach Worten – ganz anders, als wenn er seine üblichen Reden über Philosophie und Wissenschaft hielt.

»Was ich meine, ist Folgendes: Vielleicht ist es an der Zeit, dass du von einigen Ereignissen aus meinem Leben erfährst.« Er hielt inne. »Es gab Zeiten, da war ich nicht ganz rational.«

Als er weiterredete, begann die Zeit stillzustehen. Ganze Welten zogen rasend schnell vor meinem inneren Auge vorüber. Aus seinen Gesprächen mit mir als kleiner Junge wusste ich von den Strapazen und Errungenschaften der Familie Hinshaw. Doch etwas hatte immer gefehlt, vor allem, wenn es um sein seltsames Verschwinden ging; manchmal war er wochen- oder monatelang nicht da. Nie war irgendetwas dazu gesagt worden.

Aus diesem ersten enthüllenden Gespräch in Dads Bibliothek, aus vielen weiteren in den folgenden 24 Jahren, aus Gesprächen mit seinen Brüdern in meinen Zwanzigern und aus alten Briefen der Familie habe ich die Ereignisse so zusammengesetzt, als wäre ich dabei gewesen. Als wäre ich ins damalige Pasadena katapultiert worden.

* * *

Augenblicke später war Junior noch benommen vom Aufprall, blutete am Kopf und sein linkes Handgelenk stand in einem seltsamen Winkel ab. Er rang damit, sein Bewusstsein wiederzuerlangen. Durch den Tumult am frühen Morgen aufgeschreckt, stürzten seine Brüder aus dem Haus und sahen ihn flach auf dem Asphalt liegen. Sie waren über sein seltsames Verhalten in den letzten Tagen besorgt gewesen, hatten ihn aber nicht dazu bringen können, im Haus zu bleiben.

»Mein Gott«, rief der 18-jährige Bob. Er war der Erste, der aus dem Haus kam. »Was ist passiert?«

»Sei vorsichtig!«, rief Randall, der drei Jahre älter als Bob war und direkt hinter ihm nach draußen gerannt war. »Jemand muss Juniors Kleidung holen.«

Aber konnten sie denn nicht erkennen, was er vollbracht hatte? »Es ist heiß – ich kühle mich ab«, flüsterte Junior, als seine Brüder ihn ins Haus trugen und den Arzt riefen. Der Rettungswagen kam und transportierte ihn zum Los Angeles County Hospital, dessen riesiges weißes Gebäude östlich der Innenstadt von Los Angeles über den Hügeln lag. Sein gebrochener Arm bekam einen Gipsverband, aber seine Knochen wollten sich nicht wieder ganz zusammenfügen. Eine Krankenschwester gab ihm eine Spritze in den Arm, und die Welt entschwebte.

Zwei Wochen später wurde er auf eine abseits gelegene Station einer staatlichen psychiatrischen Anstalt, des Norwalk County Hospitals, verlegt, wo Patienten mit schweren psychischen Krankheiten untergebracht waren. Zu seinen Zimmergenossen gehörten Menschen mit deformierten Köpfen, die unter Mikrozephalie und schwerer geistiger Behinderung litten.

* * *

Ich saß regungslos im Arbeitszimmer meines Vaters und saugte jedes Wort in mich auf. Er sagte, dass er dort als ein mit schweren Makeln behafteter Mensch vielleicht zumindest seinesgleichen gefunden hatte. Keine seiner akademischen Leistungen, keine religiöse Erziehung, keine seiner großartigen Ideen konnten an diesem Schicksal etwas ändern.

Jede Nacht hallten in der Klinik von Norwalk Schreie durch die Gänge und traten gegen die Engelschöre in seinem Kopf an, die von Ruhm und Erlösung sangen. Seine einzige Behandlung bestand darin, dass er an sein Bett gefesselt wurde, um zu verhindern, dass er umherwanderte. Manchmal arbeitete er morgens bei der Abfallentsorgung mit. Aber in dieser Einrichtung für Erwachsene gab es keine Schule, nur jeden Tag nicht enden wollende inhaltsleere Stunden. Allein, abgesehen von seinen Stimmen, und für die Welt unsichtbar, war er in ein anderes Dasein übergewechselt.

In den nächsten Wochen wuchs in ihm eine neue Überzeugung heran, die von den unerbittlichen Stimmen geschürt wurde. Das Essen in Norwalk sei vergiftet, ein Teil der Machenschaften der Nazis. Wenn er essen würde, wäre das ein Signal für seine Kapitulation vor den faschistischen Plänen. Weil er nichts außer Wasser zu sich nahm, wurde er dünner und dünner.

Im November erhielt sein Vater einen dringenden Anruf vom Leiter des Krankenhauses, der ihm sagte, dass der Patient Virgil Jr. 27 kg abgenommen habe und nur noch 55 kg wöge. »Die Lage ist kritisch«, sagte er düster. »Sie müssen so schnell wie möglich kommen.« Es sei schon ein Geistlicher gerufen worden, um ihm die Sterbesakramente zu geben.

Als Virgil Sr. nach hektischer Fahrt ins Krankenhaus stürmte, stockte ihm beim Anblick seines ausgemergelten Sohns vor Entsetzen der Atem. Nachdem er sich mit dem Unvermeidlichen abgefunden hatte, schrieb er seinem Bruder in derselben Nacht, überzeugt davon, dass er seinem Viertgeborenem erst im Jenseits wieder begegnen würde. Doch in den folgenden Wochen begannen die Stimmen und Wahnvorstellungen ihre Kraft zu verlieren, und Junior fing wieder an, zu essen. Als er wieder zu Kräften kam, besann er sich seiner Umgebung, die unbehaglich und trist war. Verzweifelt wünschte er sich, an Weihnachten nach Hause zurückzukehren, doch die Ärzte sagten ihm, er sei zu krank.

Wochen vergingen, bis der regnerische südkalifornische Winter endlich den ersten Anzeichen des Frühlings wich. Ende Februar bemerkte das Krankenhauspersonal eine plötzliche, unerklärliche Besserung. Junior verhielt sich wieder ganz rational und wurde innerhalb einer Woche entlassen. Nachdem er nach Pasadena zurückgekehrt war, wagte es niemand – weder sein Vater noch seine Stiefmutter noch seine fünf Brüder, die alle von seinem plötzlichen Wiederauftauchen überrascht waren –, über die Erfahrungen des vergangenen Halbjahrs zu sprechen. Die Scham war zu groß. Jedes Gespräch hätte seine Genesung vereiteln können.

Er begann sechs Monate zu spät mit der zwölften Klasse. Bereits im Juni hatte er den Stoff des verpassten Herbsthalbjahres mit Bestnoten aufgeholt und auch das Frühjahrshalbjahr hervorragend abgeschlossen. Sein Leben mit unerklärlichen Auf- und Abstiegen hatte begonnen.

Für seine Familie war seine Genesung ein Signal dafür, dass ein Wunder geschehen war. Wie alle Wunder war sie geheimnisumwoben.

* * *

»Es war während dieses Aufenthalts, dass mir meine Diagnose eröffnet wurde: Schizophrenie«, sagte Dad an diesem stürmischen Aprilnachmittag. »Es gab andere Zeiten in meinem Leben mit ähnlichen Episoden. Vielleicht sollten wir später in einem weiteren Gespräch darüber reden.«

Offensichtlich war unser Treffen beendet. Wir standen auf und gaben uns unbeholfen die Hand. Ich schob meinen Stuhl zurück, drehte mich um und zog die Schiebetür auf. Langsam ging ich durchs Wohnzimmer und hielt plötzlich inne. Waren das immer noch dieselben Blüten und derselbe Himmel, die durch das vordere Fenster des Hauses zu sehen waren? Waren dreißig Minuten oder ein halbes Leben vergangen?

Während des Gesprächs mit meinem Vater hatte ich gegen Panik angekämpft, aber auch eine tiefe Ruhe erlebt. Endlich wusste ich *etwas*. Ein Lufthauch war in das riesige Vakuum eingedrungen, das sich unmittelbar hinter mir befand und das ich mein ganzes Leben lang auszusperren versucht hatte. Endlich waren ein paar Geräusche aus der Leere aufgetaucht. Nur eines war sicher: Von nun an würde mein Leben nicht mehr dasselbe sein wie vorher.

1. Sonntagsdinner im »Willard«

Zwanzig Jahre nach dem missglückten Flug meines Vaters zur Rettung der freien Welt – und mehr als einen halben Kontinent vom Ort des Unglücks entfernt – war ich fünf Jahre alt und stürmte vom Kindergarten nach Hause. Ich riss die Tür zum Keller auf und rannte die Treppe hinunter.

Ich *musste* Dad einfach finden. Wenn er zu Hause wäre, würde er in seinem Arbeitszimmer sein und sich auf seine nächste Vorlesung vorbereiten. Aber manchmal löste er sich in Luft auf. Es wurde nie ein Wort darüber verloren, er war einfach verschwunden. Ich hatte keine Ahnung, dass er dann wegen seines unerklärlichen Verhaltens gegen seinen Willen eingewiesen worden war. Ich wusste nur, dass Dad an einem Tag da und bereits am nächsten Tag verschwunden war. War er mitten in der Nacht mit Waffengewalt leise entführt worden?

Am Fuß der Treppe spürte ich die kühle Kellerluft. Wenn es im Frühling stark geregnet hatte, sammelte sich Wasser in der Mitte des schiefergrauen Bodens zwischen der Waschmaschine und dem Trockner. »Stevie, das nennt man eine Überschwemmung«, hatte Mom erklärt. »Der Boden ist voller Wasser, und es sammelt sich unter der Erde.« Vor Anstregung etwas stöhnend, hievte Dad dann immer eine mechanische Pumpe aus der Garage und stellte sie mitten in die größer werdende Pfütze. Ich hörte es rauschen und zischen, wenn das Wasser stoßartig durch den Gummischlauch die Wand hoch und aus einem Kellerfenster gepumpt wurde. Das Wasser ergoss sich über die Auffahrt, kleine Bäche rannen langsam zur Straße hinunter und flossen ineinander, als ob sich lange, faltige Finger langsam verhakten.

Nachdenklich ging ich weiter und schaute in Richtung von Dads Arbeitszimmer. Er hatte es selbst in einer Ecke des Kellers aus Betonsteinen und Holzbohlen gebaut. Innen leuchtete seine Schreibtischlampe sanft auf die Umschläge seiner Bücher, die Dad auf drei Seiten des Raums umgaben.

Dies war unser erstes Haus, erbaut im Kolonialstil aus Backstein und Holz, es lag an der Wyandotte Road. Die Straße war nach einem Indianerstamm benannt worden. Wir lebten in einem Vorort von Columbus, in Upper Arlington, nicht ganz drei Kilometer entfernt vom Olentangy River und, jenseits des Flusses, von der Ohio State University. Innerhalb der Mauern des Hauses waren wir eine vorbildliche Akademikerfamilie im Mittleren Westen der fünfziger Jahre.

Oder nicht?

Ich sah, wie mein Vater, aufrecht sitzend in einem kurzärmeligen Hemd, aufmerksam auf ein aufgeschlagenes Buch auf seinem Schoß blickte. Das holzige Aroma von Pfeifenrauch vermischte sich mit dem muffigen Duft der feuchten Kellerwände. Seine elegante Handschrift füllte Zeile um Zeile seiner Schreibblöcke aus gelbem Papier.

Ich zögerte. Vielleicht wollte er gerade nicht unterbrochen werden, weil er sich auf etwas konzentrierte. Aber die Welt der geografischen Fakten hatte mich gepackt und ich wurde immer ungeduldiger. Schließlich nahm ich all meinen Mut zusammen und betrat das Arbeitszimmer. »Daddy, kann ich mit dir reden?«

Als er aufblickte und sich mir zuwandte, lächelte er leicht. Er hielt seine Pfeife in der linken Hand, der Lichtkegel der Schreibtischlampe beschien die Bücherregale. All diese Bücher!

»Aber klar«, antwortete er und legte seinen Stift nieder. »Worum geht es denn?« Die Freude in seiner Stimme erwärmte meine Haut. An solchen Tagen wurde jede Nervenzelle in meinem Körper durch das Gefühl von Möglichkeiten elektrisiert. Eines Tages würde ich vielleicht selbst solche Bücher lesen und Entdeckungen machen.

»Na ja«, antwortete ich und versuchte, meine Frage richtig zu formulieren. »Ich habe gehört, dass Russland das größte Land der Welt ist. Stimmt das?« Nachdenklich schaute Dad in die Ferne. Er schien die Ernsthaftigkeit meiner Frage zu verstehen.

»Ja, das stimmt. Das Land heißt jetzt Sowjetunion, und die ist noch größer als Russland.«

»Aber«, setzte ich nach und konnte selbst nicht ganz glauben, was ich da gerade wissen wollte. »Ich habe gehört, dass in China mehr Menschen leben als in Russland. Stimmt das?«

»Das stimmt tatsächlich«, antwortete Dad mit wachsendem Interesse. »In China leben mehr Menschen als in jedem anderen Land auf der Welt.« Ich war erschüttert.

In seiner Antwort betonte Dad seine Aussagen so, wie er es in einem Vortrag an der Uni machen würde, und sagte, dass ein kleineres Gebiet mehr Menschen umfassen kann, während in einer größeren Region die Bevölkerungsdichte geringer sein könne. So ganz verstand ich nicht, was er sagte, doch mir kam eine weitere Frage in den Sinn.

»Wie viel mehr Menschen leben in China?« Eine Zahl könnte hier wirklich helfen. Zahlen haben mich immer getröstet. Ich berechne bis heute ständig Sportergebnisse, Prozentsätze oder Statistiken irgendeiner Art im Kopf. Zahlen sind immer gleich, ihre Reihenfolge ergibt stets einen Sinn. Sie verschwinden nicht ohne Vorwarnung.

»Sehr viel mehr«, sagte Dad mit einem Hauch von Leichtigkeit in der Stimme.

Da kam mir die kühnste aller Fragen in den Kopf: »Dad, könnten in China ... *hundert* Menschen mehr leben als in Russland?« Selbst als die Frage aus meinem Mund kam, schien die Zahl unfassbar groß zu sein. Doch mit der ruhigsten Stimme, die man sich vorstellen kann, antwortete er: »Ich weiß, das wird schwer zu glauben sein, Steve, aber es leben tatsächlich *mehr* als hundert Menschen mehr in China als in Russland.«

Ich bekam große Augen, aber sein sanfter Blick sagte mir, dass das, was er gesagt hatte, die absolute Wahrheit war. *Mehr* als einhundert! Ich lernte, dass viele Dinge jenseits dessen existierten, womit man es im Alltag so zu tun hatte. Ich blieb noch einen Moment, bevor ich wieder nach oben ging, und hoffte, eines Tages solche Geheimnisse zu verstehen.

Wenn Dad zu Hause war, bekam ich Antworten. Aber was, wenn er beim nächsten Verschwinden nicht mehr zurückkäme? Die Angst packte mich, als würde jemand ein Seil um meinen Körper wickeln und es langsam und unaufhaltsam festziehen, sodass die Luft aus meiner Lunge gepresst wurde. Das Schlimmste war, dass niemand je mit mir darüber sprach.

Ein paar Wochen zuvor hatte Dad an einem Samstagmorgen das erste Mal in diesem Frühling den gewaltigen Rasenmäher aus der Garage geholt. Obenrum trug er nichts als ein geripptes Unterhemd, das seine immer noch eindrucksvollen Muskeln zeigte. Er schüttete Benzin aus einer hellroten Dose in das Loch neben dem Motor. Er setzte seinen Fuß auf den Rasenmäher und riss die Schnur mit einer schnellen Bewegung seines Handgelenks nach oben. Weißer Rauch kam aus dem Gerät, als der Motor mit Getöse anging. Er gab weniger Gas, der Lärm ließ nach, und er begann, die Maschine über den Vorgarten hin- und herzuschieben. Saftiges Gras flog in feuchten Klumpen seitlich aus dem Gerät. Die Rasenstreifen die Straße hoch waren von einem anderen Grün als die Streifen in der anderen Richtung, was ein symmetrisches Muster ergab.

So schnell ich konnte, rannte ich hinein, um meinen Spielzeugrasenmäher zu holen. Ich beeilte mich, Dad im Gleichschritt zu folgen, wir liefen den Rasen gemeinsam ab, ich im Gänsemarsch hinter ihm her, und achteten darauf, die knorrigen Wurzeln unserer großen Ulme zu umfahren. Als er seine Hand hob, um sich den Schweiß von der Stirn zu wischen, tat ich dasselbe, obwohl meine Stirn trocken war.

Mom und Sally saßen auf der Treppe vor dem Haus und beobachteten uns. Ich wollte ihnen unbedingt zeigen, wie hart ich arbeitete. Das war ein schönes Gefühl: wir alle zusammen im Garten. Ich wollte, dass es ewig so bliebe. Schon damals wusste ich, dass solche Momente kostbar sind. An diesem hellen Frühlingstag konnten uns keine Schatten den Blick aufeinander nehmen.

Am schönsten war es, wenn Dad Sally und mich zum Campus der Ohio State University mitnahm. Während des Semesters hatte er immer Jacket und Krawatte an und strahlte subtile Eleganz aus. Für ihn war es eine ernst zu nehmende Angelegenheit, Professor zu sein. An manchen Morgen beobachtete ich von meinem Posten im Badezimmer, wie er sich mit schnellen, gezielten Bewegungen mit einem Rasiermesser rasierte; der weiße Schaum, der sein Gesicht bedeckte, zischte zur Seite. Später wechselte er zu einem elektrischen Rasierapparat, und wenn er die runden Scherköpfe über sein Kinn führte, hörte ich das Brummen lauter und wieder leiser werden. Wenn er fertig war, blies er kräftig in die Zwischenräume der Klingen und holte die dicken Stoppeln heraus, bevor er ein wohlriechendes Rasierwasser in die Hand goss und sich kräftig auf die Wangen schlug.

Seine Handlungen waren präzise und konzentriert. Er musste Aufgaben erledigen, Lektüre zusammenstellen, historische und naturwissenschaftliche Erkenntnisse miteinander verbinden. Schon seinen Vorbereitungen sah man an, wie intensiv er geistig arbeitete.

Bei einem neuen Hemd kämpfte er damit, den oberen Knopf an seinem immer noch etwas klobigen Hals zuzuknöpfen, ein Vermächtnis aus seiner aktiven Zeit als Kugelstoßer auf der Highschool. Er durchstöberte seinen Badezimmerschrank nach einem Rasiermesser, das er vorsichtig aus seinem Karton holte. Mit viel Zartgefühl schnitt er den Stoff leicht ein, um das Knopfloch wenige Millimeter größer zu machen. Schließlich knöpfte er das Hemd bis nach oben zu und band seine Krawatte zu einem perfekten klassischen Knoten zusammen.

Dads Büro in der Philosophischen Fakultät befand sich in University Hall, dem ältesten Gebäude der Ohio State University, einem roten Backsteinbau mit Giebeln, einem Schieferdach und einem Uhrenturm. Es liegt vor dem Oval, dem großen Rasen in der Mitte des Campus, der von Gehwegen durchzogen ist, auf denen die vielen Studentinnen und Studenten zu den Lehrveranstaltungen strömen. Ein Schild vor dem Gebäude weist das Jahr 1870 als Baujahr aus. Auf einem kleinen Felsen in der Nähe markiert ein weiteres Schild den 40. Breitengrad nördlich des Äquators genau an dieser Stelle. Als Kind suchte ich nach einer Linie im Gras, aber Dad sagte mir, dass Breitengrade unsichtbar seien. Sie seien von Wissenschaftlern geschaffen worden, um die Erde zu vermessen und den Menschen bei der Navigation zu helfen, wobei ein Breitengrad etwa 100 km vom nächsten entfernt sei. Auf dem Globus konnte ich sehen, dass sich Madrid auf der anderen Seite des Ozeans in Spanien befand und Denver weit weg im Westen ebenfalls auf dem 40. Breitengrad lag. Beim Betrachten von Karten und Globen fühlte ich mich sicher, weil ich wusste, wo auf der Welt ich mich befand.

Von University Hall war es nur ein kurzer Weg zum riesigen Ohio Stadium, Horseshoe – Hufeisen – genannt, wo die Heimspiele der Footballmannschaft Buckeyes stattfanden. Damals fasste es 88.888 Menschen, was ich immer für eine großartige Zahl hielt. Wenn Mom und Dad uns zu den Heimspielen mitnahmen, gingen wir in der frischen Herbstluft über den Campus, inmitten zahlreicher Gruppen begeisterter, drängelnder Fans. Jedes Spiel ein scharlachrotes und graues Meer von Menschen, aus der Menge immer wieder Ausbrüche purer Emotion.

Wenn Dad Sally und mich in sein Büro mitnahm, kam

häufig ein Grüppchen von Professoren, wissenschaftlichen Mitarbeitern und Sekretärinnen vorbei, um die kleinen Forscher im Schlepptau zu begrüßen. Es wurde viel gefragt und viel gelacht, der Wissendurst lag geradezu in der Luft. Einmal ging Dad mit mir zum kleinen Radiosender auf dem Campus, wo seine wöchentliche Sendung über Philosophie und Alltag aufgenommen wurde. Zu Hause oder im Auto hörte ich immer wieder Dads Stimme über den Sender WOSU. Er erklärte genau, wie die Suche nach Wissen ein neues Licht auf das Leben der Menschen werfen könne. Es war klar, dass ich da einen exklusiven Zirkel besuchte. Würde ich, wenn ich mich richtig anstrengte, eines Tages Teil davon sein? Ein Ziel zu haben, versetzte mich schon immer in bessere Stimmung. Meine größte Befürchtung war und ist, dass da nichts mehr ist, wonach ich streben kann. Ohne Vorwarnung könnte alles zum Stillstand kommen, mein Leben wäre absolut sinnlos, am Nullpunkt. Ich war stolz darauf, der privilegierte Sohn eines Professors an der Ohio State University zu sein. Doch da lag eine Falle versteckt, die jederzeit zuschnappen konnte.

* * *

Ein halbes Jahr später fuhr Dad mit uns zum Haus meiner Großmutter zur anderen Seite der Stadt, wo Mom aufgewachsen war. Allerdings war der Tag schon jetzt, am frühen Nachmittag, zum Albtraum geworden. Ich wäre am liebsten aus dem Auto gesprungen, aber wir fuhren zu schnell.

Ehe es Autobahnen gab, führte uns die Fahrt über den Olentangy River in Richtung Innenstadt, bevor wir die East Broad Street verließen, bis die Bäume und gepflegten Rasenflächen von Bexley zu sehen waren. Gewöhnlich war dies eine halbe Stunde der Vorfreude, während der Sally und ich auf dem Rücksitz spielen konnten, doch heute war die Fahrt ein Desaster. Dad schien bedrohlich groß, als ob er auf einer unsichtbaren Erhöhung säße, seine Augen glühten, und seine Bewegungen waren ruckartig. War sein

Lächeln freundlich oder höhnisch? Es sah aus wie beides zugleich. Seine übliche Geduld und Eleganz waren verflogen. Mom kauerte neben ihm auf dem Vordersitz.

»Es ist absurd«, sagte er wie zu sich selbst, »zu denken, dass irgendein Philosoph mit Selbstachtung auch nur im Traum eine solche Aussage machen würde.« Er schnaubte verächtlich. »Völlig absurd!« Obwohl ich nicht genau wusste, was er meinte, war absolut klar, dass er recht hatte und alle anderen im Unrecht waren. »Ich werde diese akademische Debatte ein für alle Mal beenden!«, brüllte er, aber wem wollte er das eigentlich sagen?

Warum schrie er so laut herum?

Unser Plan war, Großmutter abzuholen und zum Willard unten an der Main Street zu fahren, einem Restaurant, in dem es köstliche Brathähnchen gab. Das Willard war eine Institution, seit Mom ein kleines Mädchen gewesen war. Alle paar Wochen nach der Kirche fuhren wir dorthin. Aber Dad war den ganzen Morgen überheblich und wütend gewesen. Warum war das Haus nicht makellos sauber? Das Footballteam der Ohio State University: *Er* wäre ein besserer Trainer. Warum erhielt er nicht die Anerkennung, die er so sehr verdient hatte? Normalerweise waren Sally und ich in seinen Augen fast perfekt, heute jedoch waren wir nicht schnell genug fertig und beantworteten seine Fragen nicht rasch genug. Mom riss sich zusammen, versuchte, mit ruhiger Stimme zu sprechen, aber er schien es nicht zu bemerken. Schon damals spürte ich, dass er geradezu *hoffte*, etwas würde schiefgehen, damit er seine Weisheit und Kraft unter Beweis stellen konnte.

Ich geriet immer mehr in Alarmbereitschaft und betete, dass er aus seinem Zustand herauskommen möge. Aber was konnte ich tun, um dem Ganzen ein Ende zu bereiten? Instinktiv wusste ich, dass ich ein guter, vielleicht sogar perfekter Sohn sein musste, um die Familie zusammenzuhalten. Aber wie sollte ich diese Rolle ganz ohne Regieanweisungen spielen?

Schließlich erreichten wir Großmutters lange, schmale Einfahrt, die zum Hintereingang führte. Mom stieg so schnell sie konnte aus und holte Großmutter. Nachdem sich meine Großmutter mit Sally und mir auf den Rücksitz gequetscht hatte, tadelte Dad sie genervt dafür, dass sie noch nicht fertig gewesen war, als wir bei ihr ankamen. Mom versuchte, sie zu verteidigen, aber Dad übertönte sie einfach, was fast nie passierte. Wie allwissend er doch war!

Wer *war* dieser Mann?

Als wir langsam auf den Parkplatz neben dem Willard einbogen, rutschte mir mein Herz in die Hose. Eine lange Schlange reichte bis hinter das Gebäude und bewegte sich nur im Zeitlupentempo vorwärts. Mein Pullover kratzte, ich fühlte mich wie damals im Winter während eines Besuchs im Schuhgeschäft. Entnervt vom Anprobieren so vieler Anzugschuhe in meinem dicken Wintermantel, hatte ich den Verkäufer aus purer Frustration vors Schienbein getreten und damit Mom in große Verlegenheit gebracht. Eigentlich habe ich fast immer alles in mich hineingefressen. Aber wenn ich ungeduldig wurde, mir etwas zu weit ging oder ich wütend wurde, brach es manchmal im Bruchteil einer Sekunde heftig aus mir heraus. Manchmal ist das heute noch so.

Als wir aus dem Auto kletterten und am Ende der wuseligen Schlange standen, spürte ich, dass ein Ausbruch kurz bevorstand. »*Komm schon*«, rief ich ungeduldig, während mir die Schweißperlen den Rücken herunterliefen. Sally trat einen Schritt zurück, als ob sie sich fragte, wer wohl als Nächster explodieren würde.

»Stephen«, befahl Mom – sie rief mich immer mit ganzem Namen, wenn es Ärger gab –, »du musst geduldig sein. Denk daran, wie lecker das Essen sein wird.« Vielleicht würde sie die über uns hereinbrechende Flut durch schiere Willenskraft eindämmen können.

»Warum kann Steve nicht einfach stillstehen?« Großmutter erreichte ebenfalls ihren Siedepunkt. Nach ein paar

Minuten in der Schlange, die sich einfach nicht vorwärts bewegen wollte, marschierte ich zurück in Richtung Parkplatz. Verärgert ballte Mom die Faust in der Tasche. Schließlich kam Dad mit triumphierender Pose herüber, packte mich am Arm und eskortierte mich sanft, aber bestimmt zum Auto. Mit einer schwungvollen Geste seines rechten Arms bedeutete er allen anderen, zu uns zu kommen. Wir stiegen schweigend ein, und die Menschenmenge erlebte den seltsamen Rückzug unserer heftig erregten Familie.

Das einzige Geräusch, das ich hörte, war mein eigenes schnelles Atmen. »Können wir das Fenster öffnen?«, fragte ich, während Dad den Schlüssel ins Zündschloss steckte. Aber niemand rührte sich. Mit einer fast perversen Freude über das Ende des Nachmittags fuhr Dad, immer etwas zu schnell, die wenigen Blöcke zurück zu Großmutters Haus. In ihrer Küche konnte sich Großmutter nicht mehr zurückhalten. »Also sowas!«, rief sie. »Solch einen Eindruck bei all diesen Leuten zu hinterlassen!«

Dad konterte in einem Tonfall, den ich noch nie bei ihm gehört hatte. »Ruth«, brüllte er mit rotem Gesicht, »wenn du ihn nicht immer so verwöhnen würdest, wenn Sally und er bei dir übernachten, wäre das nie passiert!« Ich hatte das merkwürdige Gefühl, dass er sie immer schon so hatte zurechtweisen wollen, aber vorher nicht den Mut dazu hatte. Erst viel später begriff ich, dass er jahrelang von seiner konservativen, kontrollierenden Schwiegermutter gegängelt worden war, dies aber einfach hingenommen hatte. Außerdem war er dabei, in eine manische Episode zu gleiten, einer der beiden Pole der bipolaren Störung.

Menschen, die sich in Richtung Manie bewegen, sind zuerst lebhaft, fröhlich, sehr gesellig und fühlen sich grandios. Man nennt diesen Zustand Hypomanie – sie fühlen sich als jemand Besonderes und Privilegiertes. Nur *ihre* Ideen sind erstrebenswert. Die Musik ist himmlisch, Farben sind brillant, ihre Empfindungen magisch. Eine mysteriöse, leuchtende Energie durchdringt jeden einzelnen Augenblick. Warum sollte man schlafen? Man hat genug »Saft und Kraft«, um den ganzen Tag und die meiste Zeit der Nacht Höchstleistungen zu vollbringen.

Doch schon bald, wenn sich die Hypomanie zu einer vollen Manie entwickelt, gerät alles außer Kontrolle. Der Motor dreht sich mit voller Geschwindigkeit und die Ziele werden intensiv weiterverfolgt. Aber es mangelt an Verständnis dafür, dass andere Menschen den eigenen Heißhunger nach neuen Unternehmungen nicht teilen, egal wie haarsträubend oder unverschämt diese auch sein mögen. Das Leben ist ein stetiges *Jetzt*, für Stillstand und Verzögerungen bleiben keine Geduld. Mehr noch: Wenn Menschen manisch sind, neigen sie dazu, ihren Mitmenschen direkt an die Gurgel zu gehen, und sie spüren jede kleine Schwäche beim Gegenüber, als hätten sie ein Radar dafür. Eine vollständig ausgeprägte Manie ist ein Zustand, in dem Energie, Überlegenheit und Reizbarkeit – plus wachsende Wut über das trödelige Tempo der anderen – in einer explosiven Mischung lodern.

Bei den meisten Menschen mit bipolarer Störung wechseln sich Manien mit Zeiten elender Depression ab, und zwar nach Zeitmustern, die für jedes Individuum einzigartig sind. Das ist eines der größten Rätsel zur seelischen Gesundheit: Wie können Menschen nach der Hochstimmung einer manischen Episode, eine Woche, einen Monat oder ein Jahr später am verzweifelten Tiefpunkt einer schweren Depression sein? Es gibt zahlreiche Theorien darüber, und viele davon beziehen sich auf einen veränderten Stoffwechsel der wichtigsten chemischen Stoffe im Gehirn. Tatsächlich könnte eine bipolare Störung ebenso eine Störung des »Taktgebers« sein, wie sie eine Störung der Gefühlslage ist.

Die bipolare Störung ist ein Zustand mit fragmentierten, völlig fehlregulierten Emotionen, und deshalb muss man sie in tödlicher Weise ernst nehmen. Das Suizidrisiko ist enorm hoch, vor allem, wenn manische Ekstase und depressive Verzweiflung gleichzeitig in einem sogenannten *Mischzustand* oder einer *gemischten Episode* auftreten. Diese Intervalle sind von so viel roher Energie geprägt, dass die Person nun in der Lage sein kann, auf die lähmende Hoffnungslosigkeit der darunterliegenden Depression zu reagieren. Die mangelnde Impulskontrolle im Zusammenhang mit einer Manie macht es unmöglich, negative Gefühle auch nur für den Bruchteil einer Sekunde zu ertragen.

Unbehandelt unternimmt fast die Hälfte der Menschen mit bipolarer Störung den Versuch, das eigene Leben zu beenden, und ein Drittel dieser Versuche ist erfolgreich. Lassen Sie sich nicht einreden, dass eine bipolare Störung nur ein Lebensstil ist oder dass Manien immer angenehm sind. Allzu oft kommt es zur Selbstzerstörung.

Warum aber wurde bei Dad nach seiner ersten Episode, die ihn fast das Leben gekostet hätte, seit seinem 16. Lebensjahr eine Schizophrenie diagnostiziert? Seine gewaltige Energie, sein grandioser Plan, die Welt vor den Faschisten zu retten, und sein impulsives, gereiztes Wesen waren deutliche Anzeichen einer voll entwickelten manischen Episode. Wenn Manien und Depressionen an Intensität zunehmen, kommt es jedoch häufig zu psychotischen Symptomen, einschließlich Halluzinationen (Stimmen hören oder imaginäre Objekte sehen), zu Wahnvorstellungen (feste irrationale Überzeugungen) und zu höchst unlogischem Denken. Diese Anzeichen sind in der Regel an den zugrunde liegenden Stimmungszustand gebunden. Dads Stimmen und Überzeugungen in Bezug auf die Rettung der Welt standen beispielsweise sehr gut im Einklang mit seiner manischen Grandiosität.

Über weite Strecken des 20. Jahrhunderts hielten US-Psychiater an dem Glauben fest, dass das Vorhandensein psychotischer Symptome auf Schizophrenie hindeute, eine Denkstörung mit anhaltenden Störungen der Logik und Rationalität. Manisch-depressive Erkrankungen, wie sie damals genannt wurden, wurden so gut wie nie diagnostiziert. Es dauerte bis in die 1970er-Jahre, dass sich die genauere europäische Sichtweise durchsetzte, die eine Diagnose der bipolaren Störung auch bei Vorhandensein psychotischer Symptome ermöglicht. Bipolare Störungen – von der bis zu vier Prozent der Bevölkerung betroffen sind, wenn das gesamte Spektrum berücksichtigt wird – sind tatsächlich bei sorgfältiger Diagnose etwa dreimal häufiger als Schizophrenie.

In klassischen Fällen der bipolaren Störung, wie bei Dad, sind die Zeiträume zwischen den Episoden von einer nahezu vollständigen Rückkehr zur normalen Funktionsfähigkeit gekennzeichnet. Kein Wunder, dass ich so schockiert war, als plötzlich ein selbstherrliches, wütendes Selbst von meinem ruhigen, philosophischen Vater Besitz ergriff, bevor er ohne Vorwarnung wieder in seinen ursprünglichen Zustand zurückkehrte. Moms verzweifelter Gesichtsausdruck während der Szene beim Willard blieb mir noch lange im Gedächtnis. Wie oft hatte sie es kommen sehen und war nicht in der Lage gewesen, den Dammbruch aufzuhalten?

Zurück in Großmutters Küche genoss Dad seinen Ausbruch. Schließlich stand Mom auf und eilte, das Gesicht hinter ihren geballten Fäusten verdeckt, hinaus. Dad scheuchte Sally und mich wütend aus dem Haus und öffnete das Auto. Damit Dad nicht erneut losbrüllte, schwieg ich. Zähnefletschend starrte uns das Trauma an, das unter der Oberfläche unserer Familie versteckt lag. Wir fuhren schweigend nach Hause, in meinen Ohren zischte weißes Rauschen. Zuhause angekommen, gingen Sally und ich auf unsere Zimmer. Ich versuchte, den Nachmittag aus meinem Gedächtnis zu bekommen. Wir fuhren danach nie wieder zum Willard.

Innerhalb einer Woche verschwand Dad. Es war nicht das erste Mal. Und es sollte auch nicht das letzte Mal gewesen sein. Während sich die Wochen hinzogen, wartete ich, ohne mir etwas anmerken zu lassen. Es wurden keine

Fragen gestellt, keine Antworten gegeben. Ich konzentrierte mich auf die Schularbeiten und auf Sport, um meinen Körper und meinen Geist zu beschäftigen – um mich davon abzuhalten, zu fragen und zu fühlen. Ich hatte keine Ahnung, dass die Ärzte unsere Eltern angewiesen hatten, Dads psychische Krankheit Sally und mir gegenüber nicht einmal zu erwähnen. Jeden Tag durch das Haus zu gehen war so anstrengend, als wäre ich ein Bergsteiger, der im Himalaja einen Gipfel ohne Sauerstoffflaschen besteigt. Alle paar Schritte blieb ich stehen, ich hatte das Gefühl, langsam zu ersticken, und japste nach Luft. Wie lange würde das noch so weitergehen?

Ich habe normalerweise ein ganz gutes Gedächtnis, aber um Dads Abwesenheit und Rückkehr herum schaltete sich der Computer in meinem Kopf einfach ab. Eine Art Vakuum saugte meine Erinnerungen aus dem Kopf heraus, genau wie die Wasserpumpe in unserem Keller, die das überschüssige Hochwasser in die Einfahrt pumpte. Doch diese Pumpe war in meinem Kopf und nahm mir die Erinnerung.

* * *

Im folgenden Frühjahr liefen die Vorbereitungen für ein Fest auf Hochtouren. Es war Samstagabend. Wenn meine Eltern solche Partys gaben, war es, als öffnete sich ein Tor zu einer anderen Welt. Für einige kostbare Momente verflüchtigte sich die gereizte Stimmung im Haus. »Cocktails um 6 Uhr«, so lautete die Einladung.

Mom machte sich große Sorgen. Würde Dad gesund bleiben, würde er seine Rolle als Gastgeber einnehmen können? Wenn er das nächste Mal verschwand, würde er dann je wieder zurückkehren? Aber wenn sie irgendwie weitermachten, so, als sei nie etwas gewesen, konnten sie vielleicht alle Fragen der Verwandten, der Nachbarn und der Kollegen an der Uni über Dads Geheimnisse im Keim ersticken. Für meine Mutter, die in einer Zeit aufgewachsen war, in der der schöne Schein alles war, war es das Größte, eine solche Party zu geben. Sie war ihr ganzes Leben lang eine sehr gute Schülerin und Studentin gewesen und hatte meinen Vater Ende der vierziger Jahre kennengelernt, während sie an der Ohio State University ihren Master in Geschichte machte. Jetzt war sie eine stolze Ehefrau und Mutter und trug die Hoffnung für ihre Familie wie eine Medaille vor sich her. In Erwartung von lauter fröhlichen Freunden und Kollegen bereitete sie das Haus vor.

Auch Dad war in seinem Element. Er war ein verheißungsvoller Wissenschaftler, ein logischer Positivist, außerdem ein Meister in klassischer Philosophie. Wie mir Mom Jahre später sagte, war er damals der Vorzeigewissenschaftler der Philosophischen Fakultät der Ohio State University. Bei allen Zusammenkünften hielt er Hof und erzählte von den großen Ideen der Welt. In wenigen Stunden würde der Charme und die Gelehrsamkeit des Paares voll zur Geltung kommen, ein Bild der Anmut und des Erfolgs.

Hoch über dem Esstisch beleuchteten die kleinen Kronleuchter die Teller mit den Häppchen – Russische Eier, Spargelstangen, Sandwichs mit Brunnenkresse –, während der Hauptgang im Ofen garte. Im Wohnzimmer sorgten die hellbraunen und orangenen Lichtkegel der Schirmleuchten für einen sanften Schimmer. Eine Rede des Präsidenten Eisenhower lief im Radio, während Mom rasch die letzten Vorbereitungen traf, Kissen aufrichtete und Aschenbecher auf den Tischen verteilte.

Dad hatte seine Lieblingsplatten aufgelegt. Der Triumphmarsch aus der *Aida* ließ die Luft erzittern und beförderte uns nach Ägypten, danach hörten wir Bach, gespielt von E. Power Biggs, seine klangvollen Orgelakkorde verwandelten unser Haus in eine Kathedrale.

Grüne, braune und bernsteinfarbene Karaffen mit hochprozentigem Inhalt schimmerten auf dem Klapptisch, den Dad in der Nähe der hinteren Veranda aufgestellt hatte; das war seine Bar für den Abend. Die Shaker glitzerten, die Schalen mit den Eiswürfeln waren so kalt, dass die Finger an der Metalloberfläche haften blieben, wenn man sie zu berühren wagte. Die Spirituosen rochen leicht nach Medizin und verhießen ein heimliches Vergnügen.

Als die Party beginnen sollte, zogen Sally und ich unsere Schlafanzüge an und warteten auf der Treppe sitzend auf die Babysitterin. Endlich klingelte es an der Tür und die Gäste strömten herein: Professoren, Ärzte, Künstler, Nachbarn. Durchs Haus tönten die lauten Stimmen der Männer; sie trugen Tweedjacken, während die Frauen in ihren Kleidern funkelten. Ein elegantes Paar nach dem anderen legte die Mäntel ab und strahlte.

»Alene«, sagte einer bewundernd zu Mom. »Du siehst großartig aus heute Abend! Was für ein Anblick!«

»Wo ist Virgil?«, fragte ein anderer mit einem breiten Grinsen auf dem Gesicht. »Aha, wie ich vermutet habe, er schenkt drüben am Tisch seine Cocktails aus! Komm rüber, du König der Philosophen, und sag Hallo!«

Ein dritter brüllte so laut, dass alle es hören konnten: »Ich war jahrelang auf der Suche nach der perfekten Party, aber hier spielt sie sich direkt vor meinen Augen ab, chez Hinshaw! Gib mir einen Drink, und zwar sofort!«

Auch Sally und ich wurden mit Zuneigung überschüttet, wie es in den fünziger Jahren eben so üblich war. »Wie groß du geworden bist, Steve! Und Sally, du bist fast genauso groß. Wie schön du bist, genau wie deine Mutter! Komm her und umarme uns.« Noch ein Gast trat ein. »Steve, willst du es deinem kernigen Vater gleich tun und Wissenschaftler und Sportler werden?« Aus der enthusiastischen Ehefrau eines Kollegen sprudelte es heraus: »Sally, nimmst du schon Ballettstunden?«

Im Wohnzimmer an seiner behelfsmäßigen Bar maß Dad mit einem schiefen Grinsen jeden Schuss Alkohol sorgfältig ab, bevor er das gewünschte Getränk im Cocktailshaker schüttelte, und goss dann, bevor er den Drink servierte, noch etwas mehr dazu. Sein Esprit war unübersehbar, sein Lachen ansteckend.

Als die Babysitterin eintraf, stöhnten Sally und ich. Mom begleitete uns nach oben, aber wir konnten immer noch ein paar Gespräche hören. »Virgil, was macht Bertrand Russell heutzutage? Worüber hast du mit ihm in Princeton gesprochen?« Dad hatte, während er promovierte, bei dem bekannten Philosophen Vorlesungen gehört.

»Alene, wie kann man denn so gut aussehen wie du – mit zwei Kindern im Schlepptau? Aber wir müssen dich an der Uni unterbringen, für jemanden mit deinen Talenten gibt es sicher eine Stelle in Geschichte oder Englisch.«

Unter den Männern hieß es: »Kann Woody mit den Buckeyes im Herbst wieder Landesmeister werden? Wir holen uns den Rose Bowl!«

Heiteres Gelächter schallte in regelmäßigen Abständen die Treppe hinauf. Eine begeisterte Stimme rief: »Draußen mag ja Kalter Krieg sein, aber hier im Haus ist es warm! Auf unsere zauberhaften Gastgeber!« Man hörte Gläser klirren. Von oben malte ich mir den Glanz der Edelstahlplatten und -behälter aus, in denen das Essen warmgehalten wurde. Die blaugelben Flammen unter ihnen verströmten ihren schwachen Duft von brennendem Spiritus bis in unsere Schlafzimmer.

Zwanzig Jahre später und einige Jahre, nachdem Dad und ich unser erstes schicksalsschweres Gespräch während meiner ersten Frühjahrssemesterferien geführt hatten, erfuhr ich von Mom, wie sie während der Party in einer kurzen Verschnaufpause am Wohnzimmerfenster vorbeiging und plötzlich zitterte. Ihr kam ein klarer, kalter Nachmittag ein paar Monate vor der Party ins Gedächtnis. Dad und sie hatten genau an dieser Stelle am Fenster gestanden und auf die Häuser der Nachbarn geschaut, nachdem er aus dem Columbus State Hospital zurückgekehrt war, nach einer Zeit unkontrollierten Verhaltens, mit Stimmen im Kopf und mit Verfolgungswahn. Der Vorfall beim Willard war ein deutliches Zeichen – im Nachhinein kann man sagen, dass bei ihm in einem erschreckend schnellen Tempo eine manische Episode eskaliert war.

Die Therapie im Columbus State Hospital bestand auch aus einer Elektrokrampftherapie, abgekürzt EKT. Dabei wurden Elektroden an seinen Schläfen angebracht, um in seinem Gehirn einen tonisch-klonischen Krampfanfall hervorzurufen, ein sogenannter Grand Mal-Anfall. Zusätzlich hatten ihm die Ärzte hoch dosiertes Chlorpromazin, das erste Medikament gegen Psychosen, verschrieben. Doch als Dad wieder zu Hause war, war etwas nicht in Ordnung. Normalerweise kehrte er nach einem Anfall von Wahnsinn zu seinem normalen Selbst zurück, aber nun schien er wie im Nebel, seine Persönlichkeit schien verschüttet. Mom machte sich Gedanken, ob dies die Auswirkungen seiner Erkrankung oder die der Behandlung waren. Um Sally und mich vor Dads Verwirrtheit zu schützen, schickte sie uns über mehrere Wochenenden zu unserer Großmutter.

Zaghaft und mit matter Stimmte fragte ihr Mann eines Samstags: »Liebling, könntest du mir ein wenig helfen?« Seit seiner Rückkehr schien er ein dringendes Bedürfnis nach dem anderen zu haben. Sie versuchte, geduldig zu bleiben. »Mir scheint, ich habe die Namen unserer Nachbarn vergessen«, klagte er. »Was soll ich sagen, wenn sie mich ansprechen? Kannst du mir helfen?«

Die Namen der Nachbarn, die sie seit Jahren kannten? Was war mit dem brillanten Wissenschaftler geschehen, den sie geheiratet hatte? Mit jeder Episode wurde ihr klarer, dass sie auch die Rolle der Mentorin, Helferin und Betreuerin übernehmen musste. Sie zeigte sofort auf die andere Straßenseite und schlug einen geschäftigen Tonfall an: »Erinnerst du dich an die Caldwells, also an Pete und Angie? Da, im weißen Haus auf der anderen Seite?« Dad folgte ihrem Blick, doch sein Gesichtsausdruck war leer. »Wir spielen Badminton mit ihnen, weißt du noch? Pete ist der Mittelpunkt auf jeder Party, er hat immer einen Witz oder eine Geschichte parat. Erinnerst du dich?«

Er starrte hinüber, ein Funken des Erkennens in seinem Blick. »Sicher«, sagte er leise, »ich habe sie vor Augen. Wie heißen sie noch mal?« Als spräche sie mit einem Kind, erklärte sie es noch einmal. »Und was ist mit denen von nebenan?«, fragte er. »Der Mann scheint mich so gut zu kennen.«

»Schatz, du musst dich doch an die Barkers erinnern?« Beide blickten auf das beigefarbene Haus gegenüber der Einfahrt. »Bill, er begrüßt dich immer, wenn du vom Campus zurückkommst? Er ist etwas kleiner als du, Bürstenhaarschnitt und trägt Fliege? Und drei Türen weiter«, fuhr Mom fort, »die Drakes?« Beide reckten die Köpfe. »Tim ist in Steves Alter. Seine ältere Schwester Mary ist schon auf der Junior-Highschool.«

»Wie heißen die Kinder noch mal?« Sie atmete tief durch und begann von Neuem.

Doch zurück zur Party. Moms kurze Tagträumerei ging zu Ende. Sie sah, wie ihr Mann ein Glas füllte und sich mit einem freien Stuhl einen Weg durch die Gäste bahnte. Wie ausgewechselt, dachte sie, wieder ganz der gesellige, angesehene Philosoph, den sie geheiratet hatte. Nichts verriet seine inneren Geheimnisse, seine unerfreulichen Abwesenheiten. Es hatte einige Wochen gedauert, bis sich seine Verwirrtheit gebessert hatte, schließlich aber war sein Gedächtnis zurückgekehrt, insbesondere als die Chlorpromazindosis gesenkt wurde. Ihre Blicke trafen sich und sie nickten einander zu – das Fest war ein Erfolg. Doch wann würden die verräterischen Zeichen zurückkehren, die Anzeichen des einsetzenden Wahnsinns? Um zu überleben, würde sie sich auf die guten Zeiten konzentrieren müssen, zum Beispiel auf heute Abend. Dies war eine der wichtigsten Entscheidungen ihres Lebens. Wenn sie in der Vergangenheit verharrte – oder zu sehr an die nächste Episode dachte und an die Distanz zwischen ihnen beiden während seiner Wahnsinnsattacken –, wäre sie nicht in der Lage, auch nur einen weiteren Tag zu ertragen.

Sie war wieder ganz bei der Feier und sorgte dafür, dass jeder Gast einen Nachschlag bekam. Als der Kaffee serviert wurde, murmelten manche Paare, ihre Babysitter würden warten. Sally und ich schliefen inzwischen schon seit Stunden im schwachen Sternenlicht, das durch unsere Fenster schien.

Die Gespräche plätscherten dahin, noch mehr Feiernde suchten ihre Habseligkeiten zusammen. Pflichtbewusst brachte Mom sie mit einem tapferen Lächeln zur Tür. Weitere Gäste machten sich daran, sich zu verabschieden.

Wartet, dachte sie verzweifelt. Geht nicht weg! Wenn die Party nur noch etwas weiterginge. Wenn sie die Magie doch nur festhalten könnte.

2. Im fernen Kalifornien

Lebte ich in zwei verschiedenen Welten, je nachdem, ob Dad anwesend war oder nicht? Bestand Dad aus zwei unterschiedlichen Personen? War das bei mir auch so?

Seine spezielle Form der bipolaren Störung war eindrucksvoll – mit Episoden, die in den späten Teenagerjahren begonnen hatten und rasch zu Manien voller Größenideen eskalierten, mit wundersamen Genesungen nach Monaten unverständlichen Verhaltens und einer bemerkenswert normalen Funktionsfähigkeit zwischen den Episoden. Einige nennen dieses Muster »Cade's disease«, benannt nach John Cade, dem australischen Psychiater und Pionier der Lithiumbehandlung bei bipolaren Störungen, der in den späten 1940er-Jahren dieses klassische zyklische Muster beschrieben hatte. Nicht jeder mit einer bipolaren Störung weist so ausgeprägte Manien und Depressionen auf. Tatsächlich haben die meisten auch zwischen den Episoden anhaltende Symptome. Doch Dad zeigte dieses extreme, klassische Muster bis in ein relativ hohes Alter. Es ist nicht überraschend, dass meine Welt auf den Kopf gestellt wurde, wenn er plötzlich in eine ganz andere Persönlichkeit schlüpfte, die sich so sehr von seinem sonstigen Wesen unterschied. Wenn er verschwand, blieb meine Zeit stehen, und ich wagte noch nicht einmal, mich zu fragen, wo er denn sein könnte. Wenn er nach Wochen oder Monaten zurückkehrte, war er rational, ruhig und ansprechbar. An ihn konnte ich mich wenden, wenn ich verwirrt oder bestürzt war.

So stark Mom auch war – hielt sie doch die Familie mit schierer Willenskraft zusammen –, sie konnte mich nicht traurig oder wütend sehen. Vielleicht hätte sie das an einen anderen Mann im Haus erinnert, dessen Emotionen manchmal zerstörerisch waren. Ich lernte, Dinge für mich zu behalten.

Niemand durfte sich je anmerken lassen, dass etwas anders war. Ohne, dass wir proben durften, waren wir alle mit ernsthafter Schauspielerei beschäftigt, wir fanden uns in steifen Kostümen und verwirrenden Szenen wieder. Mit der Zeit taten wir so, als würden wir gar nicht nur so tun – als würden wir das ultimative Theaterstück aufführen. Jede Aufführung war live, und wir spielten unsere Rollen so, als hinge unser Leben vom Erfolg des Stücks ab. Warum waren die wichtigsten Dinge im Leben unserer Familie ein solch überdauerndes Geheimnis? Was auch immer hinter dem Schweigen steckte, es musste so verheerend sein, dass es uns zerstört hätte, wenn es ans Licht gekommen wäre.

In den letzten Jahrzehnten habe ich mich, über meine wissenschaftliche Laufbahn im Bereich der seelischen Gesundheit von Kindern und Jugendlichen hinausgehend, mit dem Konzept des *Stigmas* beschäftigt – und zwar angeregt von all dem, was ich vor vielen Jahren von Dad zu lernen begann. Der Begriff Stigma wird definiert als die Schande und Erniedrigung, die Mitgliedern sozialer Gruppen zuteil wird, die für unwürdig, schmutzig oder unantastbar gehalten werden. Von seinem griechischen Ursprung her bedeutet Stigma im wörtlichen Sinne Merkmal oder Brandmal. Auf der Agora, dem öffentlichen Marktplatz im alten Athen, war es ein Zeichen für die damaligen Bürger, wer für Sparta gekämpft hatte oder wer ehemaliger Sklave war. Ein eingebranntes Mal in der Haut, ein körperliches Stigma, ein sichtbares Zeichen der Schande, um diejenigen auszugrenzen, die nicht alle Grundrechte verdient hatten – die wahren Ausgestoßenen.

Heutzutage kommt es von Zeit zu Zeit immer noch zu diesen sichtbaren Markierungen. KZ-Häftlingen wurden im nationalsozialistischen Deutschland Zahlen eintätowiert. In der ersten Zeit der Epidemie wurden auch Menschen mit HIV in bestimmten Ländern körperlich gekennzeichnet. Heute jedoch ist ein Stigma meist psychisch und bezieht sich auf subtilere, wenngleich immer noch verheerende Zeichen dafür, schlichtweg Teil einer untauglichen Gruppe zu sein. Ein Stigma belastet alle Interaktionen zwischen diesen Personen und den Mitgliedern der Mainstream-Gesellschaft und enthält die klare Botschaft, dass die Außenseiter unwürdig und verachtenswert sind.

Im Laufe der Geschichte und in allen Kulturen wurden viele verschiedene Eigenschaften mit einem Stigma belegt, darunter körperliche Missbildung oder Behinderung, Krankheiten wie Lepra (heute auch unter der Bezeichnung Hansen-Krankheit bekannt), die Hautfarbe oder Religion, andere sexuelle Orientierungen als die heterosexuelle, adoptiert zu sein oder eine psychische Krankheit zu haben. Einige Eigenschaften sind offen sichtbar, wie Hautfarbe, körperliche Behinderung und viele chronische Krankheiten. Leprakranke oder »Aussätzige«, wie sie genannt wurden, konnten durch ihre schuppigen, dunkel getönten, entstellenden Hautveränderungen von anderen Menschen unterschieden werden. Andere mit einem Stigma versehene Merkmale (wie die sexuelle Orientierung, eine Adoption oder Erfahrungen mit psychischen Störungen) lassen sich möglicherweise verheimlichen. Solche versteckten Stigmen können jedoch besonders belastend sein, da sich die Betroffenen immer wieder fragen, ob ihre Eigenschaften »durchsickern«, was bei jeder sozialen Begegnung zu Spannungen und Unsicherheiten führt.

Merkt es jemand? Wenn mein Geheimnis herauskommt, dass ich geisteskrank, ja, ein Verrückter bin, wird man mir aus dem Weg gehen. Vollständige Vertuschung ist der einzig mögliche Weg. Mit solchen Fragen und Entscheidungen sind Menschen wie mein Vater bis heute noch konfrontiert. Stigma erzeugt Scham, Stigma erzeugt Schweigen.

Im Laufe der kulturellen Entwicklung steigt mitunter die Akzeptanz für ehemals stigmatisierte Persönlichkeitseigenschaften oder Merkmale. Linkshändigkeit war früher eine Schande, ist aber heute kaum noch ein Thema. In den letzten zwei Jahrzehnten hat sich ein beeindruckend rascher Wandel in der gesellschaftlichen Einstellung zur Ehe von Homosexuellen vollzogen, der vor allem von jungen Menschen ausging. Solche positiven Entwicklungen sind unübersehbar und lassen wirklich auf Toleranz und Akzeptanz hoffen. Doch psychische Störungen und geistige Behinderungen sind zu allen Zeiten und in fast allen Kulturen enorm stigmatisiert worden.

Obdachlosigkeit, Drogenmissbrauch und psychische Störungen – diese drei Eigenschaften erfahren laut aktuellen Meinungsumfragen am wenigsten soziale Akzeptanz. Die breite Öffentlichkeit möchte lieber keinen engen Kontakt zu solchen Personen, es gibt einen großen Wunsch nach *sozialer Distanz*. Zudem ist es wahrscheinlich, dass die Befragten bei den üblichen Fragebögen, die in solchen Untersuchungen verwendet werden, ihre negative Einstellung herunterspielen, um nicht intolerant zu wirken. Im Stillen denken sie möglicherweise weitaus negativer darüber.

In meiner Kindheit, während der vom Schweigen geprägten 1950er-Jahre, waren psychische Erkrankungen extrem stigmatisiert und im öffentlichen Bewusstsein an völlige Unfähigkeit und ein hohes Gewaltpotenzial geknüpft. Über eine halbe Million Amerikaner wurden unfreiwillig in überfüllten, unmenschlichen staatlichen Nervenkliniken untergebracht, von denen viele eher Schlangengruben ähnelten. Schon der Begriff »psychische Krankheit« machte einen Menschen zum Ausgestoßenen. Unsere Familie war diesem Kreuzfeuer ausgesetzt.

Als Junge kannte ich den Begriff *Stigma* nicht, der nach der Veröffentlichung von Erving Goffmans Klassiker zu diesem Thema ab 1963 Verbreitung fand. Ich wusste, dass es unter der ruhigen Oberfläche unserer Familie etwas Unvorstellbares gab – und was auch immer es war, es durfte nicht erwähnt werden. In den seltenen Momenten, in denen ich mir Emotionen erlaubte, hatte ich das Gefühl, so tief in einen Abgrund zu stürzen, dass ich mich nie wieder heraus kämpfen könnte. Die Scham und das Schweigen waren ohrenbetäubend. Unsere Familie wurde nicht für ihr schauspielerisches Können ausgezeichnet, aber wir hätten zumindest Nominierungen in allen wichtigen Kategorien verdient.

* * *

Wenn Dad zu Hause war, nahm er mich häufiger zur Seite, um über seine Familie in Kalifornien zu sprechen. Am Anfang im Wohnzimmer des Hauses an der Wyandotte Road, mit seinem weichen Teppich und den langen, blumengemusterten Vorhängen, und später, als ich die Grundschule abgeschlossen hatte und mit der Junior-Highschool begann, gingen wir dazu in seine Bibliothek in unserem neuen Haus. Jedes Mal fragte er nach, ob ich mich mit ihm über seine Familie unterhalten wollte. Da ich nicht wusste, wann er wieder verschwinden würde, nickte ich stets mit dem Kopf. Er überlegte sorgfältig, was er mir zeigen wollte, und legte schließlich eine Auswahl von Fotos ordentlich vor uns auf den Tisch. Im Zimmer war es still, und er war nicht imstande, den Eifer in seiner Stimme zu verbergen.

»Schau mal«, sagte er. Seine Brüder und all die anderen Verwandten im Westen schienen ein geheimnisvoller Stamm zu sein, so weit von Columbus entfernt wie Siam oder Brasilien. Südkalifornien war ein mystischer Ort, da war ich mir sicher. Dort wuchsen das ganze Jahr über Orangen auf den Bäumen und es gab weitläufige Strände am Pazifik. Dads Blick wanderte in die Ferne, während er sprach. Ich unterbrach ihn nie, sog jede Silbe in mich auf und unterdrückte jeden Drang, Nachfragen zu stellen.

Die Familie Hinshaw verbrachte ihre ersten Jahre in La Grange, Illinois, am Rand von Chicago. Opa Hinshaw war von 1912 bis 1924 Vorsitzender der »Prohibition National Party«. Der achtzehnte Zusatz zur Verfassung, durch den ein Alkoholverbot erlassen wurde, trat in seiner Zeit als Parteiführer im Jahre 1920 in Kraft. Ich hoffte, dass auch ich eines Tages an der Geschichte mitschreiben würde. Doch ob und wann, stand in den Sternen. Sollte ich mich irgendwann gefragt haben, wie der Sohn einer führenden Figur in der Prohibitionsbewegung Spaß daran haben konnte, auf Dinnerpartys Cocktails zu mixen, so behielt ich diesen Gedanken für mich.

Virgil Sr.'s Interesse an der Prohibition geht auf seinen familiären Hintergrund als Quäker zurück, deren feste Überzeugung ist, dass im Alkohol der Ursprung vieler sozialer Probleme wie Kriminalität oder Kindesmisshandlung liegt. Mit zwölf Jahren trat er der »Band of Hope« bei, einer Jugendorganisation der Women's Christian Temperance Union, der christlichen Frauenvereinigung innerhalb der Prohibitionsbewegung. Dad zeigte mir alte Rundschreiben, die er aufbewahrt hatte. In ihnen wurde darüber berichtet, dass sein Vater mit Anfang bis Mitte zwanzig, bevor er seinen juristischen Abschluss machte, 203 Hochschulen bereist hatte, um über das Übel Alkohol zu sprechen. Ich war begeistert, aber verblüfft. Woher kamen diese Energie und diese Hingabe? Was für eine Familie *war* das?

Fotos zeigten die vier Jungen: Der erste war Harold, den man Bud nannte und der 1912 zur Welt gekommen war. Er war stark und sportlich und machte bereits als Jugendlicher Probleme. Seinen Trotz trieb er auf die Spitze, indem er zu trinken begann. Als Erwachsener arbeitete er nur sporadisch, unter anderem arbeitete er für längere Zeit als Caddie auf dem Golfplatz. Obwohl ich damals noch nicht wusste, was »Ironie« ist, verstand ich, wie beschämend es gewesen sein musste, in einer Familie von Prohibitionisten zum Alkoholiker zu werden.

Als Nächster wurde im Jahr 1915 Randall geboren. Schmächtiger als die anderen Jungen, bekam er als Kind rheumatisches Fieber und musste ein Jahr lang das Bett hüten. Um seine verlorene Schulzeit wieder wettzumachen, beschloss er, die Encyclopedia Britannica der Reihe nach von der ersten bis zur letzten Seite zu lesen, beginnend mit dem Buchstaben A. Das hohe Bildungsniveau der Familie Hinshaw ließ sich nicht verbergen.

Anfang 1918 erblickte Robert das Licht der Welt. Dad erzählte, dass er und Bob sich nahestanden. Als Erwachsener wurde er sowohl Psychologe als auch Psychiater. Jahre später erzählte mir Bob, dass ihn die Folgen des schicksalhaften Flugs seines jüngeren Bruders vom Verandadach im Jahre 1936 zu dem Entschluss brachten, im psychiatrischen Bereich zu arbeiten. Er wollte Arzt und Psychologe werden und in beiden Disziplinen einen Doktortitel erlangen.

Das vierte Kind, Junior, wurde im November 1919 geboren, eineinhalb Jahre nach Bob.

Dad sprach manchmal auch von anderen Verwandten. Eine war eine Cousine zweiten Grades, die als eine der Ersten im Westen der USA Ärztin geworden war. Ein weiterer Verwandter, mein Großonkel Corwin Hinshaw, war als Arzt an der Uni in der Forschungsgruppe tätig, die in den 1940er-Jahren die ersten Testreihen mit Antibiotika zur Behandlung von Tuberkulose durchgeführt hatte. Angeblich hatte er den Nobelpreis nur knapp verpasst. Es gab keinen Zweifel: Hohe Ideale und große Leistungen gehörten zur Familie Hinshaw.

Als ich älter wurde, erfuhr ich, dass andere Verwandte jedoch ernste Schwierigkeiten hatten. Abgesehen von Onkel Bud mit seinen Alkoholproblemen starb eine Cousine von Dad in ihren späten Zwanzigern. Sie hatte Probleme damit, zu essen und ihr Gewicht zu halten; möglicherweise hatte sie sich sogar umgebracht. Dads Stimme wurde leiser, es war klar, dass es für ihn nicht leicht war, darüber zu sprechen. Andere verbrachten ihre Zeit in Anstalten, der alten Bezeichnung für psychiatrische Kliniken. Je mehr ich erfuhr, desto klarer wurde mir, welchen Scheideweg es da gab: In der Familie meines Vaters vollbrachten die Leute entweder Großes oder sie brachen zusammen. Ich sagte mir, dass ich würde hart arbeiten müssen, um, wenn ich selbst an diesem Scheideweg stände, die richtige Richtung einzuschlagen.

Dad erzählte mir von seiner Mutter, die als Missionarin nach Lateinamerika gegangen war und sich später für die Prohibition engagierte. Zärtlich zeigte er mir Nahaufnahmen ihres breiten, freundlichen Gesichts. Doch dann schlug er die Augen nieder.

»Früh in meinem Leben kam es zu einer Tragödie«, erzählte er mir, als ich bereits einige Jahre zur Grundschule ging. Ich wusste nicht, was der Begriff bedeutete, also erklärte er ihn mir mit düsterer Miene. »Wenn Mommy sterben würde, wäre das eine schlimme Tragödie.« Anfang 1923 erkrankte seine Mutter, und während einer Operation kam es zu Komplikationen. Kurz nach seinem dritten Geburtstag starb sie in einem Krankenhaus von Chicago.

Dads erste Erinnerung war, dass er im Wohnzimmer stand. In der Mitte des Zimmers befand sich eine große Kiste – ein Sarg, auch wenn er das Wort noch nicht kannte. Sein Vater hob Junior hoch und sagte ernst: »Das ist deine Mutter. Du wirst sie niemals wiedersehen.«

In Dads Ordnern fand ich ein internationales Mitteilungsblatt der Prohibitionsvereinigung, das *World Dry* hieß. In der Frühjahrsausgabe von 1923 erschien ein langer Artikel über das Leben der kürzlich verstorbenen Eva Piltz Hinshaw, in dem man ihre frühe Missionsarbeit außerhalb der Vereinigten Staaten beschrieb und ihr Engagement für die Prohibition würdigte. Es enthielt ein bemerkenswertes Foto ihrer vier Söhne im Alter von drei bis elf Jahren in und neben einem Bollerwagen, der auf dem Bürgersteig stand. Der Text unter dem Bild lautete: »Die mutterlosen Hinshaw-Jungen«. Bud stand rechts, Randall, Bob und Junior saßen im Wagen.

Wenn ich mir dieses Foto heute ansehe, fällt mir auf, dass sich die drei älteren Brüder ein Lächeln für die Kamera abringen. Nur der dreijährige Junior, in eine Art androgynes Gewand gekleidet, hat einen Gesichtsausdruck, den diejenigen, die sich mit Eltern-Kind-Bindungen beschäftigen, als *starr* bezeichnen könnten. Er ist weder traurig noch glücklich noch schockiert. Stattdessen scheinen seine Gesichtsmuskeln wie gelähmt von einem auf Distanz gehaltenen Schrecken, den er vielleicht abzuwehren versucht.

Viele Untersuchungen zeigen, dass der Verlust eines Elternteils im Alter zwischen drei und fünf Jahren ein besonderes Risiko für eine spätere affektive Störung darstellt. Trauer mag in diesen jungen Jahren schwer zu verstehen und zu überwinden sein, wenn man bedenkt, dass Sprache, Gedächtnis und Bindungen des Kindes noch nicht vollständig entwickelt sind. Jedoch ist die Qualität der verbleibenden Beziehungen des Kindes, innerhalb und außerhalb der Familie, ein sogar noch besserer Indikator für das, was sich im weiteren Leben ergibt. Ein frühzeitiger Verlust führt also nicht zwangsläufig zu einer lebenslangen emotionalen Fehlregulation. Es sollte jedoch viele Jahre dauern, bis ich von den Einflüssen dieser weiterhin bestehenden Beziehungen auf Dad erfuhr.

In einem großen Karton hatte Dad Kopien von vielen Briefen seines Vaters aufbewahrt. Im Frühjahr 1923 schrieb Virgil Sr. an einen Verwandten, dass Junior abends im Bett unaufhörlich um seine Mutter weine, während die älteren Jungen versuchten, ihn zu trösten. Doch er ließ sich nicht beruhigen.

Dad sprach über den späteren Umzug seiner Familie nach Südkalifornien. Als er anfing, zu sprechen, räusperte er sich, als würde er zu einem Vortrag in einem seiner Seminare ansetzen. Nachdem Virgil Sr. seine Frau verloren hatte, zog er mit seinen vier Jungen in den Westen der USA, um dort einen Neuanfang zu machen. Zwei Jahre später heiratete er eine andere Missionarin, die genau wie seine erste Frau in Lateinamerika gearbeitet hatte.

Dad strahlte, als er über sein neues Zuhause in Südkalifornien sprach. Er besuchte eine Schule, die sich an John Deweys fortschrittlichen Idealen orientierte. Ganz in der

Nähe lagen die San Gabriel Mountains, auf deren Gipfel sich das Mt. Wilson Observatorium befand. Dort, erzählte Dad, wurden die ersten Hinweise auf den Urknall entdeckt. Durch das riesige Teleskop sah der Astronom Hubble, dass die Farben der weit entfernten Sterne rötlich schimmerten, und er erkannte, dass sich das Universum ausdehnte. »Wenn ein Zug durch einen Bahnhof fährt«, erklärte Dad, »weißt du, dass er wieder wegfährt, weil das Läuten tiefer wird, die Wellenlänge sich vergrößert. Rotes Licht, mit langen Wellen, ist wie ein tiefer Ton, also müssen die Sterne auseinanderstreben, wenn sich der Raum ausdehnt.« Die Schlussfolgerung war klar: Vor Äonen von Jahren gab es einen Anfang im Universum. Zunächst verschmolz alles miteinander, aber bald flog es wieder auseinander, vielleicht bis in alle Ewigkeit.

All dieses Wissen, dachte ich, ist direkt hinter Pasadena entstanden. Geheimnisvolle Muster konnten entschlüsselt werden, wenn man nur wusste, wo man suchen muss, und einen wachen Verstand hatte.

Dads Vater trat 1924 als Vorsitzender der »Prohibition National Party« zurück, um Präsident der »International Reform Federation« zu werden – einer internationalen Vereinigung der Prohibitionsbewegungen mit globaler Perspektive. Es kamen noch zwei weitere Jungen zur Familie hinzu, Dads jüngere Halbbrüder Harvey und Paul. Da mein Großvater so häufig von zu Hause weg war, um sich für die Prohibition einzusetzen, war Dad an ihrer Erziehung beteiligt und half ihnen später bei ihren Hausaufgaben.

1929 brach der Börsenmarkt zusammen. Alle älteren Jungen, auch Junior, trugen ihren Teil dazu bei, die Familie zu unterstützen. Virgil Sr. verlor den größten Teil seiner Aufträge als Anwalt und im Immobiliensektor, setzte aber seine internationale Reformarbeit fort. Dad verdiente mit seiner ersten richtigen Arbeitsstelle, bei der er bei einem Gärtner in Pasadena aushalf, 17 1/2 Cent pro Stunde. Später schleppte er riesige Eisblöcke zu Wohnhäusern und

Geschäften, damit die damaligen Kühlschränke wieder aufgefüllt werden konnten. Dad erzählte, wie Opa Hinshaw eines Abends die Familie zusammenrief, um zu sehen, ob jemand Geld für das Abendessen hatte. Junior hatte, als Einziger, zehn Cent in der Tasche, von denen sie Äpfel zum Abendbrot kaufen konnten. Beim Zuhören überlegte ich, dass ich niemals richtig hungrig gewesen war. Ich schwor insgeheim, dass ich eines Tages mein selbstgefälliges Leben aufgeben und versuchen würde, etwas wirklich Wichtiges zu tun.

In der achten Klasse war Dad Mannschaftskapitän in einem Team, zu dem auch Jackie Robinson gehörte, ein vielseitiges sportliches Talent, der als erster Afroamerikaner in der Major League Baseball spielte. »Alles, was er über Sport weiß, hat er von mir gelernt«, sagte Dad mit Schalk in den Augen. Als Teenager bekam er Muskeln, spielte Football und war Kugelstoßer. Jahre später erzählten mir seine Halbbrüder Harvey und Paul, dass sie den Klang von Juniors Ächzen während des Trainings zu Hause nie vergessen würden, auch nicht das dumpfe Rums, wenn eine Kugel in der Kiesauffahrt landete. Daneben war er auch noch Regionalmeister im Debattieren. Wissenschaft und Sport: Mein Vorbild stand direkt vor mir.

Dad zeigte mir einen Brief, den Großvater einem Verwandten auf dem Höhepunkt der Weltwirtschaftskrise geschrieben hatte. Ein Satz fiel auf: »Ich habe nie einen Tag erlebt, den ich nicht für tausend Jahre leben wollte.« Woher, fragte ich mich, kamen diese Energie und diese Hingabe? Im Nachhinein kann ich es mir nur so erklären, dass Virgil Sr. über eine chronische Form von manischer Energie verfügte, obwohl er anscheinend nie eine schwere Depression durchgemacht hat.

Als ich von Dads Vergangenheit hörte, blieben mir zwei Begriffe im Gedächtnis: Erfolge und Geheimnisse. Es war völlig klar, dass in der Familie Hinshaw die Messlatte in Bezug auf Bildung hoch war, aber warum waren einige Verwandte wirklich so erfolgreich, während andere abstürzten? Etwas Beängstigendes, etwas Unerklärliches lag knapp außerhalb des für mich Greifbaren. Die Last des Unbekannten legte mir manchmal Steine in den Weg.

* * *

Dads Abwesenheiten schwebten wie eine Rauchwolke über mir, Überbleibsel eines längst gelöschten Feuers; die Asche schwelte. Ein Teil von mir fragte sich, ob etwas, was ich getan hatte – oder vielleicht etwas, was ich nicht genug getan hatte –, ihn dazu gebracht hatte, zu gehen. Das Grauen lauerte unter der Oberfläche meines kontrollierten Lebens.

Die Grundschule war Balsam für meine Seele. Die Strukturiertheit jeder Unterrichtsstunde, die Hausaufgaben, die ich mit fast religiöser Hingabe machte, die Regelmäßigkeit des Schultages: Meine Konzentration und mein Fleiß waren ein vergeblicher Versuch, alle umherirrenden Gedanken in Schach zu halten. Während meiner ganzen Schulzeit jubelte ich, wenn die Klassenarbeiten zurückgegeben wurden und ich wieder eine fast perfekte Punktzahl erzielt hatte. Wie bei einer Droge war die Glückseligkeit überwältigend, aber flüchtig. Die Freudenwellen verebbten schnell, wenn ich mit einem weiteren abgeschotteten Tag konfrontiert wurde.

Als ich älter wurde, brachten mir Siege im Football, Basketball, Baseball und in der Leichtathletik Momente des Triumphes. Aber jede Niederlage schmerzte und ließ Gift durch meine Adern fließen, das ich anscheinend nicht aus meinem Körper herausbekommen konnte. Wie sollte ich ganz allein die Rätsel unserer Familie lösen?

Nur tröpfchenweise sickerten Dinge durch. Manchmal, wenn ich ein Zimmer betrat, in dem Mom und Dad miteinander sprachen, konnte ich es spüren: ein verstohlener Blick, den sie sich zuwarfen, ein verstecktes Signal, alles unter Kontrolle zu halten, eine Nachricht verschickt in der

Welt der Erwachsenen, die außerhalb meines Horizonts lag. Was, fragte ich mich, darf ich nicht wissen?

Als ich an einem wolkenverhangenen Nachmittag Dads provisorische Hausbibliothek begutachtete, fragte ich ihn aus einer Laune heraus, ob er selbst Bücher schreibe. Er wurde für einen Augenblick still, bevor er antwortete. »Ich versuche, meine Ideen zu ordnen«, sagte er leise. »Aber dafür brauche ich Zeit.« Er erzählte mir einige Jahre später, dass er nie in der Lage gewesen sei, seine Gedanken und Ideen in einem Buch zusammenzuführen, nur in einzelnen Artikeln. Während er sprach, konnte man die Frustration in seinem Gesicht sehen. Als Erwachsener begriff ich, dass seine Episoden und Krankenhausaufenthalte ihn seiner besten akademischen Jahre beraubt hatten. Damals sah ich zum ersten Mal seine Verletzlichkeit, wie ein Loch in ihm.

Dort, in Dads Bibliothek, fragte ich ihn, woher denn die Ideen kämen. Er antwortete, dass dies eine faszinierende Frage sei, und erklärte, dass Philosophen darüber diskutierten, ob Ideen bereits in den Menschen vorhanden sind, wenn sie geboren werden, oder ob Menschen durch den Blick auf die Welt zu ihren Ideen kommen. Ich war noch nicht ganz bereit für eine Diskussion über Nativismus als Gegensatz zum Empirismus, aber das waren die Themen, über die er die ganze Zeit nachdachte. »Wie wenig neue Ideen es wirklich gibt«, fuhr er fort. Selbst wenn ein Mensch glaube, einen originellen Gedanken zu haben, stelle sich meist heraus, dass jemand anderes bereits darüber nachgedacht hat, vielleicht sogar schon vor Jahrhunderten.

In diesem Moment und an diesem Ort spürte ich: Dad hatte Angst, keine eigenen Ideen zu haben. Zu meiner Überraschung war da ein Bedauern gegenüber seinem Leben. Etwas blockierte ihn, etwas, was sich wie ein Sargtuch über sein Leben gelegt hatte – aber was? Dad hatte noch eine andere Seite, die ich nicht sehen konnte.

* * *

Als ich Doktorand in Klinischer Psychologie war, begann Mom damit, ähnliche Gespräche mit mir zu führen. Sie erzählte mir, dass sie, als Sally und ich noch ganz klein waren, zum alten Port Columbus International Airport gefahren war, um Dad abzuholen, der von einer wissenschaftlichen Konferenz zurückkam. Sie hatte uns bei Großmutter abgeliefert, um mit ihrem Mann nach seiner halbwöchigen Reise einen Abend zu zweit zu verbringen.

Damals konnte man noch direkt zum Flugsteig gehen, um eintreffende Passagiere zu begrüßen. Voller Vorfreude war Mom früh da, um ihn die kleine Treppe vorne am Flugzeug herunterkommen zu sehen. Als er über das Rollfeld ging und die Tür zum Terminal öffnete, blickte sie in seine Augen. Ohne Vorwarnung versagten ihr die Knie. Sie wäre fast zusammengebrochen.

Da war es, unverkennbar: das Flackern in seinem Blick, das unweigerliche Zeichen einer Episode kurz vor dem Ausbruch. Ein besonderes Funkeln, ausgelassen und doch bedrohlich, das nur sie sah. Sie musste sich bemühen, nicht umzukippen. Aus Erfahrung wusste sie nur zu gut, was bald geschehen würde: Überschwang, wilde Energie, Misstrauen, sexuelle Leidenschaft, plötzliche Wutanfälle. Sie wusste auch, dass es nichts gab, was den heranrasenden Zug aufhalten konnte, wenn er sich einmal in Bewegung gesetzt hatte.

Das Schlimmste, sagte sie mir, war ihre völlige Ohnmacht, sie konnte nichts dagegen unternehmen. Sie musste das Grauen mit sich selbst ausmachen, und zwar ganz mit sich allein. Würde er wieder im Krankenhaus landen? Würde sie wieder beim Dekan der Philosophischen Fakultät oder bei Dads Ärzten anrufen und sagen müssen, wie himmelschreiend sein Verhalten diesmal wieder war? Würde jemand die Polizei rufen müssen?

Mom zeigte ihre Wut nur selten. Aber als sie diese Geschichte erzählte, wurden ihre Augen zu Schlitzen. Wie frustrierend es gewesen sei, wenn sie versuchte, Dads Ärzten zu vermitteln, dass sie eine Intuition für seine schnellen Stimmungsänderungen entwickelt hatte, wenn für sie völlig offensichtlich war, dass sich seine Gehirnchemie radikal veränderte. Doch jedes Mal ließen die Ärzte sie wissen, dass sie die Perspektive einer bloßen Hausfrau für lächerlich hielten. Wenn sich der Patient nicht in großer Gefahr befand und dringend einen Klinikaufenthalt benötigte, musste Diskretion gewahrt bleiben. Also weigerten sie sich in der Regel, überhaupt mit ihr zu sprechen. Und selbst wenn die Ärzte sie mit einbezogen, was konnte schon eine Hausfrau im Mittleren Westen – selbst eine so kluge mit einem Master in Geschichte – über den unbewussten Teil der Psyche wissen? So sah man damals psychische Störungen. Ihre Vorstellungen zu biologischen Veränderungen in Zusammenhang mit dem Beginn einer psychischen Erkrankung waren offensichtlich töricht. Nur, wer in psychologischen Theorien ausgebildet war, konnte tiefe Persönlichkeitsdynamiken begreifen und durch jahrelange deutende Therapie nachhaltige Veränderungen bewirken.

Wie wir heute wissen, hatte Mom mit ihrer Intuition völlig recht – bipolare Episoden gehen unzweifelhaft mit Veränderungen wichtiger Neurotransmitter einher, und die Psychiater von damals ließen nur ihre Unwissenheit und Arroganz erkennen. Ein Grund für die anhaltende Stigmatisierung des gesamten Fachgebiets, so glaube ich, ist der lang anhaltende Widerstand dagegen, ernsthafte Forschung in Gang zu bringen. Wie konnten die Ärzte der 1950er-Jahre glauben, dass sie alles wüssten? Menschen, die Erfahrung mit einer Manie machen, sind notorisch schlechte Erzähler ihrer Geschichte. Also ist es wichtig, bedeutsame andere Personen in die Diagnostik einzubeziehen, um an die korrekten Informationen zu kommen. Und wie können wissenschaftlich ausgebildete Ärzte die zugrunde liegende Biologie in die Welt der Mythen verbannen? Die Abhandlungen aus dieser Zeit lassen auf elitäre Einstellungen, Arroganz und ein äußerst engstirniges Denken schließen.

Als ich das hörte, schwelte meine Wut. Kommen wir noch einmal auf Dads Krankengeschichte im Jahr 1936 zurück: Warum rief der Leiter der Klinik von Norwalk erst nach zehn Stunden an, als sein Schützling bereits die letzte Ölung erhalten sollte? Haben Menschen mit psychischen Krankheiten und ihre Familien solch eine herzlose Vernachlässigung verdient? Erst kürzlich erfuhr ich von dem 1975 entstandenen Film *Hurry Tomorrow*, einer kritischen Dokumentation über Norwalk (später umbenannt in Metropolitan State Hospital). Sie zeigt qualvolle Bilder von Zwangsmedikation und völliger Entmenschlichung. Die Geschichte der »Fürsorge« für Menschen mit schweren psychischen Krankheiten zeigt, wozu Stigma führt: zu einer unsäglichen Vernachlässigung von grundlegenden Menschenrechten, die allzu oft in Grausamkeit mündet.

Doch kehren wir noch einmal zur Situation am Flughafen zurück: Mom nahm sich zusammen und umarmte ihren Mann, als wäre alles in Ordnung. Während beide langsam zur Gepäckausgabe gingen, versuchte sie, ihre Panik zu verbergen. Sie wusste nur zu gut, dass sie ihn nicht reizen sollte, sobald seine Episode einmal angefangen hatte. In den folgenden Tagen sah sie völlig hilflos zu und wartete ab, bis wieder einmal der ganze Wahnsinn zutage trat.

Wer unterstützte sie? Ihrer Mutter, einer Angehörigen der patriotischen Frauenvereinigung Daughters of the American Revolution, konnte sie nicht sagen, dass ihr Mann manchmal verrückt wurde, nicht mal ihren engsten Freundinnen, die sie seit dem Kindergarten kannte. Einige hatten Virgil erlebt, wie er sich bei einem gesellschaftlichen Ereignis schlecht benommen hatte. Aber wie konnte sie von den Stimmen sprechen, die er hörte, dem Columbus State Hospital oder der Elektrokrampftherapie? Die Schande war so groß, dass sie immer alles vertuschte: Er besucht seine Familie, er ist auf einer Konferenz, er hat körperliche Beschwerden. Selbst als sein Bruder Bob aus Kalifornien herfliegen musste, um einen Behandlungsplatz für Virgil zu finden, wusste sonst niemand etwas davon. Das Stigma war unsäglich.

Die Nachwirkungen des Schweigens und des unterdrückten Grauens blieben in ihr verborgen, während sie die Familie Jahr für Jahr zusammenhielt. Sie benötigte jedes Quäntchen ihrer Kraft, um die Integrität der Familie zu bewahren. Bis eines Tages, zwanzig Jahre später – als Sally und ich bereits erwachsen waren –, die kumulativen Folgen ihre Kraft entfalten und jede Zelle und jedes Gewebe in ihrem Körper erodieren würden. In den letzten vier Jahrzehnten ihres Lebens kämpfte sie gegen eine schwere rheumatoide Arthritis an, die eindeutig durch den Stress der schlimmen Schlachten ausgelöst wurde, die sie allein und ohne Unterstützung von außen während ihrer gesamten Ehe ausgefochten hatte.

* * *

Die Gespräche mit Dad über erwachsene Verwandte begeisterten mich für die Idee, selbst erwachsen zu werden. In der ersten Klasse kündigte meine Lehrerin eine Aufgabe an, die mein Interesse weckte. Mrs Deacon war älter als die anderen Lehrerinnen, hatte ihre strohigen schwarzen Haare zu einem strengen Dutt geformt und sprach immer ganz ruhig.

In der ersten Klasse befand sich mein Klassenzimmer in einem nagelneuen, niedrigen Gebäude, das etwas abseits vom Hauptgebäude lag. Auf den Wiesen dahinter gab es unbewachsene, lehmige Flächen, ideal, um Rinnen für die Murmeln anzulegen, die ich von zu Hause mitbrachte. Das bunte, luftige Klassenzimmer war vom Duft der Farbe, der Kreide und des Tonpapiers durchdrungen, aber der klebrige, saure Geruch von Kleister überwog. Einige Kinder sagten, dass der Kleister aus Pferdehufen hergestellt würde.

»Heute, liebe Schüler, machen wir etwas ganz Besonderes«, sagte Mrs Deacon begeistert. Wir sollten ein Bild von dem Beruf malen, den wir als Erwachsene ergreifen wollten. Wir sollten darüber nachdenken, was wir werden wollten. Einige Kinder hoben sofort die Hand: *Lehrerin, Feuerwehrmann, Arzt, Polizist, Tänzerin, Krankenschwester*. Doch meine Ideen entwickelten sich gerade erst.

Als die anderen zu zeichnen begannen, rief ich Mrs Deacon zu mir und sagte ihr, dass ich zwei verschiedene Jobs haben wolle. Sie dachte einen Moment nach, bevor sie fragte, ob es einen gäbe, den ich lieber als den anderen wollte. Ich antwortete, dass ich mich nicht entscheiden könne. »Ich will Astronom werden, um etwas über die Sterne und die Planeten zu erfahren. Aber wenn ich viel trainiere, möchte ich auch Profibasketballer werden.«

Sie überlegte wieder. »Ja, Steve, ich glaube, du könntest wirklich versuchen, beides zu werden.« Aufgeregt fragte ich sie, ob ich meine Zeichnung in zwei Hälften teilen könnte. Sie nickte.

Am nächsten Tag war ich mit meinem Bild fertig. Auf der linken Seite blickte der Astronom durch ein Teleskop. Durch die Öffnung im Dach des Observatoriums waren einige Sterne zu sehen. Auf der rechten Seite zielte ein großer Basketballspieler auf den Korb. Die Zuschauer – kleine Kreise auf den Tribünen – jubelten.

Ein paar Jahre später saßen Mom und ich in der Küche unseres neuen Hauses, während ich über meine Zukunft nachdachte. An diese Zeichnung zurückdenkend, fragte ich, ob ich sowohl Profibasketballer als auch Wissenschaftler werden könnte. Mom antwortete heiter: »Steve, Sport zu treiben ist wunderbar. Mach so lange wie möglich weiter.« Doch ihr Ton änderte sich schnell, als sie mit Nachdruck in der Stimme sagte, dass das nie die Hauptsache in meinem Leben sein sollte.

»Es wird in Ordnung sein, weiter Sport zu treiben«, fuhr sie fort, »aber denk daran: Deinen Beitrag für die Welt wirst du mit deinem Verstand leisten. Nicht mit Sport, sondern mit deinem Kopf.«

Ich setzte schon an, zu protestieren, hielt aber inne.

Bevor ich ein Wort sagen konnte, wusste ich, dass Mom recht hatte. Das Vermächtnis unserer Familie bestand darin, durch Lernen und Wissen einen Beitrag zu leisten. Doch als sie mir diese Ansage machte, hatte ich das seltsame Gefühl, dass ich immer wachsam und bei Verstand bleiben sollte. Mit Leichtigkeit konnten dem Geist eines Menschen gewisse Dinge zustoßen. Ich wusste nicht genau, was, aber es hatte mit Dads Verwandten, denen es nicht gut ging, und mit dem Geheimnis hinter seinem Verschwinden zu tun. Mir lief ein kalter Schauer den Rücken hinunter, den ich nicht richtig verstand.

* * *

Die erste Klasse würde bald zu Ende gehen. An einem hellen Samstagnachmittag fühlte sich unser Garten wundersam an. Jeder Grashalm war eine Einladung an meine nackten Füße. Als die Abenddämmerung nahte, erstrahlte der Himmel im Westen in hellgelben Bahnen. Die Schatten von den Bäumen der Nachbarn wanderten lautlos über unseren Rasen. Ich spürte, wie ich größer wurde, unendliche Möglichkeiten hatte. Ich ging zu Mom, die auf einem Stuhl saß, und hoffte, sie würde genauso wie ich der Meinung sein, dass es wirklich aufregend war, erwachsen zu werden.

»Ich möchte gern älter sein«, rief ich ihr zu. »Große Leute wissen so viel und können so viele Dinge tun. Es ist gemein, klein zu sein!« Ich legte eine Pause ein. »Kann ich nicht früher erwachsen werden?«

Sie lächelte mich an, bevor sie ihren Blick in die Mitte des Gartens richtete. Leichtigkeit durchdrang mich und ich wollte rennen, nur um zu spüren, wie sich mein Körper bewegt. Doch bevor sie antwortete, erlosch ihr Lächeln.

»Stevie, du solltest es nicht so eilig haben, erwachsen zu werden.« Obwohl ich am Boden zerstört war, versuchte ich, es nicht zu zeigen. Ich sehe immer noch ganz genau den Umriss ihres Kopfes und den Himmel hinter ihr, als sie mit einer Mischung aus Zärtlichkeit und Überzeugung, die ich noch nie zuvor bei ihr gehört hatte, auf mich einredete.

»Du kannst das noch nicht wissen, Steve, aber die Leute haben viele Sorgen, wenn sie älter werden, es gibt so viele wichtige Dinge, um die man sich kümmern muss.« Ich starrte sie an. »Wenn du einmal erwachsen bist, wirst du dir wünschen, du könntest wieder ein kleiner Junge sein.«

Was meinte sie nur damit? Wovor wollte sie mich beschützen?

Erwachsene hätten eine große Verantwortung, fuhr sie fort, ich solle froh sein, dass ich noch jung sei. Mit einem wehmütigen Blick fasste sie zusammen:

»Man sollte keine Eile haben, erwachsen zu werden.«

Mir fiel keine Erwiderung ein. Wir blieben noch eine Weile draußen, aber es wurde inzwischen wirklich dunkel. Ich versuchte, das schwärmerische Gefühl festzuhalten, das ich den ganzen Nachmittag empfunden hatte, aber es verblasste schneller als das Tageslicht. Als ob die Luft aus mir raus wäre, schleppte ich mich ins Haus. Der Zweifelsschimmer in Moms Gesicht, als sie über all die Verantwortung sprach, die Erwachsene haben, ging mir lange nicht aus dem Kopf.

An einem warmen Abend nicht lange danach war Dad draußen und grillte. Er zündete das Feuer an, indem er aus dem roten Kanister, den er sonst zum Betanken des Rasenmähers benutzte, Benzin über die Briketts schüttete. Dann wartete er einige Augenblicke, bevor er ein oder zwei Streichhölzer hineinwarf. Ich wusste, dass es eine Weile dauern würde, bis das Feuer loderte, also versuchte ich, Geduld zu haben. Doch als das Feuer knisterte, langte er noch einmal in Richtung Feuer, spritzte noch mehr Benzin hinein und sprang schnell zurück. Die Flammen fauchten und schossen mit einem gewaltigen *Wusch* zum Himmel. Die Luft über der gelborangenen Stichflamme flimmerte.

Dads Augen strahlten vor Begeisterung, als er sich zu

mir umdrehte. Mit einem verschmitzten Grinsen tat er es gleich noch einmal, es war klar, welchen Nervenkitzel er dabei empfand.

Ich war fasziniert, aber hatte mich auch erschreckt. So halb wusste ich, dass man Benzin nicht direkt in die Flammen gießen sollte, aber trotzdem war es großartig. Wie die Flammen nach oben schossen, welche Kraft sie hatten! Gleichzeitig hatte ich Angst davor, was passieren könnte, wenn die Dinge außer Kontrolle gerieten. Dad lechzte nach so etwas, aber ich konnte nicht anders, als an die möglichen Folgen zu denken. Etwas hielt mich davon ab, zu begeistert zu sein.

Gegen Ende des Schuljahres sahen wir uns meine Erstklässlerfotos genauer an, die Gruppenfotos von der ganzen Klasse und die einzelnen, kleinformatigen von mir. Ich trug mein Lieblingshemd, silbergrau mit dünnen schwarzen und roten Streifen, die schillernden Knöpfe bis oben hin zugeknöpft. »Schuljahr 1958/59«, hieß es in kleiner Schrift darunter.

»Kannst du es sehen?«, sagte Dad zu Mom, als er auf das Foto blickte. »Steve hat ein Lächeln wie Mona Lisa!« Sie nickte.

Ich wusste nicht, was sie meinten, also holten sie ein Kunstbuch heraus und zeigten mir die *Mona Lisa* von Leonardo da Vinci. »Es ist ein feines Lächeln, aber ein ausgeprägtes«, sagte Dad. »Es ist der kleinste Teil eines Kreises, nur ein Segment. Von manchen Blickwinkeln sieht es kaum wie ein Lächeln aus, aber von anderen sieht man es. Schau von dort, dann von hier.«

Ich blickte auf die Buchseite und neigte meinen Kopf in unterschiedlichen Winkeln. Ich sah es *tatsächlich*: geheimnisvoll, etwas aufregend.

Wenn Gäste zu uns nach Hause kamen, holte Dad stolz das Foto hervor. »Kann denn jeder Mona Lisas Lächeln in Steves Gesicht erkennen?«, fragte er gespannt. Immer nickten alle. In diesen Momenten war ich wie schwerelos, schwebte durch den Tag, ich war größer als das Leben. Die Woge in meinem Körper war überwältigend, genau wie bei den Flammen, die über den glühenden Kohlen in die Höhe geschossen waren.

Aber ich wusste, dass ich mich dort nicht lange aufhalten konnte. In diesem Bereich jenseits meines Horizonts, in dem Erwachsene Gespräche miteinander führten und Flammen aufloderten, konnten seltsame Dinge passieren. Wenn ich aus solchen Höhen zurückkäme, wo würde ich dann landen?

3. Fahrt um Mitternacht

Großmutters dreistöckiges Haus, das auf einer von Bäumen gesäumten Straße liegt, strahlt stille Größe aus. Es existiert immer noch, draußen in Bexley, auf der anderen Seite von Columbus. Die neuen Besitzer haben es modernisiert und ihm dadurch etwas von seinem Charme genommen, wenngleich die Baumaßnahmen zweifellos seinen Wert gesteigert haben. Doch wenn man die Augen halb geschlossen hält, kann man erahnen, wie es vor all den Jahren ausgesehen hat: die Veranda auf der einen Seite des Hauses mit dem Schaukelstuhl aus Korb, die stein- und holzgefassten Stockwerke, die sich zum Dach erheben, und die frei stehende Garage am Ende der Einfahrt, die an den Garten und die Allee angrenzt. In der Garage lagerten die hölzernen Roller, die Mom und ihr Bruder Buddy vor Jahren benutzt hatten; sie wurden für Sally und mich herausgeholt, wenn wir zu Besuch kamen.

Wenn wir vom Rollerfahren müde waren, erkundeten Sally und ich die Räume des Hauses. In allen Zimmern lagen dunkle Holzdielen, die aus dem Sägewerk unseres Großvaters in West Virginia stammten. Im dritten Stock waren Zimmer an Studentinnen und Studenten des 800 Meter entfernten Colleges vermietet. Sie verließen das Haus mit einem knappen Nicken auf dem Weg zu ihren Lehrveranstaltungen. Noch im Alter von neunzig Jahren wusch Großmutter die Wäsche ihrer Mieter und wechselte deren Laken.

Sally und ich warfen einen Blick in ein Zimmer im zweiten Stock mit poliertem Boden und schweren Wolldecken. Wir gingen auf Zehenspitzen hinein – der Geruch des Lacks auf den Dielen stieg uns in die Nase – und blickten durch halb heruntergezogene Rollläden über die Fair Avenue zu den Häusern im Tudorstil auf der anderen Straßenseite. Die ältere Schwester von Mom, Virginia – genannt Ginny Ann –, war mit einer geistigen und körperlichen Behinderung zur Welt gekommen. Damals wusste niemand, wie man diese Probleme nennen sollte. Sie humpelte auf ihren Beinschienen umher und gab nur ein paar kaum verständliche Worte von sich. Ihr Leben endete beinahe im Alter von neun Jahren, als sie die steilen Stufen zum Keller hinunterzugehen versuchte, stürzte und mit dem Kopf auf den steinernen Kellerboden schlug. Ein Sturz in die fast völlige geistige Umnachtung. Sie blutete am Kopf und war bewegungsunfähig, aber überlebte. Doch sie sollte nie wieder gehen oder sprechen können. Nachdem sie aus dem Krankenhaus entlassen wurde, lebte sie für die nächsten 25 Jahre in diesem Zimmer.

Wenn Freunde in den 1930er-Jahren zum Spielen kamen, damals war Mom in der Grundschule, hörte sie, wie sie sich gegenseitig ermahnten.

»Alenes Schwester ist sehr krank«, flüsterten sie und schauten zu Boden. »Stört sie nicht, sie braucht Ruhe in ihrem Zimmer da oben.« *Ich wusste nicht, dass meine Schwester krank ist*, dachte Alene. So war das Leben damals eben.

Sie und Buddy gingen manchmal hinein und setzten sich zu Ginny Ann. Niemand sprach über ein irgendwie geartetes tragisches Schicksal; das Leben ging einfach weiter. Diese Art von Tapferkeit ging mit stiller Leugnung einher und war Vorbild für Moms Verhalten während ihrer gesamten Ehe.

In den frühen 1950er-Jahren musste Großmutter Ginny Ann schließlich – mit ihrem leerem Blick, an den Rollstuhl gefesselt, für immer stumm – ins Columbus State Institute geben, einem gewaltigen Gebäude auf der Westseite der Stadt für die Schwachsinnigen, wie man sie damals nannte. Es lag in der West Broad Street schräg gegenüber vom Columbus State Hospital, wohin Verrückte gebracht wurden. Doch wie durch ein Wunder wurde das Institut

Anfang der 1970er-Jahre plötzlich verkleinert, und Ginny Ann kam in ein schönes Gemeinschaftsheim. Seit ihrem neunten Lebensjahr war sie nicht mehr gelaufen, doch lebte sie dort bis zum Alter von 89 Jahren. Die liebevolle Aufmerksamkeit des Personals dort macht deutlich, dass Respekt und Würde zumindest manchmal ein Stigma aus den Angeln heben können.

Im ersten Stock des Hauses befand sich ein Wohnzimmer mit einem niedrigen Sofa und Lehnsesseln, von denen aus man direkt auf den Garten und die Weinlauben im Garten blicken konnte. Großmutter kochte jedes Jahr Traubenmarmelade. Wir sahen zu, wie sie die dunkelviolette köchelnde Flüssigkeit in Gläser mit bronzenen Schraubverschlüssen goss, die sie mit Wachs versiegelte. Wenn Sally und ich dort übernachteten, spielten wir nach dem Abendessen im Wohnzimmer Brettspiele. Auf dem riesigen Fernsehgerät der Marke Zenith, das in der Ecke stand, sah Großmutter ihre Lieblingssendungen *Lawrence Welk* und *Tausend Meilen Staub* mit Clint Eastwood.

In den späten 1930er-Jahren, als Mom zwölf Jahre alt war, verbrachte ihr Vater dort nach seinem ersten Schlaganfall ein ganzes Jahr in einem dieser Lehnsessel. Es gab keine Möglichkeit, ihn nach oben ins Schlafzimmer zu bringen. Er sabberte aus dem Mund und konnte nicht mehr verständlich sprechen. Mom und Buddy leisteten ihm Gesellschaft, aber alle wussten, dass er nie wieder der alte werden würde. Ein Jahr später starb er an den Folgen eines zweiten Schlaganfalls. Großmutter übernahm daraufhin das Familienunternehmen. Wieder einmal war stille Duldsamkeit angesagt. Niemand jammerte oder beschwerte sich, das Leben ging weiter.

Nachdem ich diese Geschichten gehört hatte, fragte ich mich, inwiefern sich meine eigenen Probleme überhaupt mit denen meiner Familie vergleichen ließen. Und selbst wenn ich wissen wollte, wohin Dad ging oder warum alle zu diesem Thema schwiegen, war es nicht klar, dass der einzige Weg vorwärts darin bestand, nicht weiter darüber nachzudenken?

Eine kleine Frühstücksecke lag neben Großmutters Küche und führte in das eigentliche Esszimmer. Ein großes Wandgemälde zierte die kleine Nische: ein Segelboot auf dem blaugrauen Ozean mit wogenden weißen Wolken über einer felsigen Küste. Wenn ich am Holztisch frühstückte, segelte ich heimlich in ferne Länder. Die Klippen und Berge erschienen mir verlockend, weit weg von den Gespenstern des Hauses – und weit weg vom stillen Grauen unseres eigenen Zuhauses.

Mom schloss die Highschool 1942 ab und lebte dann weiterhin zu Hause. Um zur Ohio State University zu kommen, konnte sie die Straßenbahn die Main Street hinunter und dann die High Street hinauf nehmen. In ihren letzten Highschool-Jahren lebte sie in einer Studentinnenverbindung auf dem Campus. Während in Übersee der Zweite Weltkrieg tobte, war sie eine hervorragende Studentin, dunkelhaarig und schön. Trotz der persönlichen Verluste, die sie hatte erleiden müssen, hatte sie es geschafft. Ein paar Jahre später lernte sie während ihres Masterstudiums einen jungen Philosophieprofessor kennen, der ihr Leben für immer verändern sollte.

* * *

Sally hatte hellbraune Haare, die ihr bis zu den Schultern reichten. Sie hatte außerdem eine kleine Lücke zwischen den Vorderzähnen, nachdem ihr die Milchzähne ausgefallen waren. Im Alter von einem Jahr – ich war damals zwei – biss sie mich manchmal in den Arm, wenn ich sie zu sehr ärgerte. Die winzigen Zahnspuren auf meiner Haut waren stundenlang zu sehen. Doch als wir größer wurden, waren wir meist unzertrennlich.

Eines Tages im Haus an der Wyandotte Road hörte ich Sallys Schreie von oben. Sie war im Badezimmer ausgerutscht und mit der Stirn gegen den steinharten Porzellanrand der Toilette geprallt. Mom und Dad liefen sofort hin. Ich eilte hinterher und war entsetzt, als ich das helle, mit frischem, rotem Blut getränkte Handtuch sah. Dad versuchte, die Ängstlichkeit in seinen Augen zu verbergen, und blieb bei Sally, während Mom losrannte, um den Arzt zu rufen, damit die Wunde genäht wurde. Die halbmondförmige, horizontale Narbe war noch jahrelang auf ihrer Stirn zu sehen.

An vielen Tagen spielten Sally und ich miteinander, streichelten unsere pummelige schwarzweiße Katze Slim und kuschelten, wenn es draußen kalt oder stürmisch war. Als wir älter wurden, zeigte ich ihr, wie man einen Football richtig wirft, und half ihr bei den Hausaufgaben. Wenn Dad fort war, sprachen wir nie über ihn, nicht ein einziges Mal. Vielleicht befürchteten wir, dass er, wenn wir über ihn reden würden, nie wieder zurückkehrte. Wir reisten sozusagen zusammen im selben Flugzeug, flogen zu unbekannten Zielen, schnallten uns im Sitz an und starrten geradeaus. Aber keiner von uns war in der Lage, die Maschine zu steuern.

Wenn Dad nach seinen geheimnisvollen Abwesenheiten zurückkam, verbrachte er Zeit mit mir allein und sprach mit mir über seine Familie in Kalifornien – mit Sally machte er das nicht. Es war, als wüsste er nicht, was er mit einer Tochter anfangen sollte. Sally war viel häufiger als ich auf sich allein gestellt.

In ihrem Zimmer baute sich Sally eine Fantasiewelt aus kleinen Plastiktieren im unteren Fach ihres Nachttischs, mit winzigen Bäumen, einem Strand und einer blauen Matte, die als Ozean herhalten musste. Das Land hieß Hossareeneum, die Tiere sprachen ihre eigene Sprache. Es klang wie Englisch, aber mit anderen Worten: »Lea« bedeutete »bitte«; »dip, tonk« bedeutete »ja, danke«. An manchen Tagen sprachen Sally und ich in dieser Geheimsprache miteinander. Vielleicht brauchten wir in der Stille, die uns umgab, eine eigene Sprache.

Manchmal konnte ich es an ihren Augen ablesen: Da war ein Hauch von Angst, das Bedürfnis, zu Hause zu bleiben, um Mom zu beschützen. Vielleicht würde ich derjenige sein, der, wenn die Zeit käme, die Welt weiter erkunden würde.

* * *

Die erste Klasse war abgeschlossen. Dad war nicht zu Hause. Die Luft draußen war warm, der Asphalt auf dem Bürgersteig kochte in der Mittagssonne. Ich fragte ein- oder zweimal nach, aber Mom sagte, dass er bald von seiner Reise zurückkehren würde, vielleicht in ein paar Wochen. Welche Reise? Ich fragte es so sanft ich konnte, aber sie sagte nichts mehr.

Eines Nachmittags im Frühsommer, als ich durch das Wohnzimmer zur hinteren Veranda ging, hielt ich kurz inne. Irgendetwas schien hier in der Luft zu schweben, obwohl ich nicht sagen konnte, was. Ich bekam eine Gänsehaut. Schon bald wurden meine Augen wie von einem Magneten nach oben gezogen. Da sah ich etwas an der Decke: eine Reihe von Luftballons.

Ich blinzelte ungläubig und sah durch die Veranda nach draußen, wo eine weitere Schar von Ballons über dem Garten schwebte. All diese unterschiedlichen Farben!

Fand in der Nähe eine Parade oder vielleicht eine Art Feier statt? Sie schwebten dort geräuschlos durch die Luft, waren schlaff und in lebloser Weise still, die Ballonhüllen glitzerten. Als ich weiter hinstarrte, dämmerte mir, dass die Ballons mit Giftgas gefüllt waren. Verborgen hinter den aufgeblasenen Kunststoffhüllen drängten die Moleküle im Inneren darauf, freigesetzt zu werden. Es bestand große Gefahr. Völlig verängstigt rannte ich nach oben in mein Schlafzimmer.

War das eine Art Trugbild? Bis heute bin ich mir nicht sicher. Aber ich sagte mir damals, wenn ich nur mit den Augen strikt geradeaus blicken würde, meinen Fokus gerade nach vorn gerichtet, dann würde ich die Ballons vielleicht nie wiedersehen.

In diesem Sommer fuhr ich ständig mit dem Fahrrad durch die Gegend. Wenn ich die Straßen und Gehwege entlangraste, fühlte ich, wie die Reifen unter mir vibrierten, während der Asphalt unter mir vorbeiflitzte, und ich spürte den Fahrtwind auf meinem Gesicht. Wenigstens spürte ich *etwas*. In diesen Momenten vergaß ich, darüber nachzudenken, wo Dad nur sein könnte. Eines Tages traf ich auf dem unbebauten Grundstück, einen halben Block von unserem Haus entfernt, einen Jungen, den ich nicht sehr gut kannte. Es war Howard, der in einer Seitenstraße wohnte. Als wir die Straße hinunterfuhren, war die Luft stickig, Häuser und Bäume waren wie ausgebleicht vom gleißenden Sonnenlicht. Wir hielten nach ein paar Hundert Metern auf dem Parkplatz hinter der Steinkirche, stiegen von unseren Fahrrädern und gingen schattige Stufen hinunter, auf denen es etwas kühler war. Schließlich setzten wir uns schnell wieder aufs Rad und traten in die Pedale, den kleinen Hügel zur Wyandotte Road hinauf.

Plötzlich hörte ich hinter mir einen dumpfen Aufprall. Ich blieb stehen und drehte mich um. Howard lag auf dem Bürgersteig, sein Fahrrad halb auf ihm. Er musste durch ein Schlagloch gefahren sein und konnte sich nicht mehr bewegen. Ich starrte in sein Gesicht. Teilweise war es vom Fahrrad verdeckt, aber sichtbar taub vor Schmerz. Er schrie nicht und er sagte auch nichts.

Die Zeit blieb stehen. Meine Beine fühlten sich an wie Blei. Die Straße war leer, es waren keine Autos oder Fußgänger zu sehen. Jedes Lüftchen wurde von der sengenden Sonne erstickt. Ich blickte auf die Häuser hinter den Rasenflächen, die Luft flimmerte in der Hitze, die Vorhänge waren zugezogen. Vielleicht würde man mir für all das die Schuld geben, obwohl es nicht meine Schuld war. Oder doch?

In der Stille des Nachmittags wurde mir immer heißer. Ich taumelte zur Tür des nächsten Hauses und klopfte, aber niemand machte auf. Ich konnte mir nicht vorstellen, es noch einmal woanders zu versuchen, all meine Energie hatte mich verlassen. Ich war seltsam träge, fühlte mich wie gelähmt.

Dann tat ich etwas, was ich nie verstanden habe. Zurück auf dem Bürgersteig schaute ich wieder auf Howard hinab – wie er unbeweglich und stumm dalag –, sprang auf mein Fahrrad und fuhr nach Hause. Ich ging hinein und fand etwas zum Spielen. Den Rest des Nachmittags versuchte ich, meinen Kopf frei von allen Gedanken zu bekommen. Alles, woran ich mich erinnern konnte, war das Gefühl, mich draußen in der drückenden Hitze nicht bewegen zu können und dass meine Ohren von einem seltsamen Rauschen erfüllt waren.

Am nächsten Tag fragte mich Mom, ob ich am Vortag mit einem anderen Jungen Fahrrad gefahren sei. Den Blick gesenkt, nickte ich kleinlaut mit dem Kopf. Sie hatte so etwas von einem Nachbarn gehört. Anscheinend war Howard ziemlich schwer verletzt.

»Und was habt ihr gemacht, Steve?«

Wie konnte ich ihr gestehen, dass ich ihn einfach da liegen gelassen hatte? Wie Gift breitete sich die Schande in jeder Zelle meines Körpers aus. »Ich wusste nicht, was ich tun sollte«, antwortete ich, und die Schamröte stieg mir ins Gesicht. Mom starrte mich irritiert an. Keiner von uns sagte danach noch etwas.

Ein paar Tage später hörte ich, dass es Howard wieder ganz gut ging, obwohl er sich beim Sturz vom Rad den Kopf aufgeschlagen hatte. Aber es ließ mich nicht los, dass ich ihn dort allein gelassen hatte. Während des Schuljahres sah ich ihn gelegentlich, spielte aber nie wieder mit ihm. Die Demütigung war einfach zu groß.

Ich spüre die Scham noch heute wie Trockeneis in mir, wie gefrorenes Feuer.

Ich hatte instinktiv gelernt, alles Furchterregende in einem luftdichten, vakuumverpackten Beutel zu verstauen.

Mir fehlten die Worte, um negative Gefühle zum Ausdruck zu bringen. Jedes Versagen zog mich in ein Loch des Selbsthasses, das so tief war, dass ich mir nicht sicher war, ob ich jemals wieder herausklettern könnte. Howard den Rücken zu kehren war Teil dieses Musters, geschaffen von Scham und Schweigen So näherte ich mich allen Dingen, die außerhalb meiner üblichen starren Routinen lagen. Mich abzuschotten schien vielleicht das Ticket zum Überleben zu sein, aber ich hatte mich – obwohl es schwer ist, das zuzugeben – von jemandem abgewandt, der offensichtlich litt.

Als Erwachsener habe ich meine gesamte Karriere über einen doppelten Kampf geführt: Ich habe versucht, ganz nüchtern die Ursachen von psychischen Erkrankungen und deren Behandlung zu ergründen, während ich gleichzeitig meine Menschlichkeit ausgebildet habe. Der Kampf geht bis heute weiter.

Eines Tages, ein paar Monate später, war Dad wieder da. Keine Ankündigung durch Mom, kein Gespräch mit Sally oder mir. »Können wir Football spielen?«, fragte ich schüchtern, als ich ihn durch das Haus gehen sah.

»Natürlich«, antwortete er. Im Garten zeigte er mir geduldig, wie man den Ball richtig hält, und half mir, meine schwachen Pässe zu verbessern, sodass ich weitere Würfe machen konnte. Sollte ich ihn fragen, wo er gewesen war? Niemand sonst hatte es an die große Glocke gehängt, dass er wieder da war, also sollte ich es vielleicht auch nicht.

Wir schauspielerten wieder. Ich schrieb am Drehbuch mit und trug meinen Text Tag für Tag vor.

* * *

Wir fingen wieder an, über Dads Familie zu sprechen, und er erzählte, dass er in der zwölften Klasse viel vom Unterricht verpasst habe, weil er krank gewesen sei, und dass er den Stoff später habe nachholen müssen. Den Grund sollte ich erst bei jenem Gespräch während meiner ersten Frühjahrssemesterferien erfahren, als er die Bombe platzen ließ. Als ich kleiner war, spürte ich oft nur, dass da Lücken in seinen Erzählungen waren.

Aus unseren regelmäßigen Gesprächen konnte ich seinen weiteren Lebensweg rekonstruieren. Als Jahrgangsbester hielt Dad nach seinem Schulabschluss die Festrede im Rose Bowl Stadium vor Tausenden von Menschen. Er hatte Studienzulassungen für Berkeley und für Stanford bekommen, entschied sich für Stanford und für ein Doppelstudium der Philosophie und der Psychologie. Mit belegter Stimme erzählte er, dass sein Vater sich gewünscht habe, er würde nach seinem Abschluss nach Südkalifornien zurückkehren, um sich bei den Quäkern zu engagieren, etwa bei Programmen zur Linderung der weltweiten Hungersnot im Zusammenhang mit der Tragödie des Zweiten Weltkriegs. Aber seine Leidenschaft war die Philosophie, und er erwarb einen Masterabschluss bei Gustav Bergmann in Iowa, einem Mitglied des Wiener Kreises, der den Nazis entkommen war. Wegen seines pazifistischen und religiösen Hintergrunds als Quäker verweigerte Dad den Kriegsdienst und erhielt ein Stipendium für das Doktorandenprogramm der Princeton University. Zur gleichen Zeit studierten dort auch seine älteren Brüder Randall, Wirtschaftswissenschaften, und Bob, der schon sein Psychologiestudium begonnen hatte. Dad war für den Militärdienst als untauglich erklärt worden, weil er ein halbes Jahr Psychiatriepatient gewesen war, wenngleich dieser Punkt in den frühen Gesprächen, als ich klein war, nie angesprochen wurde.

In seinem ersten Studienjahr informierte ihn der Dekan des Fachbereichs Philosophie darüber, dass ein Gastprofessor aus Großbritannien ihm ein einmal pro Woche stattfindendes Einzeltutorium geben würde. Auf die Frage, um wen es sich da handle, erfuhr Dad, dass es Bertrand Russell sei, der diese Sitzungen abhalten würde. Warte mal, dachte ich. Waren das nicht Bücher von Russell, die ich in Dads Bibliothek gesehen hatte, kleine Bändchen wie *Why Men Fight* und die riesige *Principia Mathematica*? Mein

Vater sagte, dass Bertrand Russell ihm viel Einblick in die Philosophie verschafft habe.

Drei Jahre später, während seiner Promotion, stellte man ihm am Institute for Advanced Study Albert Einstein vor. Dad zog ein Buch aus seinem Regal und zeigte mir das letzte Kapitel eines Herausgeberbands zu Einsteins Sozial- und Moralphilosophie. Der Autor war Virgil Hinshaw Jr. Ich erstarrte vor Ehrfurcht.

Es würde über ein Jahrzehnt dauern, bis ich erfahren sollte, dass er kurz nach Abschluss seiner Dissertation in die psychiatrische Klinik Byberry etwas außerhalb von Philadelphia gekommen war – sie war nach jenem Bezirk nördlich der Stadt benannt, in dem sie errichtet worden war. Als Doktorand hatte Dad die Nachrichten über die Kriegsanstrengungen der Alliierten verfolgt und manchmal den Campus verlassen, um Pakete mit Hilfsgütern zu packen und so den Kampf gegen den Faschismus zu unterstützen. Doch in ihm wuchs die Überzeugung heran, dass er die Fähigkeit zur Telepathie erlangt habe und das Ende des Krieges vorhersagen könne. Anfang 1945, sein Examen gerade in der Tasche, glaubte er, dass andere seine geheimen Kräfte entdecken könnten, und wurde akut paranoid. Zusätzlich verstört und wütend über eine gescheiterte Beziehung nahm er einen Zug nach New York, um seine Ex-Freundin ausfindig zu machen. Nachdem er in der bitteren Kälte an die Wohnungstür und an ihr Fenster geklopft und zu ihrem Zimmer hinauf geschrien hatte, riefen die Nachbarn die Polizei. Dad wurde festgenommen und gegen seinen Willen in die Psychiatrie von Philadelphia gebracht. Er blieb fünf Monate in dieser riesigen, überfüllten Institution, wo Unmenschlichkeit, Prügel und ein früher Tod an der Tagesordnung waren.

Warum lag Byberry so weit weg von der Stadt Philadelphia auf dem Land? Auch Norwalk befand sich, als es im frühen 20. Jahrhundert gebaut wurde, weit außerhalb der Innenstadt von Los Angeles. Die großen staatlichen psychiatrischen Einrichtungen waren fast alle eine Tagesfahrt von Großstädten entfernt errichtet worden, angeblich, um den Betroffenen einen vor dem Alltagsstress geschützten Ort zur Verfügung zu stellen. Gleichzeitig sollte die Bevölkerung vor den wahnsinnigen Patienten geschützt werden – und allzu oft ging es auch darum, die barbarischen Praktiken geheim zu halten, die sich hinter den Mauern abspielten. Offensichtlich war das Stigma Teil des vermeintlichen Erfolgsrezepts. In den 1950er-Jahren wurden fast 600.000 Amerikaner unfreiwillig in solchen großen staatlichen Einrichtungen festgehalten.

Was im Einzelnen in Byberry passierte, wusste ich lange nicht. Als Dad im Sommer 1945 entlassen wurde, nahm er zusammen mit seinem älteren Bruder Randall einen Zug zurück nach Südkalifornien. Aus Unsicherheit darüber, wie seine Zukunft nach diesem zweiten Anfall von Wahnsinn aussehen würde, nahm er jede Arbeit an, die er finden konnte. Der promovierte Philosoph – sein halbes Jahr in Byberry bewusst aus dem Lebenslauf gestrichen – bewarb sich im ganzen Land um eine Stelle als Dozent. Die Philosophische Fakultät der Ohio State University wurde gerade stark ausgebaut. Er hatte mehrere Artikel aus seiner Examensarbeit in renommierten Fachzeitschriften veröffentlicht und erhielt dort ein Angebot. Bei einem Anfangsgehalt von 2000 Dollar konnte er bald von der Stelle eines Lehrbeauftragten auf eine Assistenzprofessur wechseln und erhielt schließlich eine Festanstellung. Er zog nach Columbus und begann ein neues Leben im Mittleren Westen.

* * *

Als ich Ende zwanzig war, erfuhr Mom, dass Dad und ich seit fast einem Jahrzehnt über sein Leben sprachen. Es verletze sie, sagte sie mir, dass ich viel mehr über viele Aspekte seiner Lebensgeschichte wusste als sie. Aber da war keine Verbitterung. Schon vor langer Zeit hatte sie sich damit abgefunden, dass es große Teile seines Lebens gab, die er vor ihr verborgen hielt. Das Stigma und seine Folgen können die engsten Beziehungen behindern und gegenseitige Unterstützung untergraben.

Zu diesem Zeitpunkt begannen Mom und ich mit unseren eigenen Gesprächen unter vier Augen. Während einer solchen Unterhaltung erzählte sie von einer von Dads Episoden, die sich entwickelte, als Sally und ich klein waren. Als bei ihr die Alarmglocken läuteten, schickte sie uns wieder einmal über das Wochenende zu Großmutter.

»Dad hat eine schreckliche Zeit durchgemacht«, sagte sie. »Er war wütend über etwas, ich weiß nicht, worüber.« Sie sagte, dass er eines Nachmittags aus dem Haus und in die Garage stürmte, wo er seine Golfschläger aufbewahrte. Dad spielte damals gerne und häufig Golf auf dem universitätseigenen Golfplatz. Aus Angst davor, was er möglicherweise als Nächstes tun würde, beobachtete sie ihn aus dem Küchenfenster.

»Steve, ich sage dir, er schleppte seine Golftasche in den Garten und zog die Schläger einzeln heraus. Du hättest sein Gesicht sehen sollen.« Er nahm die Schläger, erzählte sie weiter, zerbrach sie wie Streichhölzer über seinem Knie und schimpfte die ganze Zeit. Er schleuderte die zerbrochenen Golfschläger in den Garten des Nachbarn und schrie gegen irgendeine unsichtbare Bedrohung seines Lebens an. Zum Schluss fügte Mom noch hinzu, dass er danach nie wieder viel Golf gespielt hatte.

Was hatte ich sonst noch verpasst, vor all den Jahren? Wovor war ich noch abgeschirmt worden?

Moms lebhafteste Erzählung betraf einen Abend im Frühherbst in den 1950er-Jahren, den ich nach ihren Erzählungen rekonstruiert habe, gepaart mit meinem Verständnis als Erwachsener, wie eine bipolare Störung in Erscheinung tritt, wenn sie nicht unter Kontrolle gehalten wird. Bemerkenswerterweise erfuhr ich erst 25 Jahre später von dem Ereignis.

Der Geruch von verbranntem Laub lag in der Luft, während die erleuchteten Fenster die Nachbarschaft an der Wyandotte Road beschienen. Ich war viereinhalb und Sally drei, wir beide schliefen oben in unseren Zimmern tief und fest. Nachdem sie das Geschirr abgetrocknet und in den Schrank gestellt hatte, nahm sich Mom etwas Zeit, um sich mit ihrem Mann im Wohnzimmer auf dem riesigen Schwarzweißfernseher eine beliebte Varietéshow anzusehen. Eine solche Pause war für die beiden ein wirkliches Vergnügen. Aber die Art und Weise, wie er sich in letzter Zeit benommen hatte, hatte sie in höchste Alarmbereitschaft versetzt. In der Sendung, die um 22 Uhr live aus dem 150 km entfernten Cincinnati ausgestrahlt wurde, sang eine attraktive Entertainerin eine Showmelodie und schwang ihre Hüften zum rhythmischen Takt des Studioorchesters. Dad kannte die Sängerin, er hatte sie schon mal im Fernsehen gesehen, aber heute Abend blickte er finster auf den Bildschirm. Er sprang plötzlich von der Couch auf und fixierte ihr paillettenbesetztes Kleid. »Komm her«, befahl er seiner Frau und kniete dabei direkt vor dem Bildschirm. »Hör einmal genau hin – kannst du es hören?«

Sie wünschte sich verzweifelt, ihm helfen zu können, hatte jedoch große Angst vor dem, was da vor sich ging. Mom wagte nicht, zu antworten. »Sie schickt mir Botschaften«, flüsterte er ehrfürchtig. Aber das Einzige, was Mom hören konnte, war das Lied und seine lebhafte Melodie.

Schon seit einigen Tagen erwachte er im Morgengrauen und eilte gleich in sein Arbeitszimmer im Keller, um sich unverständliche Notizen zu machen. Er sah überall verschlüsselte Zeichen, in den Blicken der Menschen auf dem Campus, in der Art und Weise wie Autos am Bordstein geparkt waren. Wichtige Botschaften wurden ihm, und nur ihm, übermittelt. Solche Vorfälle sind Anzeichen einer Paranoia, auch *Beziehungsideen* genannt: alltäglichen Ereignissen werden besondere Bedeutungen zugeschrieben – erste Anzeichen für Wahnvorstellungen.

Wo war nur der Wissenschaftler geblieben, der sie vor sieben Jahren, vor ihrer Hochzeit in Columbus so umworben hatte, der gut aussehende, intellektuelle Mann, in den sie sich so sehr verliebt hatte? Hatte außer ihr noch jemand diesen anderen, eigenartigen Virgil miterlebt? Viel zu laut, so erinnerte sich Mom, spielte Dad religiöse Musik auf dem Plattenspieler, und manchmal brach etwas auf Spanisch aus ihm heraus, jener Sprache, die seine Mutter und seine Stiefmutter in ihrer Zeit als Missionarinnen gesprochen hatten. Die sinnlichen Klänge führten ihn zurück nach Kalifornien, und er begann in schnellen spanischen Rhythmen zu rezitieren: »Yo soy yo y mi circunstancia« von dem Philosophen José Ortega y Gasset (»Ich bin ich und meine Lebensumstände«) – »el mundo tiene una belleza rara!« (»Die Welt hat eine seltsame Schönheit«).

Dad wurde von Moment zu Moment aufgeregter, hypnotisiert von den Worten und dem Tanz der Sängerin. Es war ein persönliches Signal mit verborgenem Sinn, der in den Texten verschlüsselt war. »Wir müssen zum Sender!«, sagte er laut. »Sofort, bevor sie geht!«

Verzweifelt überlegte Mom, was sie tun sollte. Wenn sie ihn allein fahren ließ, was würde er dann im Sender machen, wenn er überhaupt so weit käme? Sie konnte Sally und mich auch nicht einfach auf den Rücksitz packen: Wir würden aufwachen, uns fürchterlich erschrecken und wir sollten Dad ganz sicher nicht in diesem Zustand sehen. Was – auch heute noch – kaum verstanden wird, ist, dass bei einer ausgeprägten Manie Reizbarkeit und Wut ebenso Bestandteil des Krankheitsbildes sind wie Euphorie und Größenwahn. Die Impulskontrolle verschwindet, das Urteilsvermögen nimmt ab, und die Irrationalität tritt in den Vordergrund. Niemand sollte es wagen, sich den Plänen und schnellen Urteilen in den Weg zu stellen.

Mit klopfendem Herzen beschloss sie, ihn zu begleiten und den Versuch zu unternehmen, ihn unter Kontrolle zu bringen. Sie betete, dass wir nicht aufwachen würden, bevor sie zurückgekehrt waren. Wenn sie nicht mitginge, würde sie ihren Mann vielleicht nie wiedersehen. Was waren das nur für Entscheidungen, die sie damals treffen musste?

Sie sehnte sich danach, jemanden anzurufen. Aber wer würde ihre unmögliche Geschichte verstehen? Und wie könnte sie den Anruf vor ihrem aufgeregten Ehemann geheim halten? Leider blieb dafür keine Zeit: Er schnappte sich die Autoschlüssel und ging zur Tür. Sie stürmte die Treppe hinauf, um nach Sally und mir zu sehen, und hörte unser leises Atmen. »Bitte, lieber Gott, lass sie schlafen«, flüsterte sie leise, bevor sie sich zwang, zu gehen.

Sie hasteten hinaus zu ihrem Ford Victoria mit einem V8-Motor, Baujahr 1956. Natürlich würde er selbst fahren, sie könnte niemals schnell genug fahren, um pünktlich zum Sender zu gelangen. Er steckte den Schlüssel ins Zündschloss und, als der Motor ansprang, legte er zunächst den Rückwärtsgang ein, bevor er in den ersten Gang schaltete. Sie fuhren mit laut aufheulendem Motor die Straße hinunter.

Als er erst einmal aus der Stadt heraus war, schaffte er es noch, auf den zwei- und vierspurigen Driveways bei Verkehrsschildern oder Ampeln anzuhalten, aber es war eine Qual für ihn. »Wir müssen rechtzeitig ankommen!«, schrie er, obwohl Mom ja direkt neben ihm saß. »Kann dieses Auto nicht schneller fahren?« Aber hauptsächlich schwieg er, wild entschlossen, von der Sängerin die Botschaften entgegenzunehmen, die nur für ihn bestimmt waren. Der dünne, tiefrote Zeiger auf dem Tacho stieg zunächst auf 90, dann auf 100 und auf freien Streckenabschnitten auf 120. Jedes Mal, wenn sie den nächsten Ort erreichten, murmelte er etwas vor sich hin.

Das Auto raste über flaches Land durch die Dunkelheit. Meine Mutter spürte, dass sie in einen anderen Daseinszustand gewechselt war. Mit aller Kraft, die sie aufbringen konnte, versuchte sie, die Kontrolle zu behalten und, sobald sich die Gelegenheit ergab, ihn dazu zu bringen, dass er wieder nach Hause fuhr.

Unglaubliche eineinhalb Stunden später erreichten sie den Stadtrand von Cincinnati, der riesige Funkturm des Senders vor ihnen wie eine Bake in der Nacht. Es war fast Mitternacht. Sie bogen ab auf den Parkplatz, Split spritzte unter den Reifen hervor, als er auf die Bremse trat. »Bleib im Auto, ich werde sie finden«, befahl er, schwang sich von seinem Sitz und rannte zum Zaun. Mom befürchtete, dass es zu einer unangenehmen Auseinandersetzung mit dem Sicherheitspersonal des Senders kommen würde.

Doch Moment mal! Die Eingangstür des Senders war verschlossen und die Lichter in dem alten Backsteingebäude waren ausgeschaltet. Obwohl die Autofenster geschlossen waren, konnte sie den Zaun scheppern hören, als er sich daran zu schaffen machte. Würde er hochklettern und hinüberspringen? Sie stieg aus dem Auto und ließ die Wagentür offen. Das Licht aus dem Inneren des Wagens warf einen schwachen Lichtkegel auf den dunklen Parkplatz. Als sie sich ihrem Mann näherte, konnte sie sehen, wie schwer er atmete. Trotz der kühlen Nachtluft war sein Hemd ganz nassgeschwitzt.

»Schatz, der Sender ist geschlossen«, sagte sie mit ruhiger Stimme. Er klammerte sich mit den Händen an den Draht des Zauns, starrte hindurch und keuchte. Vorsichtig, dachte sie, vorsichtig. »Vergiss nicht, Virg, Stevie und Sally liegen immer noch in ihren Betten. Vielleicht sollten wir jetzt zurückfahren. Die Sängerin wird sicher in ein paar Tagen wieder auf Sendung sein.«

Er wischte sich mit einem Taschentuch über das Gesicht und war offensichtlich hin- und hergerissen. Er warf einen weiteren Blick auf den Sender. »Ja«, sagte er und änderte abrupt seinen Kurs, »wir müssen fahren.« Türen wurden geöffnet und wieder zugeschlagen. Sie eilten zurück auf die Autobahn und nahmen denselben Weg zurück, den sie hergekommen waren.

Irgendwie schien ihnen niemand zu folgen. In der Stille des Wageninneren kamen die Fahrbahn, Felder und Bäume mit rasender Geschwindigkeit auf sie zugeflogen, bevor sie an den Seiten wieder verschwanden. Was wäre passiert, fragte Mom rhetorisch, als sie von dieser schier endlosen Nacht erzählte, wenn die Autobahnpolizei sie angehalten und ihr Mann sich den Polizisten widersetzt hätte? Hätte Dad versucht, seine Stärke unter Beweis zu stellen? Wenn die Dinge aus dem Ruder gelaufen wären, wer wäre dann gekommen, um Sally und mich zu holen? Wohin hätte man uns gebracht?

Doch das einzige Geräusch, das zu hören war, kam von den Reifen, die wie wild über die Fahrbahn rollten. Benebelt vor lauter Adrenalin und Erschöpfung betete sie leise. *Bitte keinen Unfall, bitte keine Polizei.*

Sie fuhren etwas langsamer, als das Auto gegen drei Uhr morgens auf wundersame Weise Columbus erreichte und mit einem Ruck in der Einfahrt zur Garage zum Stehen kam. In ihrem Viertel war es unheimlich still, die Häuser waren dunkel und lagen scheinbar in weiter Ferne. Nur ihre Schritte hallten schwach auf dem gepflasterten Weg zum Haus. Es war das einzige Geräusch, das meilenweit zu hören war. Schließlich schnappte sie ihrem Mann die Schlüssel aus der Hand und rannte die Treppe hinauf zu unseren Zimmern. Da schliefen wir fest mit leicht geöffneten Mündern, ohne dass wir irgendetwas über die Ereignisse der Nacht wussten. Einen Augenblick später brach sie fast auf dem Bett zusammen, in dem sie und Dad seit ihrer Hochzeit gemeinsam schliefen, das Bett, das sie heute Nacht mit einem Fremden teilen würde.

Als sich ihr Atem beruhigt hatte, döste sie ein. Ihr letzter Gedanke nach der mitternächtlichen Schreckensfahrt nach Cincinnati war, dass die Ereignisse des Abends, genau wie weitere ähnliche Vorfälle für den Rest ihres Lebens in ihr verborgen bleiben müssten. Zum Wohle der Familie und wegen der strikten Anweisungen der Ärzte musste der Pakt des Schweigens aufrechterhalten werden.

Für immer.

* * *

An manchen Abenden nahm mich mein Vater am Küchentisch in der Wyandotte Road nach dem Essen auf seinen Schoß. Warme Luft strömte noch aus dem Ofen. Meine Knie und Ellbogen waren voller Pflaster, denn ich fiel häufig vom Fahrrad, da ich meine Rasereien durch die Nachbarschaft fortsetzte. Manchmal trug ich am Tisch eine Krone aus Pappe, mit einer einzelnen, hoch stehenden Indianerfeder. Und dann erzählte mir Dad von Nickershoe, dem Indianerjungen, und seinen Abenteuern im Kanu oder in den weiten Ebenen des Landes.

»Die Mädchen und Jungen der Indianer gingen nicht so zur Schule wie du und andere Kinder heute«, sagte Dad.

»Aber sie lernten die ganze Zeit über. Die Stammesältesten brachten ihnen bei, wie man etwas aus Holz schnitzt und wie man fischt. Als Nickershoe etwas älter geworden war und ein Mann aus ihm wurde, lernte er, mit Pfeil und Bogen zu jagen. Er übte und wurde richtig gut darin. So lebten die Indianer, der Stamm lebte von seinem Land.«

»Bitte, Dad«, bettelte ich, »erzähl von der großen Jagd im Herbst!«

Dad grinste, saß aufrecht am Tisch und erzählte weiter. »Es war Zeit für die große Herbstjagd. Die jungen Krieger hatten sich den ganzen Sommer darauf vorbereitet. Es waren ruhmreiche Tage, an denen Nickershoe mit den anderen Jungen und einem älteren Häuptling hinauszog, um Vorräte anzulegen, bevor der Schnee kam. Ihr Weg führte sie in die Wälder, dort hofften sie, Bären und Hirsche zu finden.« Jedes Detail prägte ich mir ein. Dad fuhr fort: Nickershoe musste seinen Mut mit Pfeil und Bogen unter Beweis stellen. Wenn der erste Schnee fiel, fand er Unterschlupf in einer Höhle und wartete den Sturm ab. Dann ritt er auf seinem Appaloosa-Pferd schnell wie der Wind zur letzten Jagd.

»Schließlich kehrten die Jäger auf dem Rücken der Pferde mit ihrer Beute zurück. Alle versammelten sich, um sie zu begrüßen. Als die Tapferen das Lager erreichten, waren die Ältesten stolz. Die neue Gruppe hatte gute Arbeit geleistet. Nickershoe würde vielleicht eines Tages ihr Häuptling werden. Mit einem großen Fest feierten sie das Ende der großen Jagd.«

Dad erzählte mir, dass er von Nickershoe erfahren hatte, als er als Junge in den Bergen Südkaliforniens zeltete. Ich war mir nicht sicher, ob ich jemals so mutig wie Nickershoe sein könnte, aber wenn es eines Tages darauf ankam, würde ich es versuchen. Ich war mir sicher, dass mir irgendwann einmal eine Probe bevorstände, bei der ich tapferer sein müsste als je zuvor. Aber worin diese Mutprobe bestehen und wann sie stattfinden würde, blieb ein Rätsel.

All diese Vorkommnisse ereigneten sich in den schweigsamen 1950er-Jahren, einer Zeit, die Jahrhunderte zurückzuliegen scheint. Sind wir seitdem nicht weit vorangekommen, vor allem was die Einstellung zu psychischen Krankheiten angeht? Erleben wir nicht, dass die Stigmatisierung von Menschen mit psychischen Störungen schnell zurückgeht, so wie die Einstellung zur Schwulenehe sehr rasch positiver geworden ist?

Wenn das nur der Fall wäre. Einerseits weiß die Öffentlichkeit weitaus mehr über psychische Krankheiten als früher. Schließlich ist es nichts Besonderes mehr, dass auf der Highschool Psychologie unterrichtet wird, und psychische Krankheiten sind nicht mehr so geheimnisumwoben, wie sie es früher einmal waren. Viel mehr Menschen als je zuvor in den Vereinigten Staaten können Symptome von affektiven Störungen und Angststörungen, psychotischen Zuständen und Formen von psychischen Krankheiten im Kindesalter korrekt identifizieren.

Zugleich zeigen mehrere groß angelegte Untersuchungen, dass die Einstellung der Öffentlichkeit zu psychischen Krankheiten, die in den 1950er-Jahren so negativ war, seit dieser Zeit im Wesentlichen unverändert geblieben ist – dies bedeutet, dass der Wunsch, auf Distanz zu bleiben, weiterhin groß ist. Dreimal so viele Menschen wie vor sechzig Jahren glauben heute, dass psychische Krankheiten zwangsläufig mit Gewalt verbunden sind. In zentralen Punkten haben wir es also eigentlich sogar mit einer Rückwärtsentwicklung zu tun.

Ein wesentlicher Faktor ist die intensive Auseinandersetzung der Medien mit schrecklichen Gewalttaten. Fotos von gestört aussehenden Killern sind zum öffentlichen Gesicht der psychischen Störung geworden und vermitteln das Bild, dass psychische Krankheiten automatisch zu Aggressionen führen. In Wirklichkeit sind Menschen mit psychischen Erkrankungen weitaus häufiger *Opfer* von Gewalt als andere – mit wenigen Ausnahmen werden sie nicht häufiger gewalttätig als andere Menschen. Doch dieser Punkt wird fast nie in den Medien erwähnt.

Die Geschichte der psychischen Erkrankungen und ihrer Behandlung ist durchzogen von Entwicklung und Rückschritt. Am Ende des 18. und zu Beginn des 19. Jahrhunderts kam es in Europa zu einer Bewegung, die sich bald auch auf die Vereinigten Staaten ausweitete. Ziel war es, Menschen mit chronischen psychischen Störungen – von denen man oft meinte, sie seien von bösen Geistern besessen – in den unmenschlichen »Irrenhäusern« von Ketten und Fesseln zu befreien und sie in ländliche Rückzugsorte zu verlegen, in denen sensible, gut ausgebildete Pflegekräfte arbeiteten. Diese Praxis wurde als Moralische Behandlung bezeichnet, ein klarer Versuch, Menschen, die vom Weg abgekommen waren, durch ein ruhiges, therapeutisches Umfeld fernab vom Alltagsstress wieder zu gesitteten Menschen zu machen.

Wie so oft bei Reformen, mit denen die besten Absichten verfolgt werden, wurden diese Rückzugsorte immer größer, und die medizinische Behandlung stand immer stärker im Vordergrund. Im Laufe des 19. Jahrhunderts, als die industrielle Revolution in Gang gekommen war, zielte die staatliche Gesetzgebung auf Kosteneinsparungen und den Schutz der Allgemeinheit ab. Man versuchte dies dadurch zu erreichen, dass man, gewöhnlich weit entfernt von städtischen Zentren, riesige Institutionen schuf unter dem vermeintlichen Edikt der Moralischen Behandlung. Nach 1865 bestimmten diese riesigen staatlichen Einrichtungen das Bild der Behandlung schwerer psychischer Erkrankungen. Dad erlebte das ganze Grauen der »Fürsorge«, die sie boten. Obwohl er in einem bürgerlichen Elternhaus aufgewachsen war, das sich der Prohibition verschrieben hatte, und den Status eines Professors erlangt hatte, gab es bei der Zwangseinweisung in die Psychiatrie keine Klassenunterschiede. Und Grausamkeit war dort weit verbreitet.

In den 1970er-Jahren hatte die Deinstitutionalisierung schließlich zur Schließung fast aller staatlichen psychiatrischen Anstalten geführt. Damit sollten eine gemeindenahe Versorgung und die Humanisierung der Psychiatrie gefördert werden. Wer könnte gegen eine solche Entwicklung etwas haben? Doch diese gemeindenahen Alternativen wurden nie ausreichend mit Mitteln ausgestattet. Tatsächlich tendieren viele zu der Auffassung, dass die Deinstitutionalisierung tatsächlich eine Reinstitutionalisierung war. Denn eine große Anzahl von Menschen mit einer psychischen Krankheit siechte nun in Zuchthäusern und Gefängnissen oder in schlecht mit Personal ausgestatteten, isolierten städtischen »Gemeindezentren« dahin. Viele Obdachlose leiden heute unter chronischen Formen von psychischen Störungen, die Ängste vor einer Ansteckung schüren – als ob eine schwere psychische Störung durch engen persönlichen Kontakt übertragen werden könnte – und die Überzeugung fördern, dass jeder Mensch mit einer psychischen Krankheit unfähig ist und potenziell ausgenutzt werden kann.

Welche tieferen Mechanismen liegen der Einstellung gegenüber psychischen Krankheiten zugrunde? Eine Sichtweise geht davon aus, dass die eigene Stabilität gefährdet ist, wenn Menschen auf Personen treffen, die um ihr psychisches Gleichgewicht ringen. Wenn sie an die Zerbrechlichkeit des Lebens oder an ihre eigene durchaus nicht perfekte Selbstbeherrschung erinnert werden, versuchen viele Menschen, die Quelle dieser Erkenntnis auf Abstand zu halten. Mehr noch, Krankheiten, die geheimnisumwoben sind, wie noch vor einigen Generationen Krebs oder wie Lepra, bevor ihr bakterieller Ursprung erkannt wurde, werden in starkem Maße gefürchtet und stigmatisiert. Heute motiviert Brustkrebs zu großangelegten Spendenkampagnen. Leprakolonien gehören der Vergangenheit an, da Menschen mit der Hansen-Krankheit (wie man Lepra heute nennt) modernste Antibiotika erhalten. Doch psychische Krankheiten werden immer noch mit Irrationalität, schwachem persönlichen Willen, Unberechenbarkeit oder unpassender Erziehung in Verbindung gebracht, und man bringt ihnen eher Verachtung und Empörung als Mitgefühl entgegen. Wie Susan Fiske, eine sozialwissenschaftlich ausgerichtete Neurowissenschaftlerin von der Princeton University, feststellte, werden Menschen mit psychischen Störungen typischerweise als die »Untersten der Unteren« angesehen, denen man sowohl einen Mangel an Wärme als auch ein Kompetenzdefizit attestiert.

Da ist es kein Wunder, dass durch die Vermittlung von Sachinformationen über psychische Krankheiten die soziale Distanz tatsächlich *größer* werden kann. »Fakten« fördern Stereotype, stattdessen muss vermittelt werden, dass es große Möglichkeiten hinsichtlich Bewältigung und Genesung gibt, wenn ausreichend Behandlungsmöglichkeiten zur Verfügung gestellt werden. Das Hauptziel jeder Initiative muss darin bestehen, dass man das Menschsein der Betroffenen betont. Nur wenn mehr Offenheit und Gesprächsbereitschaft bestehen, können psychische Krankheiten ihren rechtmäßigen Platz auf der nationalen Agenda einnehmen. Wenn Betroffene Zugang zu einer wirksamen Behandlung erhalten, können Menschen mit dem gesamten Spektrum psychischer Störungen wieder gut und erfolgreich leben. Doch der Weg dorthin ist weit und steinig.

* * *

Ende der 1950er-Jahre stand meine Mutter an einem Scheideweg. Wenn mein Vater aus einer Episode zurückkehrte, erfuhr sie keine Details. Was, wenn er beim nächsten Mal gar nicht mehr wiederkam? Wohin würde die Familie gehen, was auch immer davon übrig war? Als wir begonnen hatten, miteinander ernsthafte Gespräche zu führen, erzählte mir Mom, dass Dad nur sehr wenig von seiner Vergangenheit preisgegeben hatte, als sie sich kennenlernten, nur dass er auf der Highschool und an der Princeton University »ein paar Probleme« hatte. Dieser Satz war im Prinzip alles, was sie wusste. »Steve, damals sprach niemand über psychische Krankheiten«, sagte sie. Das Stigma war unsäglich.

Nachdem sie geheiratet hatten, kam die Wahrheit zum Vorschein, besonders als Mom erst mit mir und dann mit Sally schwanger wurde. Jedes Mal wuchs sich Dads Verhalten vor ihren Augen zu einer ausgewachsenen Manie aus. Es ist bekannt, dass Frauen mit affektiven Störungen ein hohes Risiko für eine postpartale Depression aufweisen, also für eine Depression nach der Geburt eines Kindes. In der Tat wird diese Diagnose heute als ein zentrales Gesundheitsproblem anerkannt. Weit weniger bekannt ist jedoch, dass Männer mit einem genetischen Risiko für eine bipolare Störung oft entsprechende Symptome entwickeln, wenn ihre Partnerinnen schwanger werden. Offensichtlich gibt es hier keinen direkten hormonellen Zusammenhang wie bei der postpartalen Depression von Frauen. Ist Schlafmangel ein Auslöser – oder vielleicht die existenzielle Angst davor, nach Jahren eines zyklisch wiederkehrenden Wahnsinns ein Kind auf die Welt zu bringen?

Nach meiner Rechnung muss Mom in den ersten zehn

Jahren ihrer Ehe mindestens sechs von Dads Episoden miterlebt haben. Mit jedem Mal wurde ihre Angst größer. Nach diesen zehn Jahren zog sie Bilanz und machte einen Termin bei einem Anwalt. Sie behielt dies für sich, aber sie wollte die Möglichkeit einer Scheidung für den Fall erkunden, dass Dad nie wieder zurückkehrte oder zu geschwächt wäre. Sie schmiedete außerdem Pläne, an die Uni zurückzukehren und sich eine Anstellung zu suchen, falls ihr Einkommen die einzige Finanzquelle sein würde, um die Familie zu unterhalten.

»Das war ein teurer Anwalt«, erzählte sie. Doch als sie an der gut ausgestatteten Kanzlei nahe der Innenstadt von Columbus ankam, erstarrte sie. Sie hatte sich vorher gut überlegt, was sie sagen wollte, aber als sie an der Reihe war, konnte sie kaum sprechen. Sie wusste, dass das Gespräch wegen des Anwaltsgeheimnisses vertraulich war, konnte das eigentliche Problem aber dennoch nicht beschreiben: die wiederkehrenden Ausbrüche einer schweren psychischen Krankheit bei ihrem Mann. Stattdessen redete sie in vagen, allgemeinen Worten über die Möglichkeit einer Trennung.

»Der Anwalt muss sich wirklich gefragt haben, was mit mir los war, weil ich nicht auf den Punkt kam«, sagte sie. »Ich habe den Termin vergeudet.« Psychische Erkrankungen seien damals eben tabu gewesen, fasste sie zusammen. Bitterkeit durchdrang jedes ihrer Worte. Man kann sich nur schwer ein klareres Beispiel für ein Stigma vorstellen.

In den folgenden Monaten gegen Ende der 1950er-Jahre wurde Dad wieder stabiler. Mom und er beauftragten einen Architekten damit, ein neues Haus zu entwerfen, und Mom ließ allmählich von ihrer heimlichen Idee ab, dass eine Trennung notwendig sei. Das neue Haus war ein Votum für den Fortbestand der Familie, das in blindem Glauben erfolgte.

Als ich in der zweiten Klasse war, fuhren wir manchmal zur Baustelle. In der Nähe ragte ein riesiger zylindrischer Wasserturm über das Ackerland. Er sah aus wie ein riesiges Raumschiff, dessen spindelförmige Beine ein riesiges Mutterraumschiff auf der Erde festhielten. Sally und ich spielten Entdecker, gingen auf dem Fundament des Hauses spazieren, wandelten durch die Türen und entlang der Wände des Rohbaus.

Als wir mit dem Auto zurück zur Wyandotte Road fuhren, sahen wir neben dem großen Parkplatz für das neue Einkaufszentrum in der Nähe des Wasserturms farbige Lichterketten. »Können wir uns das ansehen, Dad?«, riefen wir im Chor. Als er das Auto wendete, erkannten wir die Silhouetten von Achterbahnen und bettelten darum, dorthin gehen zu dürfen. Die provisorische Kirmes roch nach Staub, Metall, Schweiß und dem Benzin, mit dem die Motoren der Fahrgeschäfte angetrieben wurden. Wie rosa und violetter Kleister klebte Zuckerwatte an unseren Händen, während die Karussells durch die Luft wirbelten und sich drehten.

Im Hochsommer kam ein riesiger Lieferwagen und ein paar Männer packten alles zusammen. Unser neues Haus an der Kirkley Road hatte zwei Stockwerke, die frische weiße Farbe bildete einen Kontrast zur tiefschwarzen Einfahrt. Drinnen befand sich Dads neues Arbeitszimmer mit goldfarbenen Einbauregalen, das ein Innenarchitekt für ihn entworfen hatte. Unsere neue Highschool sollte unmittelbar hinter unserem eigenen Wohnviertel gebaut werden.

Aber kurz bevor die Schule losging, stellte ich fest, dass Dad wieder einmal fort war. Ich malte mir aus, dass er in ein paar Monaten zurück sein würde – wie letztes Mal. Doch ich wusste es nicht wirklich, hoffte nur. An meiner neuen Schule kam ich in die dritte Klasse, und jeden Tag, wenn ich nach Hause kam, fragte ich mich, wo er wohl sei. Doch es kamen weder ein Anruf noch ein Brief. Dad war in einem schwarzen Loch verschwunden.

Langsam brach meine Welt zusammen. Ich kämpfte um meine seelische Verfassung.

Vielleicht hatte ich ja etwas getan, weswegen Dad wieder verschwunden war? Aber was? Nach ein paar Wochen brauchte ich dringend einige Antworten. Ich musste einen Weg finden, wie ich Mom diese Fragen stellen konnte.

Ich nahm all meine Kraft zusammen und suchte nach dem richtigen Moment.

4. Der Blick vom rechten Spielfeld aus

Nachdem Mom Gute Nacht gesagt hatte, versuchte ich, in meinem neuen Zimmer im oberen Teil des Etagenbetts einzuschlafen. Ich schloss meine Augen so fest ich konnte und hoffte vergeblich, dass mich der Schlaf übermannen würde. Mein Vater blieb das ganze Schuljahr über verschwunden, und weil ich so viel darüber nachdachte, war es mir unmöglich, mich zu entspannen.

Irgendwo im Nebel zwischen Wachheit und Schlaf sah ich etwas, als ob irgendetwas auf die gegenüberliegende Wand meines Zimmers projiziert würde. Zuerst konnte ich es nicht erkennen, aber bald wurde es klarer: eine große silberne Maschine, die in der Luft schwebte und leise surrte. Aus einer Öffnung an der Vorderseite flatterte ein weißes Band langsam heraus. In langen Schleifen schwebte das Band durch die Luft. Als es nach unten sank, wurden unter seinen Falten und Schlaufen Schatten sichtbar. In gleichbleibender Geschwindigkeit entfaltete sich das Band immer weiter und füllte den Raum vor mir aus. Es war das Band der Zeit, der ewigen Zeit.

Es war unendlich.

Dad hatte mir von der Unendlichkeit erzählt. Sie sei, sagte er, mehr als Googol (eine Eins mit hundert Nullen), mehr als Googolplex (10 hoch Googol). »Es handelt sich nicht einmal um eine Zahl«, erklärte er mir, »es ist ein Konzept jenseits der Zahlen.« War das Universum unendlich? Oder unendlich endlich? Mir war ganz wirr im Kopf bei all diesen Fragen.

Aber die Ewigkeit war noch viel beängstigender. Ich dachte ständig über Zeit nach: Wie wenig Zeit blieb, um alles zu erledigen; wie langsam sie verging, wenn ich an meine Fragen dachte, die nie beantwortet wurden. Doch wenn die Zeit nie stehen blieb, was hatte dann noch Bedeutung? Bruchrechnung ergab keinen Sinn mehr. Was bedeutete es, ein Drittel des Weges irgendwohin zu fahren, ein Zehntel, ja ein Hundertstel? Wenn die Zeit ewig ist, kann man dem Ende nie näher kommen. Wie weit man auch gehen mag, das Band verlängert sich um genau diese Entfernung, also ist man exakt da, wo man angefangen hat. Bei der Ewigkeit gibt es keinen Fortschritt, nur Tag um Tag den vergeblichen Versuch, etwas zu erreichen. Nichts hatte im Vergleich zur Ewigkeit der Zeit irgendeine Bedeutung.

Irgendwann endlich schlief ich ein. Früher war ich in der Schule immer begeistert gewesen, wenn mein Lehrer einen weiteren Test oder eine Arbeit zurückgab. Aber jetzt, wo sich jeder Tag dahinzog, hatte ich das Gefühl, als wäre ich in einen Mullverband gewickelt, der mich von der Welt isolierte.

In manchen Nächten war mein Kopf voller Gedanken, von denen ich nicht ablassen konnte, besonders an bestimmte Schimpfworte wie *gottverdammt* und *zur Hölle noch mal* dachte ich immer wieder. Ein kleines Lied wiederholte sich: *verflixter, verdammter Gott, verflixter, verdammter Gott.* Egal, wie sehr ich mich auch abmühte, die Wörter kamen immer wieder. Was würde passieren, sollte Gott diese schrecklichen Worte hören?

Während ich dalag und versuchte, mich zu beruhigen, überlegte ich, ob ich auch genug gepinkelt hatte. Wenn ich noch einmal versuchen würde, die letzten Tropfen herauszudrücken, könnte ich mich vielleicht endlich entspannen und einschlafen. Ich setzte mich auf, kletterte die Leiter meines Hochbetts hinunter und ging über den Flur zu unserem Badezimmer mit den Doppelwaschbecken und dem meeresblauen Fliesenboden. Angestrengt ließ ich ein paar Tröpfchen in die Toilette fließen und marschierte zurück ins Bett. Aber innerhalb weniger Minuten fragte ich mich erneut, ob da vielleicht noch etwas in meiner Blase war, und der ganze Prozess begann von vorn. Ich wusste damals noch nicht, dass es nur flüchtige Erleichterung bringt, Zwänge auszuführen, um wiederkehrenden Gedanken etwas entgegenzusetzen – Pinkeln, um die Angst loszuwerden, mich nicht richtig entleert zu haben. In einem endlosen Kreislauf kehren die Zwangsgedanken mit Getöse zurück, und zwar immer stärker.

Wie hätte ich Mom erzählen können, wie beunruhigt ich war, wenn sie mich mit diesem Blick ansehen würde, der mich wissen ließ, dass sie es nicht ertragen konnte, mich unglücklich zu sehen. In meinem ganzen Leben war ich noch nie so einsam gewesen. Manchmal hatte ich Lust, Dinge zu zerstören. Wusste denn niemand, wie sehr mich das alles anstrengte? Es wurde von Tag zu Tag schwieriger, immer nur so zu tun, als ob. Schließlich beschloss ich, dass ich einfach etwas über Dad herausfinden musste.

Es war Herbst und Mom saß an einem hellen Nachmittag am Küchentisch. Durch die Glasschiebetür konnte man in den Garten blicken. Da sah man unsere laubfreien, jungen Bäume und die Rasenflächen, die sich allmählich gelbbraun verfärbten. Im Haus war es totenstill. Erst zögerte ich, doch dann zwang ich mich, auf Mom zuzugehen.

»Ja, Stevie«, sagte sie und sah mich an, »was gibt's?«

Jetzt oder nie. Ich holte tief Luft. »Mom, ich habe eine Frage. Wo ist Dad?«

Ihr Lächeln verflog. Sie schien nicht wütend zu sein, aber ihr Blick war trotzdem sehr ernst. Sekunden wurden zur Ewigkeit. Mit klarer Stimme sagte sie schließlich: »Dein Vater ruht sich in Kalifornien aus. Wir wissen nicht, wann er zurückkommt.« Sie hielt meinem Blick stand. »Es ist das Beste«, schloss sie, »du stellst jetzt keine Fragen mehr.«

Ich wiederholte ihre Worte in meinem Kopf und brachte mit erstickter Stimme eine Erwiderung heraus: »Er ruht sich aus?«

Sie nickte. Das war‘s. Mit hängendem Kopf ging ich langsam wieder nach oben.

Ich stellte mir vor, wie Dad viele Nickerchen machte und seinen Geist für all die Bücher, die er las, und all die Ideen, die er hatte, in Form hielt. Ich versuchte, froh darüber zu sein, dass er sich nur ausruhte. Aber wo genau in Kalifornien war er? Warum hörten wir nie von ihm? An diesem Abend im Bett kam das Band der Zeit wieder aus der Maschine und legte sich sanft ineinander. Es floss endlos.

Unsere Lehrerin in der dritten Klasse, Miss Searler, sagte uns zu Beginn des Schuljahres, dass dies ihr erstes Jahr als Lehrerin sei. Sie war jung, hatte große Augen und ein rundes Gesicht mit einem eifrigen Blick, der in mir den Wunsch weckte, all ihre Fragen zu beantworten. Eines Nachmittags nach Schulschluss, als die Kinder kreischend aufbrachen, bat mich Miss Searler, noch einen Moment dazubleiben. Die leeren Tische bildeten gerade Reihen, Arbeitsmappen säumten die Regale. Oben an der Wand hing die amerikanische Flagge, darunter auf grünen Vinylstreifen die Buchstaben des Alphabets in Druckschrift und in Schreibschrift. Schreiben war mein schlechtestes Schulfach. Ich drückte mit dem Stift zu stark auf das Blatt, wirklich zu sehr, sodass jede Bleistiftmine fast abbrach, wenn ich schrieb oder zeichnete. Heute noch sehe ich meine tiefdunklen Buchstaben und Wörter auf dem linierten Papier vor mir. Dicke Bleistiftreste klebten auf dem Blatt. Ich spüre ihn immer noch, den Schmerz in meinem rechten Schulterblatt von all der Last, die meine Muskeln und Sehnen dauerhaft verkrampfen ließ.

Die Nachmittagssonne schien schräg durch das hohe Fenster, als Miss Searler mich hoffnungsvoll anblickte. »Steve, ich habe eine Frage an dich.«

»Okay«, antwortete ich und hoffte, dass es nicht lange dauern würde, bis ich nach draußen könnte.

»Wo ist dein Dad? Wir haben ihn lange nicht gesehen.«

Für ein paar Sekunden stockte mir der Atem. Wusste sie etwas? Oder war sie nur neugierig? Ich blickte in ihre großen Augen: Sie wollte wirklich eine Antwort. Ich erinnerte mich plötzlich daran, dass vor einer Woche eine Willkommen-zurück-Feier nach den Ferien stattgefunden hatte. Vielleicht fragte sie sich nur, warum er nicht da gewesen war. Die meisten meiner Mitschüler waren mit zwei Elternteilen gekommen.

Ich schluckte. »Miss Searler, mein Dad ist in Kalifornien«, sagte ich und versuchte, selbstsicher zu klingen. »Er ruht sich dort aus.«

Während sie darüber nachdachte, was ich gerade gesagt hatte, lächelte sie immer noch, aber ihr Blick veränderte sich leicht. Mit zusammengekniffenen Augen neigte sie ihren Kopf leicht nach rechts, ihre Unterlippe begann sich gegen ihre Oberlippe zu schieben. »Wirklich?«, fragte sie und versuchte, einen heiteren Tonfall beizubehalten, aber das fiel ihr bei dieser Mundhaltung nicht leicht.

»Ja, so hat es mir meine Mom gesagt.«

»In Ordnung«, erwiderte sie. »Aber weiß irgendjemand, wann er zurückkommt?«

Ich dachte nach, fand aber keine Antwort.

»Ich weiß es nicht«, sagte ich schließlich leise.

Nach einer unangenehmen Pause wechselte Miss Searler das Thema, fragte nach einer Hausaufgabe. Ich antwortete hölzern, verabschiedete mich und ging die Treppe hinunter zum Spielplatz. Lange dachte ich über ihren Gesichtsausdruck nach: diese Veränderung in ihren Augen, die leichte Schiefhaltung ihres Mundes, als sich ihr Gesichtsausdruck von hoffnungsvoll in Richtung zweifelnd veränderte.

Schließlich erzählte ich Mom, dass ich jede Nacht auf die Toilette gehen musste, da sie sich wunderte, warum ich so viel auf dem Flur unterwegs war. Mit einem besorgten Blick rief sie unseren Kinderarzt an und machte einen Termin aus.

Eine Woche später fuhren wir zur Praxis in der Nähe der Innenstadt. Die Schwester bat mich, einen blassgrünen Kittel anzuziehen. In der Umkleidekabine zog ich den Großteil meiner Kleidung aus und steckte meine Arme durch die dünnen Riemchen. »Nein, kleiner Mann«, sagte sie, als ich heraustrat. »Du musst ihn andersherum anziehen. Was wie die Hinterseite aussieht, ist eigentlich die Vorderseite. Ich kann dir helfen, ihn zuzubinden, wenn du fertig bist.« Ich schaffte es schließlich und versuchte, mich nicht allzu dumm zu fühlen, in dem Kittel fühlte ich mich spindeldürr.

Ich musste eine nach Kreide schmeckende Flüssigkeit aus einem Pappbecher trinken und mich auf einen Tisch legen, über dem ein riesiges, blassgrünes Röntgengerät hing. Alle paar Sekunden musste ich mich in eine neue Position bewegen. Ich hielt den Atem an, damit die Bilder nicht unscharf wurden. Als ich endlich fertig war, zog ich mich wieder an.

Während der Heimfahrt auf dem Rücksitz des Autos fiel mir nichts ein, was ich mit Mom hätte reden können. Ich blickte auf die North High Street und die niedrigen Backsteingebäude unter dem schiefergrauen Himmel, bevor wir links am Footballstadion der Ohio State University vorbei zu unserem Haus fuhren. Es fühlte sich an, als ob neben mir erneut Giftballons in die Höhe stiegen. Das tödliche Gas im Inneren drängte darauf, freigesetzt zu werden.

Ein paar Tage später sagte Mom, dass der neue Arzt angerufen habe, um ihr zu sagen, dass die Röntgenbilder nichts ergeben hatten. Sie sah ratlos aus, ich war jedoch überhaupt nicht überrascht. Ich wusste, dass das Problem eher in meinem Kopf als irgendwo anders in meinem Körper zu finden war.

Alle paar Wochen verbrachten Sally und ich die Nacht bei Großmutter. Seit Langem war es unser Zufluchtsort in jenen Zeiten, in denen die Dinge zu Hause unbeherrschbar wurden, doch wir wussten davon nichts. Großmutter nahm uns mit ins Kino – in die Elvisfilme, die sie liebte, oder, wenn sie uns etwas über Religion zeigen wollte, in

Die zehn Gebote, einen Film, von dem ich dachte, er würde nie aufhören. Religion war wichtig für Großmutter. Im dem kleinen Vorraum ihres Schlafzimmers hielt sie uns nach der Bibellektüre kleine Vorträge. Eines Nachmittags erteilte sie uns die bis dahin eindringlichste Lektion.

»Die Bibel besagt, dass es viele Dinge gibt, die man tun kann und die vergeben werden können«, sagte sie. »Aber bestimmte Worte sind das Schlimmste. Wenn du den Namen des Herrn missbrauchst, wirst du auf ewig verdammt sein.« Sally und ich waren plötzlich verängstigt und fragten, was genau das hieß. »Ihr werdet für immer in die Hölle kommen«, antwortete sie nachdrücklich. »Die Flammen sind heißer als alles auf der Welt, das Brennen wird euch stärkere Schmerzen zufügen, als ihr euch das jemals vorstellen könnt. Ihr könnt vieles tun und es wird euch vergeben werden. Aber ihr dürft nie den Namen des Herrn missbrauchen.«

Ich konnte es nicht glauben, ich war fassungslos. In den Liedern, die ich mir jede Nacht im Bett vorsang, war jede Zeile eine Gotteslästerung. Ich würde für immer in der Hölle landen. Obwohl ich versuchte, mir mein Grauen nicht anmerken zu lassen, litt ich unter schlimmsten Qualen.

Als Sally und ich das nächste Mal bei Großmutter zu Besuch waren, setzte ich meinen Plan in die Tat um. Ich versicherte mich, dass die beiden beschäftigt waren, und ging nach oben in den Vorraum, von wo aus man den Garten und die Allee überblicken konnte. An Thanksgiving oder Heiligabend, wenn ich zu viel gegessen hatte, lag ich dort manchmal in der Nähe des Heizkörpers, aber heute war keine Zeit zum Ausruhen. Ich nahm meinen ganzen Mut zusammen und ging direkt in Großmutters Schlafzimmer. Dort fand ich ihre Bibel mit dem ledrigen, weich-schwarzen Einband und den Seiten aus dünnem, durchscheinendem Papier. Sie lag auf dem Tischchen neben ihrem Bett. Ich setzte mich an Großmutters Schreibtisch, der nach Haarbürste und Parfüm roch, und suchte im Alten Testament nach der Stelle, in der es darum ging, dass jemand den Namen des Herrn missbraucht. Zu meinem Erstaunen fand ich sie innerhalb weniger Minuten. Meine Welt geriet ins Schwanken. Genau dort in der Bibel stand das, was Großmutter gesagt hatte: nämlich, dass es unverzeihlich sei, den Namen des Herrn zu missbrauchen. Ich starrte vor mich hin. Meine einzige Hoffnung bestand darin, dass ich mich in der Schule und zu Hause noch mehr anstrengen würde, was am Ende vielleicht ein wenig zählte. Aber was würde es bringen? Mein Schicksal war besiegelt.

* * *

Nachdem wir ein trostloses Weihnachtfest ohne Dad verbracht hatten, überraschte mich Mom im Januar mit einer Single-Schallplatte eines Songs, den ich aus dem Radio kannte und mochte: »Big Bad John« von Jimmy Dean. Sie hatte sich viel Mühe gegeben, um die Platte zu bekommen. Schnell lief ich ins Wohnzimmer, um sie auf den Plattenspieler zu legen. Draußen vor den Fenstern war alles von Schnee bedeckt. Ich legte die Platte auf den Stapelhalter, der obere kleine Stapelarm klappte herüber und drückte die Platte auf den Plattenteller aus Gummi. Der Tonarm schwenkte zur Seite und senkte sich auf die schwarzen Rillen. Nach einem leisen Rauschen setzte das Lied für ein oder zwei Sekunden ein. Doch plötzlich hörte die Musik auf, es gab eine elektrostatische Entladung nach der anderen. Ich versuchte es noch einmal, aber der Tonarm hatte noch einmal einen Aussetzer.

»Oh, Gott«, sagte ich mit einem entnervten Seufzer. Konnte nicht einfach mal etwas klappen? Als ich mich umblickte, wurde mir klar, dass Mom in der Zwischenzeit leise die Treppe hinuntergekommen war und den Vorfall miterlebt hatte. Ihr Gesicht war starr vor Enttäuschung. Und wieder hatte ich den Namen des Herrn missbraucht, nicht nur, als ich im Bett lag und nicht anders konnte, sondern aus eigenem Antrieb und mit lauter Stimme.

Würde irgendwann jemand bemerken, wie niedergeschlagen ich in der Schule und zu Hause war? Doch angesichts meiner Sünden war ich mir sicher, dass das nicht zählte.

Jahre später erzählte Mom Sally und mir von ihrer Kindheit während der großen Wirtschaftskrise, speziell von der Zeit, als sie sich mehr als alles andere das neue Brettspiel Monopoly wünschte. Großmutter hatte jedoch klargestellt, dass es bis Weihnachten, ein halbes Jahr später, keine Geschenke geben würde, ausnahmslos. Nachdem sie vergeblich darum gebeten hatte, dachte Mom nach und schmiedete einen Plan. Sie sammelte Pauspapier, kleine Haushaltsgegenstände für die Figuren, Tonpapier für die Ereignis- und Gemeinschaftskarten, farbiges Papier für das Geld und Karton für die Eigentumsurkunden und baute von Hand ihre eigene Version, eine genaue Nachbildung des Originalspiels. Als Vorbild nutzte sie die echte Version, die es im Haus eines Freundes gab.

Sie hatte es all die Jahre aufbewahrt. Das selbstgemachte Spiel lag im Schrank im neuen Wohnzimmer. Als Mom es herausholte, um es uns zu zeigen, konnten Sally und ich kaum glauben, wie echt es aussah. Doch ich schämte mich auch. Verglichen mit der Geduld, die Mom aufgebracht hatte, musste ich das verwöhnteste Kind sein, das man sich vorstellen konnte. Warum sollte ich mich überhaupt beklagen? Ich vergaß – sofern ich es damals überhaupt wusste –, dass Schmerz nur schwer zu vergleichen ist. Was ich damals gebraucht hätte, war nur ein Hauch Realität. Stattdessen lebte ich in einer Scheinwelt, in der alles in Ordnung war, wenn die Familie nur fest genug die Augen zumachte. Wir lebten in der Schattenwelt des Stigmas.

In der frostigen Kälte des Februars wollten Mom und meine Großmutter an einem Samstagmorgen Sally und mich zu einem Kinderkonzert des Sinfonieorchesters von Columbus mitnehmen. Endlich einmal freute ich mich auf etwas und schlief am Vorabend früher ein als sonst. Als ich erwachte, schimmerte ein schwaches Licht durch den Vorhang: Über Nacht war Schnee gefallen, der die Einfahrt und den Hof weiß verhüllte. Der Himmel über der verschneiten Welt war in mattem Grau. Alles draußen hatte ein eigentümliches Aussehen. Nach einem schnellen Frühstück zog ich meine Stiefel, meine Handschuhe und meinen Mantel an und rannte zur Garage, um eine Schneeschaufel zu holen. Ich wollte den Weg für Großmutters Auto freischaufeln.

Der Schnee war pulvrig und leicht von der Einfahrt wegzuschieben, die weiße Landschaft sah rundum majestätisch aus. Mir fiel sofort ein Spiel ein: Ich rannte in meinen Stiefeln und verwendete die Schaufel vor mir wie einen Pflug. Dabei türmte sich der Schnee vor mir auf und stob zu beiden Seiten davon. Nachdem eine Bahn fertig war, machte ich sofort kehrt und begann mit der nächsten. Zuerst war mir bitterkalt, doch bald wurde mir wärmer, und meine Beine flogen nur so. Als ob es Boote seien, die bei Hochwasser dahingleiten, rollten ein paar Autos auf unserer Straße vorbei, ihre Reifen summten über die festgefahrene Schneedecke.

Ich drehte mich um, setzte zu einer neuen Bahn an und wurde wieder schneller. Einen Augenblick später hörte ich ein knackendes Geräusch und mir schlug etwas gegen den Mund. Ich spürte ein Stechen an den Lippen, hielt abrupt an, und die Schaufel flog mir auf der halb geräumten Einfahrt mit einem leichten Klirren aus der Hand. Benommen wurde mir klar, dass ich mit der Schaufelkante eine Eisfläche unter dem Schnee getroffen haben musste, wodurch sich der Metallgriff in mein Gesicht gebohrt hatte. Meine Zunge ertastete etwas Seltsames im Mund.

Als ich mit blutenden Lippen ins Badezimmer stürmte, bekamen Mom und Sally Wind von dem Schlamassel. Vielleicht, so betete ich leise, hatte ich mich nur geschnitten.

»Oh nein, Steve«, rief Mom und schnappte nach Luft, während sie in meinen Mund sah. »Dein Vorderzahn ist abgebrochen!« Ich sah in den Spiegel und konnte es nicht glauben: Tatsächlich, eine Ecke meines Vorderzahns fehlte.

»Es ist keine große Sache!«, beschwichtigte ich, um der Bestürzung ein Ende zu bereiten. Aber Mom war außer sich. »Dein schöner bleibender Zahn – er ist für immer ruiniert!«, schluchzte sie. Wie schnell war alles anders – eben noch die Begeisterung draußen beim Schneeräumen und nun das Geschehen hier drinnen.

Einen Moment später kam Großmutter hinzu. Als sie die Geschichte hörte und meinen Zahn genauer ansah, schüttelte sie schaudernd den Kopf. Ich zog mich in meinem Zimmer um und hörte Großmutters Stimme auf der anderen Seite des Flurs. »Na ja, Alene, der Zahnarzt kann das in Ordnung bringen. Aber es ist die Aufgabe eines Mannes, den Schnee wegzuschaufeln! Wäre Virgil hier, wäre das nie passiert.« Und sie fuhr fort. »Wo ist er überhaupt? Warum ist er nicht zu Hause?«

Mir wurde heiß am ganzen Körper. Ich wollte mein Zimmer verlassen und ihnen sagen, dass sie sich um den Zahn keine Sorgen mehr machen sollten. Und bitte keinen weiteren Streit um Dad: Er ruht sich nur in Kalifornien aus! Doch ich rührte mich nicht.

Wie hätte ich damals wissen können, dass Mom ständig Dads Verschwinden in psychiatrischen Kliniken vertuschte? Was war Wahrheit? Was war Halbwahrheit? Alle spürten die Belastung durch die Scham und die Vertuschung.

Als sie sich endlich beruhigt hatten, riefen sie mich, um sich den Zahn noch einmal anzusehen, und entschieden dann, dass der Zahnarzt den Zahn auch später noch würde abschleifen können.

»Jetzt lasst uns rasch unsere Mäntel anziehen und zum Konzert fahren«, sagte Großmutter.

Nach der Fahrt in die Innenstadt überquerten wir den matschigen Parkplatz und schlossen uns aufgeregten Familien an, die die Eingangshalle vor dem riesigen Konzertsaal bevölkerten. Ich war überhitzt und völlig erschöpft. Als ich mich in den gepolsterten Stuhl fallen ließ, konnte ich es gar nicht erwarten, am Montag wieder in der Schule zu sein. Ich war jetzt sicher, dass eine Katastrophe drohte, wenn ich zu enthusiastisch wurde. Das Leben lief viel besser, wenn ich versuchte, überhaupt keine Gefühle zu haben.

Zu Beginn des nächsten Frühjahrs fand ich einen neuen Freund, Brian. Er hatte immer etwas Nettes zu sagen. Der Garten seines Hauses grenzte an ein Maisfeld, das Teil der landwirtschaftlichen Fakultät der Universität war und an dessen Seite Gewächshäuser standen. Die Baseballsaison rückte näher und wir warfen uns gegenseitig zur Übung Bälle zu. Wir hatten beide etwas Angst, dass ein zu weit geschlagener Ball die Glasscheiben dieser niedrigen Gewächshäuser gleich hinter dem Garten seines Hauses zerschlagen könnte.

An einem warmen Morgen im April beobachtete ich die Bahn des von ihm geworfenen Balls, der auf mich zukam. Ich holte mit dem Schläger weit aus, erinnerte mich daran, wie Dad mir beigebracht hatte, zu warten und dann meine Arme zu strecken, und schlug den Schläger fest gegen den Ball. Einen Moment später hörten wir Glas splittern.

»Alles in Ordnung«, sagte seine Mom, nachdem wir ins Haus gestürmt waren, um es ihr zu beichten, »so etwas kann passieren.« Es gab keine Chance, den Ball zurückzuholen, aber es gab einen Ersatzball. Ich seufzte erleichtert.

Immer wenn ich bei ihm zu Hause war, waren nur seine Mom und seine Schwester anwesend. Eine Woche später, nachdem wir wieder Baseball gespielt hatten, saßen Brian und ich im Schatten und tranken Limonade. Er blickte zum Horizont und sagte, dass sein Dad vor zwei Jahren gestorben sei. »Mein Daddy ist im Himmel«, meinte er.

»Meine Mom sagt, dass wir alle eines Tages wieder mit ihm zusammen sein werden.« Er blickte nach oben, während er redete, als ob er die Stelle sehen könnte, wo sein Dad jetzt wohnte.

Ich schluckte heftig. Obwohl er mir sehr leidtat, fiel mir nichts ein, was ich sagen konnte. Ich hatte ja noch einen Dad, oder? Doch was sollte ich über ihn erzählen? Dass er sich in Kalifornien ausruhte? Ich fand keine Worte, um Brian oder mich selbst zu trösten.

Brian war durch den Tod seines Vaters zum Waisen geworden, aber ich? Soweit ich wusste, war Dad weder lebendig noch tot. Wenigstens wusste Brian, wo sein Dad war.

Nach diesem Frühjahr fanden er und ich andere Freunde. Wieder einmal war ich in Schweigen erstarrt.

* * *

Alle Jungen waren im Baseballteam der Pfadfinder, also flehte ich Mom an, mich dort auch anzumelden. Ich bin sicher, sie dachte, das würde mir helfen, über die lange Abwesenheit von Dad hinwegzukommen. Die Mannschaften waren nach Indianerstämmen benannt. Wir waren die Osage und trugen hellgelbe T-Shirts mit dunkelblauen Nummern. Die anderen Jungen schienen beim Training und bei den Spielen immer ihre Väter dabeizuhaben, nur ich fuhr allein mit dem Fahrrad zum Platz und wieder nach Hause.

Die Liga war für die dritte, vierte und fünfte Klasse, sodass die Jungen der dritten Klasse wie ich normalerweise die kleinsten Kinder und schlechtesten Spieler waren. Wegen meines Geburtstags im Dezember war ich der jüngste Drittklässler von allen. Aber die Regeln besagten, dass jeder mindestens zwei Innings (Spielabschnitte im Baseball) spielen musste. Die Trainer hofften, dass uns während unserer begrenzten Zeit auf dem Spielfeld keine Bälle erreichten, und beteten, dass wir nicht vorlaufen würden, um mit irgendjemandem auf der Base (eine Ecke des Spielfelds) den Ball zu schlagen.

An einem warmen, dunstig-goldgelben Maiabend waren wir im vierten Spielabschnitt und lagen mit einem Run (Punktgewinn durch Laufen über die Bases) vorn. Unser Trainer sah mich auf der Bank und platzierte mich mit einem Seufzer im rechten Teil des Spielfelds, wo fast keine Bälle hingeschlagen wurden. Ich eilte nach vorn und sah die milchige Sonne tief am Himmel und die rotbraunen Ziegel unserer Schule im Hintergrund. Ich roch das frisch geschnittene Gras, weißen Klee vermischt mit den grünen Blättern. Ich hörte den Gesang unserer Spieler im Innenfeld: »He, Schlagmann; he, Schlagmann, Schlagmann! Schwing den Schlagstock!« Vielleicht würde der Spielabschnitt schnell vorübergehen.

Ein paar der gegnerischen Spieler machten Hits (die werden erzielt, wenn der Schlagmann nach einem erfolgreichen Treffer eine Ecke des Spielfelds erreicht) oder konnten vorlaufen. Ein Läufer schied aus, als zwei auf der gleichen Base landeten. Bitte, bitte, flehte ich den Ball an, komm nicht in meine Richtung. Aber ein linkshändiger Schlagmann kam auf die Plate (ein kleines Quadrat in der Mitte des Spielfelds). Mir schauderte, weil ich wusste, dass Linkshänder den Ball ins rechte Feld schlugen. Er sah stark aus und machte ein paar heftige Schwünge zum Aufwärmen. Als unser Werfer den Ball hineinwarf, sah ich ihn: Wie ein weißer Blitz kam etwas vom Schläger. Einen Augenblick später folgte der Ton: KRRRACK. Der Ball streifte den Kopf des zweiten Baseman und fiel vor mir zu Boden. Die Anhänger der gegnerischen Mannschaft begannen zu jubeln.

Ich rannte nach rechts, um den Ball zu holen. Laufen war für mich kein Problem, ich war sogar relativ schnell. Aber als ich den Ball erreichte und ihn aus meinem Handschuh zerrte, passierte etwas Seltsames: Ich erstarrte. Mein rechter Arm blieb angespannt über meinem Kopf hängen, der Ball klebte an meinen Fingern.

Ich sah den aschfahlen Himmel über mir, als die gegnerischen Läufer mit wirbelnden Beinen um das Spielfeld liefen. Die Fans der gegnerischen Mannschaft jubelten nun: Die Hopis waren dabei, die Führung zu übernehmen!

»Wirf ihn rein!«, riefen meine Trainer aus einer fernen Ecke des Universums zu mir herüber. Die Spieler im Innenfeld signalisierten mir verzweifelt, dass ich etwas tun müsse, irgendetwas. Aber ich stand einfach da, der Ball befand sich schockgefrostet in der Hand über meinem Kopf. Inzwischen hatten beide Baserunner Punkte erzielt. Der Schlagmann umrundete die dritte Base und kreuzte mit erhobenen Armen die Plate. Die Fans der gegnerischen Mannschaft tobten.

Als ob ich aus einer Trance erwacht wäre, zog ich meinen Arm nach unten, rannte ins Spielfeld und warf den Ball von unten zu einem Spieler im Innenfeld, der ihn sich mit einer angewiderten Handgelenksbewegung schnappte. Unser Shortstop, also der Spieler zwischen der zweiten und dritten Base, warf seinen Handschuh in den Schmutz des Innenfelds. Voller Scham lief ich zurück ins rechte Feld. Ich wäre am liebsten im Boden versunken. Die nächsten paar Schlagmänner schlugen den Ball viel zu hoch oder verpassten ihn ganz, und der Spielabschnitt war vorbei. Ich hielt die Hände vor das Gesicht, lief zurück zu unserem Unterstand, zog meinen Handschuh aus und starrte vor mich hin. Niemand sah mich an, niemand sagte auch nur ein Wort.

Während des nächsten Spielabschnitts kam einer der Assistenztrainer zu mir auf die Bank und sagte ganz freundlich: »Nun ja, du wusstest nicht recht, was du da draußen tun solltest, oder?« Aber alles, was ich hätte tun sollen, war, den Ball zu werfen. *Das* wusste ich. Vor allem erinnere ich mich an das erstarrte Gefühl, als ich die Runner um die Base im Kreis laufen sah mit dem Ball in der Hand. Ich dachte still bei mir, dass ich die Demütigung nie wieder loswerden würde.

Nachdem wir verloren hatten, ging unser Team in die Mitte des Spielfelds, um unseren Konkurrenten gegenüberzutreten: »Zwei, drei, vier, wen respektieren wir? Hopi! Hopi! Hopi!« Sie machten dasselbe mit uns, mit einem Siegerlächeln im Gesicht. Ich sprang auf mein rotes Fahrrad und fuhr nach Hause. Ein paar Minuten später stellte ich es leise am Hintereingang ab und ging nach oben.

»Wie war das Spiel, Steve?«, fragte Mom aus der Küche.

»Wir haben verloren«, antwortete ich leise. Wenn ich ihr oder Sally genauer erzählt hätte, was gerade passiert war, hätten sie sich schlecht gefühlt und versucht, mich aufzuheitern, was alles für mich nur noch schlimmer gemacht hätte. Bevor ich langsam einschlief, fragte ich mich, was Dad wohl zu meinem seelischen und körperlichen Versagen sagen würde, wenn er wieder zurück wäre. Unendliche Dunkelheit schien mich zu umgeben.

* * *

An einem hellen Junimorgen ging ich hinunter zum Frühstück. Erst nachdem ich mich auf meinen Platz gesetzt hatte, bemerkte ich, dass Dad am Herd stand. Wie üblich war er geschäftig und leicht gehetzt, schaufelte Sally und mir mit einem leichten Grunzen Rühreier auf den Teller. Dann ging er schnell zum Toaster, um das Brot herauszuholen. Es war warm und eng in der Küche. Er trug sein geripptes Unterhemd und schwitzte bereits. Er schwitzte immer, wenn er sich anstrengte. Unter dem schweigsamen Philosophen kam eine zähe Intensität zum Vorschein.

Aber was machte er hier? Ich konnte mich weder an irgendeine Art von Begrüßung noch an den Tag erinnern, an dem er eingetroffen war. Es musste doch eine Feier gegeben haben, selbst wenn es nur eine ganz kleine war, oder? Er war das ganze Schuljahr weg gewesen. Ich hatte die Hoffnung so gut wie aufgegeben gehabt.

»Ist das Essen in Ordnung?«, rief er und schaute über die Anrichte zu Sally und mir, während er mit Pfannen und Küchengeräten jonglierte. »Ja, schmeckt gut«, sagten wir, während die Küche von gelbem Sonnenlicht durchflutet wurde.

Verglichen mit Moms bedachtsamem Stil waren Dads hastige Gesten etwas irritierend, aber ihre Vertrautheit hatte trotzdem etwas Beruhigendes. Ich wollte ihn gerne fragen, ob er in Kalifornien genügend Ruhe gefunden hätte, aber er schnitt das Thema nicht an und ich auch nicht. Was würde geschehen, wenn wir vom Drehbuch abwichen? Stattdessen fragte ich ihn, ob er zur Uni gehen würde, und er sagte Ja. Wir würden uns dann nachmittags wieder zu Hause treffen, genau wie früher.

Wenn ich überhaupt einen Plan hatte, dann war es der, dass ich mich bei meinen Schularbeiten und beim Sport so sehr anstrengen wollte, wie ich konnte, trotz meiner großen Schwächen bei Letzterem. Mir mit allem so viel Mühe zu geben, wie ich konnte, das könnte verhindern, dass Dad wieder wegging, und die ewige Strafe abwenden, die mich erwartete. Wenn ich beschäftigt wäre, könnte er sich vielleicht auch noch etwas mehr ausruhen. Die Last der Anstrengung schien manchmal so riesengroß zu sein, als stünde man am Fuße eines hoch aufragenden Berges, ohne dass man einen Weg nach oben erkennen konnte. Mir blieb nur, mich blind nach vorn zu schleppen.

* * *

Auch heute noch tauche ich manchmal in dieses Gefühl ein. Jedes Mal ist es dasselbe. Irgendeine Art von Ablehnung ist normalerweise der Auslöser – ein verpatzter Kontakt zu einer nahestehenden Person, das erste Anzeichen, dass eines meiner Projekte scheitern könnte. Bevor ich mich versehe, denke ich, dass alles, was ich versucht habe, sinnlos ist. Wenn ich mich erneut im vertrauten, atemlosen Terrain meiner Kindheit bewege, suche ich verzweifelt nach Antworten, die ich nie bekommen werde.

Das Gift, eine gefährliche Dosis Frustration und Verzweiflung, breitet sich dann in jeder Zelle meines Körpers aus. Es fühlt sich an, als hätte sich der Felsen unter meinen Füßen vom Festland gelöst. Eine kalte, schnelle Strömung zieht mich aufs Meer hinaus und jeder, den ich kenne, entschwindet aus meinem Blick. Aber ich bin machtlos, ich kann nicht verhindern, dass sie sich mehr und mehr entfernen.

Meine Arme sind zu dünn und können die Welt nicht mehr aufhalten. Ich bin genauso gelähmt, wie ich es damals beim Baseball im rechten Spielfeld war.

Für ein paar Stunden – manchmal dauert es einen oder zwei Tage – ist mein Gesichtsausdruck erstarrt. Jeder, dem ich begegne, fragt sich, was mit mir nicht stimmt, da meine gewohnte Energie wie verflogen ist. Ich stecke in einem Strom des Nichts, mir fehlt es an der Kraft, wieder mit mir selbst oder mit anderen Kontakt aufzunehmen. Es ist wie bei diesen Kippfiguren der Gestaltpsychologie, etwa der schwarzen Vase vor dem weißen Hintergrund, die sich plötzlich in zwei weiße Gesichter verwandelt, die sich gegenseitig anstarren. In einem Augenblick empfinde ich meine Welt als eine Welt voller Leben und Schwung, aber wenn mir der Boden unter den Füßen wegrutscht, schwindet plötzlich alle Hoffnung. Ich bin in meinen persönlichen Kreis der Hölle eingetreten.

In diesen Momenten bin ich dem Wahnsinn so nahe, wie ich ihm je komme. Ich bin dem Schlimmsten entkommen und habe keine affektive Störung auf psychotischem Niveau entwickelt, aber mein Absturz ist nicht aufzuhalten.

Mir ist heute klar, dass sich der Abgrund immer schon direkt vor mir befunden hat. Er tat sich auf durch das frühe Schweigen und die erzwungene Schauspielerei und wurde durch meine verzweifelten Bemühungen, nicht an ihn zu denken, nie ganz überwunden.

Wie komme ich wieder in den Normalzustand zurück? Durch ein Musikstück, eine warme Erinnerung oder vielleicht ein Signal von meiner Ehefrau Kelly, dass wir immer noch stark miteinander verbunden sind und dass alles in Ordnung ist. Sauerstoff strömt in meine Maske, und das Gift wird allmählich aus meinem Körper gespült. Aber der nächste Absturz ist nicht weit.

Man sollte meinen, ich hätte es mittlerweile raus. Trotzdem bin ich jedes Mal überwältigt, rutsche kopfüber an einen Ort, von dem man nie zurückkehren kann, endlich doch überzeugt, dass alle Bewegung aufhören wird. Irgendwo tief in mir drin fehlen immer noch einige grundlegende Teile des Puzzles.

Vielleicht, denke ich manchmal, hätte sich das alles ändern können, als Dad und ich begannen, unsere regelmäßigen Gespräche über sein Leben zu führen. Doch unser Pakt – unser unausgesprochener Vertrag – bestand darin, dass er über seine Episoden, Diagnosen und Krankenhausaufenthalte sprach, während ich dort saß und gelegentlich eine Bemerkung machte. Es handelte sich um eine recht einseitige Kommunikation.

Trotzdem sehe ich dieses erste Gespräch als meine zweite Geburt: meine psychische Geburt, wie es mein Therapeut einmal formuliert hat. Diese dreißigminütige Sitzung in seinem Arbeitszimmer und jene, die im nächsten Vierteljahrhundert folgen sollten, ließen mich meine Lebensaufgabe finden: Psychologie zu studieren, psychische Krankheiten zu verstehen und die enorme Last der Stigmatisierung abzubauen, die das gesamte Thema überzieht.

Dennoch trug ich die Last, einen Ausweg zu finden, allein. Dads erdbebenartige Erschütterungen hatten einen so beherrschenden Einfluss auf unsere Familie, während ich versuchte, die Kontrolle zu bewahren und meine eigenen quälenden Ängste unter der Decke zu halten. Ich konnte nicht zugeben, wie betroffen ich selbst war. Das ist häufig Thema bei Kindern in Familien, über denen der Schatten einer psychischen Störung der Eltern liegt. Unsere Gespräche konnten kaum als Dialog bezeichnet werden, und so hielt ich jedes Mal den Atem an und fragte mich, was ich noch über meine geplagte Familie in Erfahrung bringen würde.

Zu einer offeneren Lebensweise zu gelangen, das würde Jahrzehnte in Anspruch nehmen. Es war das schwierigste Projekt meines Lebens: meine eigene Scham und mein Stigma zu überwinden.

Ich befinde mich immer noch mitten in diesem Prozess.

5. Wunder der modernen Medizin

Warum hatte Dad diese ersten Semesterferien im April 1971 dazu ausgewählt, mich über seine Vergangenheit zu informieren? Hätten er und Mom sich mir gegenüber nicht früher öffnen können, um all die Jahre der Abkapselung zu beenden? Ich bekam die Antwort während eines meiner Gespräche mit Dad, als ich aufs College ging. Mit einem wehmütigen Blick sagte er, er habe sich, als Sally und ich noch recht klein waren, sehr damit herumgequält, was er uns über seine Psychosen und Krankenhausaufenthalte erzählen solle. Er fragte bei seinen Ärzten nach, ob wir nicht zumindest *etwas* darüber wissen sollten, vor allem, wenn wir älter wurden.

Doch Dr. Southwick, der Psychiater, der ihn behandelte, beantwortete, ohne zu zögern, Dads traurige Frage. »Sprechen Sie nie mit Ihren Kindern über psychische Krankheiten«, sagte er zu Dad, »alles Wissen darüber wird sie für immer zerstören.« Ohne Einschränkung und vom Doktor so angeordnet war das gesamte Thema tabu. Auch Mom war Teil dieser Vereinbarung.

Da sieht man die Ausmaße des Stigmas! In den 1950er-Jahren untersagte es die Psychiatrie als Berufsstand, dass die Familienangehörigen etwas über die Krankheiten eines Patienten erfahren. Würde ein Onkologe einen Patienten anweisen, Familienmitgliedern niemals etwas von seinem Krebs zu erzählen, auch den Kindern nicht? Oder würde ein Kardiologe so etwas in Bezug auf eine Herzkrankheit machen? Das wäre undenkbar.

Aber psychische Erkrankungen waren so beschämend, dass ein Verbot jeglicher Diskussion als therapeutisch sinnvoll angesehen wurde. Das Theaterstück unserer

Familie lief immer so weiter und wurde professionell gutgeheißen – war sogar angeordnet.

Diese Haltung ist betäubend und im wahrsten Sinne des Wortes irrsinnig. Stigma ist eine andere Art von Wahnsinn, die schlimmste Art, schlimmer als die psychische Krankheit selbst. Das erzwungene Schweigen, das durch Scham motiviert und bis vor Kurzem von der psychiatrischen Fachwelt befürwortet wurde, hat katastrophale Folgen für alle Beteiligten. Natürlich ist die Offenlegung gegenüber der Familie, Freunden oder Kollegen immer eine Frage des richtigen Zeitpunkts, der Urteilskraft und der Vorsicht. Aber es muss ein Kampf dagegen geführt werden, dass stillschweigend angenommen wird, darüber offen zu sprechen sei eine Katastrophe und dürfe niemals passieren.

Als ich 18 Jahre alt wurde, dachte mein Vater vielleicht, dass ich kein Kind mehr sei, sodass nun eine Enthüllung des Geheimnisses nicht gegen den medizinischen Rat verstoßen würde, der ihm erteilt worden war. Oder vielleicht war es nicht mehr möglich, weiterhin etwas vorzutäuschen. Da unsere Gespräche von einer einseitigen Kommunikation geprägt waren, fragte ich nie nach. Aber wenn ich die Geschichte ändern könnte, was hätte unsere Familie wohl vor all den Jahren über Dads Gesundheitszustand gesagt? Ich kann es mir wegen des Drahtseilakts, den wir jeden Tag vollzogen haben, eigentlich nicht recht vorstellen. Aber auch nur irgendetwas zu sagen, egal was, hätte mich möglicherweise vom Abgrund der Schuld, der Wut und des Schreckens ferngehalten, die meine ständigen Begleiter waren und die mir praktisch nicht bewusst waren.

Mein Kollege an der Harvard Medical School, der bekannte Kinderpsychiater William Beardslee, hat eine Form der Familientherapie für Situationen entwickelt, in denen ein oder beide Elternteile eine schwere affektive Störung haben, wie eine Depression oder eine bipolare Erkrankung. Abgesehen von der individuellen Behandlung der Eltern, die in der Regel Medikamente und psychologische Interventionen beinhaltet, zielt diese Therapie auf die ausgeprägte Tendenz ab, das Geschehen innerhalb der Familie zu verbergen. Mit anderen Worten, sie spricht Schweigen und Stigma direkt an.

Während des 16-wöchigen Therapieprogramms ermutigt der Therapeut die Eltern – zunächst, ohne dass die Kinder dabei sind –, eine klare Sprache zu finden, um die Erfahrungen der Familie fassbar zu machen. Verständlicherweise wehren sich die meisten Eltern zunächst dagegen, den Kindern etwas davon zu erzählen: *Sie sind zu jung, um das zu verstehen. Würde es ihnen nicht einfach wehtun? Warum sollten wir über ein so schambesetztes Thema offen sprechen?* Doch mithilfe von Anregung und Coaching durch den Familientherapeuten entwickeln die Eltern ein Erklärungsmodell, das ihre Kinder verstehen können. Schließlich kommt die ganze Familie zusammen und der Therapeut unterstützt die Eltern dabei, über die Abwesenheit der Mutter, die Wut des Vaters, das Trinkverhalten der Familie, die Auszeiten von der Arbeit oder worum es auch immer im Einzelnen gehen mag, zu sprechen.

Das übergeordnete Ziel besteht darin, zu verhindern, was typischerweise passiert, nämlich dass sich die Kinder selbst die Schuld geben. Tatsächlich ist es so, dass, wenn Familien Probleme haben, aber nichts angesprochen wird, Kinder normalerweise die Schuld auf sich nehmen, indem sie den Konflikt *internalisieren*. Diese Haltung mag rätselhaft erscheinen, aber zumindest behält das Kind damit eine gewisse Kontrolle über die Situation – und diese Perspektive ist wahrscheinlich besser, als zu glauben, dass die Welt ein grausamer, von Zufälligkeiten geprägter Ort ist. Wenn das Kind sich selbst verantwortlich macht, steigert dies offensichtlich die Wahrscheinlichkeit, dass sich das Kind Vorwürfe macht und Schuldgefühle entwickelt; dies erhöht das spätere Risiko für eine Depression. Wenn eine offene Diskussion über die Situation in der Familie stattfinden kann, ist es möglich, diesen Prozess der Internalisierung im Keim zu ersticken.

Kinder in Familien, die an dieser Form der Familientherapie teilnehmen, weisen unmittelbar danach eine bessere Funktionsfähigkeit auf als Kinder nach traditionelleren Familieninterventionen: Sie zeigen bessere soziale und schulische Leistungen und kommen insgesamt besser mit der Situation zurecht. Mehr noch – und das ist noch faszinierender –, ihr Risiko, innerhalb der nächsten vier Jahre selbst eine affektive Störung zu entwickeln, ist deutlich verringert. Die Effekte sind bemerkenswert: Obwohl zum einen das Risiko für psychische Krankheiten teilweise über Gene vermittelt wird, und zwar in starkem Maße bei bipolaren Störungen, hängt zum anderen die Weitergabe über die Generationen hinweg mit Kommunikation zusammen. Auch in unserem biochemischen Zeitalter ist es wichtig, das Schweigen zu brechen.

* * *

Als ich im zweiten Jahr auf dem College war, sprach ich zu Hause bei einem weiteren Familienbesuch mit Dad über seine zweite große Episode, zu der es kam, kurz nachdem er in Princeton seinen Doktor gemacht hatte, und die ihn in die Klinik von Byberry führte. Ein Ereignis ist erwähnenswert: Eines Sonntags war der einzige Gottesdienst, der in der Klinik angeboten wurde, eine katholische Messe. Er müsse sich wohl ziemlich gut gefühlt haben, erzählte Dad zurückblickend. Denn er machte von den Bänken aus einen derben Witz über den Priester, seinen Abendmahlskelch und über all das, was er dort tat, vor dem versammelten Klinikpersonal und den Patienten: »Er verarscht uns, der Wichser!«, rief Dad den anderen Kirchgängern zu und lachte schallend.

In einer manischen Episode begreifen viele Menschen Humor und Ironie auf eine unübliche, oft sexualisierte Weise, und sie haben in der Regel keine Hemmungen, den anderen ihre Sichtweise mitzuteilen. Das Publikum war hier jedoch eher empört als amüsiert. Dad erzählte weiter, dass seine Mitpatienten ihn noch am selben Abend gefangen nahmen, wobei einer der Wärter Wache hielt, und ihn in den Raum für Physiotherapie brachten. Als sie die Tür verschlossen hatten, stellten sie ihn vor ein Seitpferd und schlugen ihn. Das wurde zu einem wöchentlichen Ritual. Seine Wunden waren hinterher nur von seiner zerlumpten Patientenkleidung bedeckt.

Ich war fassungslos und hörte schweigend zu. Aber ich fragte mich auch insgeheim, ob das die Wahrheit oder Teil einer Wahnvorstellung war, bei der Dads Schizophrenie – die Krankheit, die ihm 35 Jahre lang als Diagnose anhaftete – das Sprechen für ihn erledigte. Ich wollte alles glauben, was er mir sagte, aber vielleicht waren seine Erinnerungen von seinem Wahnsinn beeinflusst.

In der Klinik von Byberry, fuhr Dad fort, bekam er zum ersten Mal Barbiturate zusammen mit der Insulinschocktherapie, dies sollte ihn ruhigstellen. Diese frühe Behandlungsform bestand darin, dem Patienten genügend Insulin zu geben, um ein vorübergehendes Koma oder sogar Krampfanfälle herbeizuführen. Denn nach einer inzwischen widerlegten Theorie seien Menschen mit Epilepsie immun gegen Schizophrenie. Diese Therapie war in den 1940er-Jahren in den Vereinigten Staaten stark verbreitet, vor allem, weil Patienten mit Schizophrenie auf die traditionelle Therapie mithilfe von Gesprächen nicht ansprachen und weil die Elektrokrampftherapie – die direkte Herbeiführung von Anfällen durch starke Stromstöße am Schädel – noch nicht sehr häufig angewandt wurde. Die Elektrokrampftherapie ging mit einer Reihe spezieller Nebenwirkungen einher, vor allem in Bezug auf das Gedächtnis, womit Dad (und Mom) während seiner Episoden und Krankenhausaufenthalte in den 1950er-Jahren noch Erfahrung machen sollten. Sie kann bei schweren Depressionen eine ausgesprochen wirksame Behandlung sein, wenn sie richtig durchgeführt wird; damals jedoch kam sie oft in barbarischer Weise zur Anwendung. Schlussendlich konnte bei der Insulinschocktherapie kein wirklicher Nutzen nachgewiesen werden, sie ging mit dem Risiko potenziell schwerer Nebenwirkungen einher und versetzte die Patienten nach dem Aufwachen in Panik. Alles in allem waren Dads Berichte über die Klinik in Byberry grauenhaft.

Während meines Studiums in Südkalifornien besuchte ich mit Ende zwanzig ein Familientreffen im Haus von Randall, Dads um fast fünf Jahre älteren Bruder. Randall war derjenige, der die Encyclopedia Britannica von der ersten bis zur letzten Seite gelesen hatte, als er in seiner frühen Jugend eine gewisse Zeit im Bett hatte verbringen müssen. Er war ein schneller, nervöser und manchmal ängstlicher Mann mit einem lebhaften Verstand, der sich sehr für sein von ihm gewähltes Fachgebiet der internationalen Wirtschaft interessierte. Weil er um mein Interesse an der Psychologie und der psychiatrischen Krankengeschichte seines jüngeren Bruders wusste, nahm er mich beiseite und begann mit einer etwas längeren Geschichte. Während er sprach, konnte man an seinem Gesicht ablesen, wie sehr ihn diese Erinnerung bewegte.

Im Winter 1945 arbeitete er in Washington, bevor er Berater des Federal Reserve Board und später angesehener Professor wurde. Im Verlauf des Winters, erzählte er, drangen die Alliierten nach der brutalen Ardennenschlacht auf dem Weg durch Europa gen Osten vor. An der Ostfront rückte die russische Armee immer näher an Berlin vor. Jeden Tag erreichten Nachrichten über den bevorstehenden Sieg die USA. Im März erhielt er jedoch einen Anruf des langjährigen Dekans von Princeton, bei dem Randall einige Jahre zuvor promoviert hatte. Zu seiner völligen Überraschung war der Dekan in Tränen aufgelöst. Weil er wusste, dass sein jüngerer Bruder Junior dort gerade seinen Doktor gemacht hatte, war Randall in höchster Alarmbereitschaft.

»Ihr Bruder Virgil ist ins Philadelphia State Hospital, genannt Byberry, eingeliefert worden«, berichtete der Dekan düster. »Man sagt, dass sein Verhalten kurz nach seinem Abschluss recht bedenklich geworden ist.« Von den Gefühlen des Dekans alarmiert, erinnerte sich Randall an den September 1936, als er seinen jüngeren Bruder in Pasadena auf dem Pflaster unter dem Verandadach liegen sah, alle Viere von sich gestreckt. War so etwas schon wieder passiert? War es möglich, dass sich Junior tatsächlich erneut in einer psychiatrischen Klinik befand?

Erschüttert ging Randall zu seiner Vorgesetzten, einer Generalin, und bat sie um Erlaubnis, eine Reihe der heiß begehrten rationierten Benzingutscheine zu kaufen. Er hatte sich vorgenommen, jeden Sonntag, seinen einzigen freien Tag, damit zu verbringen, nach Philadelphia zu fahren, um seinen Bruder zu besuchen. Der Kontakt, als sein Bruder in Norwalk war vor acht Jahren, war bestenfalls sporadisch gewesen. Dieses Mal, sagte Randall mit Nachdruck, wollte er es anders machen. Jeden Sonntag stand er frühmorgens auf und begab sich auf die lange Fahrt zu der riesigen Anstalt auf dem Land. Er wollte Junior Gesellschaft leisten und sein Verhalten beobachten. Mit der Weitergabe seiner Notizen über die wöchentlichen Fortschritte seines Bruders an die Klinikmitarbeiter könnte er vielleicht dessen vorzeitige Entlassung erreichen.

Die ersten Besuche fanden in einer angespannten Atmosphäre statt, da sein Bruder deutlich verstört war. Randall war lange ohne Hoffnung. Doch Ende April kam ein Hoffnungsschimmer auf, als Juniors Fixierung auf Sünde, Religion, Telekinese und Faschismus nachzulassen schien. Aus Washington schickte Randall ein Telegramm an den Stationsleiter und bat darum, dass sein Bruder am nächsten Besuchstag die Einrichtung verlassen dürfe, damit die beiden gemeinsam außerhalb der Klinik zu Mittag essen könnten. Randalls Beobachtungen konnten vielleicht weiter dazu beitragen, dass sein Bruder bald entlassen wurde.

Nachdem dem Antrag stattgegeben wurde, kam er

voller Optimismus kurz vor zwölf Uhr an. Als er durch den imposanten Eingangsflur ging und einen Platz im Wartebereich fand, suchte er nach seinem Bruder. Als Junior schließlich auf ihn zukam, lag ein seltsamer Schleier über seinen Augen. Randall versuchte, weiterhin zuversichtlich zu sein – immerhin hatte Junior die Einrichtung seit über sechs Wochen nicht mehr verlassen –, und sie gingen zum Parkplatz, der bis auf die Autos der Mitarbeiter fast leer war. Es kamen nicht so viele Besucher in diese eindrucksvolle staatliche psychiatrische Anstalt.

Ein ratloser Blick schlich sich auf Randalls Gesicht, als er weitersprach und sich an die wachsende Besorgnis erinnerte, die er an diesem Sonntagnachmittag mehr als drei Jahrzehnte zuvor empfunden hatte. Etwas stimmte hier nicht. Sein Bruder war angespannt und blieb zurückhaltend, als sie ins Auto stiegen. Auf dem schmalen Highway entdeckte Junior nach kurzer Zeit ein Straßenschild und dann eine Plakatwand. Er schrie mit schriller Stimme Worte auf Deutsch heraus.

»Was ist los?«, begann Randall.

»Es besteht Gefahr«, antwortete sein Bruder auf Englisch, sein Tonfall machte klar, dass er sich tödlich bedroht fühlte. »Welche Gefahr?«, entgegnete Randall und versuchte, seine Frustration zu verbergen. »Wir sind mit Erlaubnis der Klinikleitung draußen und fahren zum Mittagessen. Wir haben Byberry gerade verlassen. Erinnerst du dich?«

Aber Juniors Blick verkündete nichts Gutes. »Hör auf mit deinen Lügen. Wir haben ein Konzentrationslager in Deutschland verlassen. Wie kannst du nur daran denken, mir bei der Flucht zu helfen?«

Randall versuchte ruhig zu bleiben. »Junior, das ist absurd. Wir sind außerhalb von Philadelphia in Pennsylvania. Komm zur Besinnung«, bettelte er.

»Sei still«, ermahnte ihn Junior im Kommandoton, bevor er weitere deutsche Verlautbarungen von sich gab und dann, ins Englische zurückfallend, warnte, dass ein Suchtrupp losgeschickt würde, sollte er vermisst werden. Die idyllische Fahrt wurde schnell zum Albtraum, Randall drängte weiter darauf, doch bitte vernünftig zu sein.

»Wir sind in der Nähe von Byberry, Junior. Es gibt kein Konzentrationslager weit und breit.«

»Wir müssen zurück«, rief Junior. »Wir werden beide erschossen, wenn ich mich außerhalb des Lagers befinde!«

Verzweifelt versuchte Randall noch einmal, dagegen zu halten, aber sein Bruder ließ nichts davon gelten. Randall gab auf, fand eine Querstraße, in der er wenden konnte, und fuhr langsam zurück zur Klinik. So viel zu den Fortschrittsberichten dieser Woche, dachte er bitter.

Nachdem das Auto auf dem Parkplatz abgestellt war, rannte Junior schnell zum Eingang. Zurück in den Gängen vermied er den Blickkontakt mit dem Klinikpersonal. Randall versuchte, ihn einzuholen, aber der Besuch war eindeutig vorbei. In Juniors Augen bedeutete jede weitere Kommunikation mit einem Komplizen große Gefahr. Verzagt rief Randall hinter ihm her, dass er in einer Woche zurückkommen würde, war sich aber nicht sicher, ob sein Bruder es überhaupt gehört hatte.

Randall und ich waren eine ganze Zeit in einem Nebenraum gewesen, abseits des Familienfestes. Es war an der Zeit, sich wieder der Gruppe anzuschließen. Abschließend sagte er noch, dass ihm die Rückfahrt von Byberry nach Washington endlos schien.

* * *

Ich war jetzt in der vierten Klasse und Dad war seit ein paar Monaten zurück. Mein psychischer Zustand war besser als im Jahr zuvor nach seiner endlos scheinenden Abwesenheit. An einem kühlen Herbstnachmittag zitierte er mich in die Einfahrt, sobald er vom Campus zurück war. »Streck deine Hände aus«, sagte er und hielt inne, während ich meine Arme hob. »Genau so, mach einen Ball aus Luft.« Es handelte sich um irgendeine naturwissenschaftliche Lehrstunde, vielleicht auch um eine tiefer gehende Lektion. Bei ihm war so etwas immer schwer zu unterscheiden.

»Wie viele Luftmoleküle, wie viele Sauerstoff- oder Stickstoffatome, aus denen diese Moleküle bestehen, befinden sich in deinen Händen? Schätz mal.«

Ich wusste, dass Atome klein sind. »Ähm, vielleicht Millionen?«

Dad schüttelte den Kopf. »Noch viel mehr«, antwortete er mit Faszination in den Augen. »Die Antwort liegt wahrscheinlich näher an Billiarden, vielleicht sogar Trillionen. Stell dir vor! Mehr als die Sandkörner an einem riesigen Strand, an vielen Stränden.« Er fuhr fort. Der größte Teil eines Atoms sei ein leerer Raum, der Kern und die Elektronen seien winzig im Vergleich zum riesigen Bereich dazwischen. Das sei wie bei den Planeten, die eine Sonne umkreisen. »Einstein hat den Atomkern einmal mit einer Fliege in einer Kathedrale verglichen«, sagte Dad, und ich war jetzt schon fern von aller Alltagswelt. »Die Welt um uns herum ist voller Wunder«, schloss er, »sie entzieht sich unserer Beobachtung.«

Beim Small Talk auf einem Familientreffen konnte Dad mit einem etwas angespannten Gesichtsausdruck höflich über das Wetter oder darüber parlieren, was zum Abendessen serviert werden würde. Doch wenn er über die Wissenschaft oder über Epochen der Geschichte sprach, sprach stille Begeisterung aus seiner Stimme. Eine Seite in ihm wirkte, als sei er auf hoher See verloren gegangen und als kämpfe er nun darum, präsent auf einer Welt zu bleiben, die von allen anderen bewohnt wurde. Doch die andere Seite suchte – leidenschaftlich und überzeugend – danach, was an unserem Dasein wesentlich ist. Als ich an diese beiden Seiten dachte, lief mir ein Schauer den Rücken herunter, obwohl ich nicht genau sagen konnte, warum. Ich verstand noch nicht, dass sein erstes, unbeholfenes Selbst seiner Meinung nach mit einem grundlegenden Makel behaftet war, anders als der Rest der Menschheit und fehlerhaft bis ins Mark zu sein. Er empfand sich als Geisteskranken, von der Norm abweichend.

Mom war jetzt viel stärker beschäftigt als zuvor, da sie an die Ohio State University zurückgekehrt war, um einen zweiten Masterabschluss und einen Lehramtsabschluss zu machen. Ihr Ziel war, Englisch und Geschichte an der Junior-Highschool zu unterrichten. Ich kannte den Grund dahinter nicht, genauso wenig, wie ich von dem ergebnislosen Besuch bei einem Anwalt vor ein paar Jahren wusste. Tatsächlich schien ihre Entscheidung fortschrittlich, nachdem ja nun die sechziger Jahre begonnen hatten: ein Schritt in Richtung Frauenrechte. Draußen im Garten sah ich bei warmem Wetter, wie Dad neben ihr am Gartentisch saß, wie sie sich eingehend mit einem Text über Transformationsgrammatik aus ihrem sprachwissenschaftlichen Seminar beschäftigten. Geduldig erklärte er ihr die Feinheiten von Chomskys Analyse. Die Diagramme sahen aus wie Spinnennetze. Ihre Köpfe und Oberkörper neigten sich, als sie sich gemeinsam intensiv konzentrierten, einander zu.

In meinem Fokus stand damals, eine Zielscheibe zu treffen, die in Zukunftsplanung, Schule und Sport aufgeteilt war. Wie bei einer mittelalterlichen Karte der flachen Erde hörte die Welt jenseits der kontrollierten Grenzen dieser drei Aktivitäten auf, zu existieren. Überall sonst lauerte das Unaussprechliche. Jenseits meines kontrollierten Lebens wartete etwas auf mich, aber ich konnte mir nicht vorstellen, was.

Die Nächte waren immer noch schwierig. Mir kamen keine Schimpfwörter mehr in den Sinn wie im Jahr zuvor, als Dad nicht da war. Aber ich hatte Angst, schlimm krank zu werden, wenn ich nicht schlafen könnte. Die Angst hatte mich im Griff wie ein chronisches Fieber. Ich dachte mir, dass ich vielleicht Ruhe bräuchte, genau wie Dad. Eines Abends im Spätherbst schlief ich zwar schnell ein, aber mitten in der Nacht saß ich aufrecht mit klopfendem Herzen im Bett. Verängstigt und verwirrt war ich überzeugt davon, dass ich überhaupt nicht geschlafen hatte. Ich war wie gelähmt von dem Glauben, dass mein Herz aufhören würde zu schlagen, wenn ich noch länger dort liegen bleiben würde. Ich sprang von meinem Hochbett herunter, rannte über den Teppich und klopfte laut gegen die Schlafzimmertür meiner Eltern. Wegen Sally, die nebenan in ihrem Zimmer schlief, hätte ich eigentlich leise sein sollen, aber ich konnte nicht anders.

»Mom! Dad!«, rief ich schluchzend, »ich werde krank. Helft mir!« Als keine Antwort kam, hämmerte ich erneut gegen die Tür. »Bitte helft mir. Ich könnte sterben.«

Nach einem Moment hörte ich ein leises schlurfendes Geräusch. Dad machte langsam die Tür auf und schaute verschlafen hinaus. Er trug einen Pyjama und flüsterte:

»Was ist denn?«

»Ich war die ganze Nacht wach. Ich kann nicht schlafen. Ich glaube nicht, dass ich überleben werde.«

Er hielt inne, drehte sich um und sagte leise etwas zu Mom. Dann wies er mir mit einer Geste den Weg zurück in mein Schlafzimmer und folgte mir. Nachdem ich die Leiter zu meinem Hochbett hochgeklettert war, strich er mir über die Stirn.

»Sag mir noch einmal, was dich bedrückt«, bat er mich leise. Mit erstickter Stimme platzte es aus mir heraus: »Ich war die ganze Nacht wach, ich kann nicht schlafen. Vielleicht sterbe ich noch vor morgen früh.« Ich fing wieder an, zu schluchzen.

Er dachte einen Moment nach. »Kein Grund zur Sorge«, sagte er ruhig, aber mit Überzeugung. »Einfach nur ausruhen hilft dem Körper auch, es ist vielleicht zu 70 Prozent so erholsam wie zu schlafen.« Etwas energischer fuhr er fort:

»Du weißt das vielleicht nicht, Steve, aber du lebst in einer Zeit der Wunder. Selbst wenn du krank wirst, können Ärzte heute viele Krankheiten mit neuen Medikamenten behandeln.« Als er ein Junge war, erzählte er weiter, hätte es Antibiotika und andere Medikamente, die wir heute haben, noch nicht gegeben. Viele Menschen seien gestorben, einige tragischerweise jung. Er erinnerte mich daran, dass mein Großonkel Corwin in einem Forschungsteam die Mechanismen entdeckt hatte, die der Wirkung von Antibiotika bei der Behandlung von Tuberkulose zugrunde liegen. »Stell dir vor, bevor es solche Medikamente gab«, sagte er, »war die Sterberate dramatisch hoch.«

Er fasste das bisher Gesagte zusammen: »Bei den heutigen Fortschritten, bei diesen Wundern der modernen Medizin – wenn du gut auf dich aufpasst, wirst du wahrscheinlich hundert Jahre alt!« Während er sprach, tat sich die Decke über mir auf, wie die Decke über dem Astronomen in meiner Erstklässlerzeichnung. Das Sternenlicht strömte durch die Öffnung des Observatoriums herein. Hundert Jahre!

Dad fing an, über weitere Entdeckungen zu sprechen, aber ich war schon dabei, einzudösen. Er sagte mir bald Gute Nacht und ging über den Teppich zurück. Im Halbschlaf ging mir die Zahl durch den Kopf. Es war vielleicht nicht die Ewigkeit, aber hundert Jahre schienen mir eine ziemlich lange Zeit zu sein.

Als Erwachsener begann ich, über Dads Interesse an den Wundern der modernen Medizin, die er beschrieben hatte, nachzudenken. Zweifellos fragte er sich, warum ihm derartige Wunder nie zur Verfügung gestanden hatten. Warum kamen seine mysteriösen Episoden so unerwartet, warum waren sie so beschämend – und warum waren sie so weit entfernt von jeder ausreichenden medizinischen Versorgung? Er hatte, wie er mir in seinen späteren Jahren sagte, das Gefühl, dass keiner seine Notlage verstand und dass er es nicht einmal wert sei, dass man ihm half.

Wenn Personen zu Gruppen gehören, die in starkem Maße stigmatisiert werden, und zwangsläufig mitbekommen, was die Gesellschaft über die eigene Gruppe sagt, ist die Wahrscheinlichkeit hoch, dass sie den unterschwelligen Inhalt in sich aufnehmen. Mit anderen Worten, das soziale Stigma verwandelt sich in ein *Selbststigma*, und der Teufelskreis schließt sich. Solch ein internalisiertes Stigma – die Auffassung, dass man zutiefst mangelhaft und unwürdig ist – hat verheerende Folgen. Es ist schlimm genug, Teil einer Gruppe außerhalb der Mehrheitsgesellschaft zu sein. Aber wenn der Einzelne überzeugt ist, dass seine eigenen Schwächen und moralischen Mängel die Ursachen des Problems sind, ist der Tiefpunkt erreicht. Es überrascht nicht, dass im Fall einer psychischen Krankheit ein hohes Maß an Selbststigmatisierung ein guter Indikator dafür ist, dass jemand gar nicht erst um eine Behandlung bittet oder dass sie vorzeitig abgebrochen wird.

Nicht alle Mitglieder stigmatisierter Gruppen stigmatisieren sich selbst. Trotz des Fortbestehens rassistischer Vorurteile und Urteilsverzerrungen haben viele Mitglieder ethnischer Minderheiten in den Vereinigten Staaten ein gesundes Selbstwertgefühl. Ein Schutzfaktor ist Solidarität und positive Identifikation mit anderen Gruppenmitgliedern. Denken Sie an Black Power, an das Selbstbewusstsein der Schwulenbewegung oder an die Frauenbewegung. Dies kann der Herausbildung einer negativen Identifikation entgegenwirken und zugleich das Eintreten für die eigenen Interessen und die positive Selbstachtung fördern.

Aber wer hätte sich bis vor Kurzem schon mit einer Gruppe identifizieren wollen, die per Definition verrückt, wahnsinnig oder psycho ist? Die Isolation und die Scham, die mit psychischen Krankheiten einhergehen, halten das internalisierte Stigma aufrecht, was wiederum zu noch mehr Hoffnungslosigkeit führt. Selbsthilfegruppen und -bewegungen gab es zu Dads Zeiten nicht, heute sind sie aber ein wichtiger Bestandteil im Bereich der seelischen Gesundheit. Obwohl sie allein weder das Stigma in der Öffentlichkeit noch das Selbststigma beseitigen können, sind sie ein Teil der Lösung.

* * *

Im folgenden Frühjahr kam Dad mit zu den meisten meiner Spiele während der Baseballsaison. Ich fuhr mit dem Fahrrad vor, um das Aufwärmen nicht zu verpassen, während er mit dem Auto zum eigentlichen Spiel nachkam. Ich erzielte tatsächlich einige Punkte und war jetzt groß genug, um auf der ersten Base zu spielen.

Ich konnte es noch nie ertragen, zu verlieren. Damals wusste Sally allein aufgrund von Geräuschen, ob unsere Mannschaft gewonnen oder verloren hatte. An manchen Abenden hörte sie, wie ich mit meinem Fahrrad gemächlich in die Einfahrt einbog, und vernahm meine unbeschwerten Schritte, wenn ich die Treppe hinaufging. »Wir haben heute Abend gewonnen! Gibt es etwas zu essen?« An anderen Abenden jedoch riss ich die Tür zum Hausflur auf und knallte mein Fahrrad auf den Linoleumboden, sodass es durch das ganze Haus schallte. Ich stürmte nach oben und schlug meine Schlafzimmertür zu.

»Es ist nicht zu schwer, zu sagen, ob dein Team gewonnen hat«, neckte sie mich. Aber meist verkniff sie sich ihre Hänseleien, um nicht ins Kreuzfeuer meines plötzlichen Zorns zu geraten.

Sally und ich waren uns weiterhin nahe. In den kommenden Jahren bat sie mich manchmal am Abend mit klagender Stimme: »Steve, kannst du mir bei Mathe helfen?« Mit ihren Rehaugen und ihrem elfenhaften Haarschnitt, der gerade herauswuchs, sah sie ganz verlegen aus. Mit flehendem Ton gestand sie: »Ich stecke fest.«

»Warte kurz, Sal. Lass mich meine Sachen fertig machen. Ich schau es mir in ein paar Minuten an.«

Wenn Sally mit Mathe kämpfte, ging sie auch manchmal zu Dad, aber seine Antworten waren verkopft und abstrakt. Er schaffte es nicht, den Stoff einfacher zu vermitteln. Ich ging den Stoff sorgfältig mit ihr durch und versuchte, ihr klarzumachen, dass sie es, wenn sie es nur Schritt für Schritt machte, allein hinbekommen konnte. Aber sie sagte immer dasselbe. »Ich verstehe es einfach nicht so wie du, Steve. Mein Gehirn funktioniert anders als deins.« Ich merkte, dass ich eine ziemlich hohe Messlatte gesetzt hatte.

Sally war Pfadfinderin bei den Camp Fire Girls, immer aktiv und voller Energie. Ihre Freundinnen gingen bei uns ein und aus. So sehr sie sich auch um andere kümmerte, fiel es ihr doch schwer, sich selbst gut zu behandeln. Sie war sehr sensibel gegenüber ihren Klassenkameraden, gegenüber Mom, gegenüber unseren Katzen und gegenüber allen, die Schmerzen hatten, aber ihre eigenen Bedürfnisse rangierten oft erst an zweiter Stelle.

Als Junge hatte ich viel mehr Freiheiten, mich in der Welt draußen umzuschauen und so dem belastenden Schweigen in unserem Haus zu entfliehen. Dad unterstützte mich immer, wenn ich ihn am meisten brauchte, Sally jedoch nicht. Er war mit fünf Brüdern in einem leistungsorientierten, von Männern dominierten Haushalt aufgewachsen – und weil seine Mutter ihn für immer verlassen hatte, als er drei Jahre alt war, hatte er nie die Gelegenheit gehabt, wirklich mit dem anderen Geschlecht zu kommunizieren. Er hatte die meiste Zeit seines Lebens in reinen Jungenenklaven gelebt und später in der von Männern dominierten Welt der Philosophie konkurriert. Obwohl er sich durchaus nach den verwirrenden Episoden des Wahnsinns an seine Frau wenden konnte, um nach den Namen der Nachbarn zu fragen, erzählte er ihr nie, wohin sein Geist gewandert war – oder wie die Kliniken wirklich waren. Dieser Bereich seiner Existenz war zu privat und zu sehr mit Scham verbunden. Er entschied, sich mir gegenüber während meines ersten Studienjahres zu öffnen, dies aber nicht gegenüber seiner Tochter oder gar seiner Frau zu tun. Das Selbststigma hielt ihn davon ab, vielleicht dachte er, eine Frau würde es nicht richtig verstehen.

So nah Sally und ich uns waren, lebten wir doch in verschiedenen Welten. Es gab noch andere Gründe, warum sich Dad nicht wohl dabei fühlte, wenn er Frauen zu nahe kam. Aber das blieb ein Geheimnis, bis ich viel älter war.

* * *

Für die Osterferien meines fünften Schuljahres hatten wir eine Reise nach Südkalifornien geplant. Ich würde endlich sehen, wo Dad und seine Brüder aufgewachsen waren. Dad lud in der Einfahrt das Gepäck ins Auto, er schwitzte und ächzte, schichtete immer wieder hektisch die Koffer um und sah ständig auf seine Armbanduhr, um sicherzustellen, dass wir auch pünktlich zum Flughafen kamen. Ich war dabei, meine eigene Tasche zu packen, da hörte ich von draußen einen lauten Schmerzensschrei. Als ich hinauseilte, sah ich, wie sich Dad mit verzerrtem Gesicht krümmte und seine linke Hand mit einem blutgetränkten Taschentuch umklammerte. Mom und Sally waren ebenfalls hinausgerannt.

»Ich wollte noch einen Koffer unterbringen«, murmelte er mit zusammengebissenen Zähnen.

»In der Eile habe ich die Kofferraumklappe auf meine linke Hand geschlagen. Ich glaube nicht, dass der Finger gebrochen ist.«

»Virg, vielleicht sollten wir die Reservierung stornieren«, sagte Mom zaghaft.

»Auf keinen Fall«, erwiderte er. »Wir treten diese Reise an. Würdest du etwas Eis holen, dann kann ich die Hand vielleicht in der Zwischenzeit verbinden und wir erwischen den Flieger noch.« Unter dem Taschentuch war zu sehen, dass sein Finger geschwollen und lila verfärbt war. Er erinnerte uns daran, dass er sich in der Highschool die Hand und das Handgelenk gebrochen hatte. Der Bruch war damals nicht richtig behandelt worden und seither seine schwache Stelle. Natürlich wusste niemand, dass die Hand bei seinem kurzen Flug vom Verandadach zertrümmert worden war.

Energisch zerkaute Dad ein paar Aspirintabletten,

ohne mit Wasser nachzuspülen. Mom nahm auf dem Fahrersitz Platz und wir fuhren los. Als das Flugzeug schon auf der Startbahn war, fragte Sally, ob das Abheben unheimlich sei. Dad antwortete: »Wenn man in der Luft ist, merkt man nicht einmal, dass man fliegt. Das ist die Physik, die das möglich macht. Wie schaffen es all diese Tonnen Metall in die Luft? Es ist die Flügelform, die oben weniger Druck erzeugt, wodurch der Auftrieb entsteht.« Selbst unter Schmerzen ließ sich Dad nicht davon abhalten, zu dozieren.

In Pasadena fuhren wir zu Nettella, der zweiten Frau meines Großvaters, in das Haus, in dem Dad aufgewachsen war: 935 North Oakland Avenue. Das Haus war klein, es lag etwas abseits der Straße. Unten war es mit dunklem Holz verkleidet und die Schlafzimmer befanden sich oben. Es gab ein kleines, flaches Dach über der Haustür. Sally konnte es nicht glauben: Im Garten wuchsen Kumquatbäume.

»Was für ein festliches Ereignis«, sagte Oma Hinshaw immer wieder, als sich die Familie am nächsten Tag zu einem Familientreffen versammelte. Sie hatte ihre weißen Haare zu einer Hochsteckfrisur gebunden. Der Esstisch war voller Köstlichkeiten. Ich hatte meine Autobiografie dabei, die ich für eine Hausaufgabe in der Schule verfasst hatte. Sie trug den Titel »Mein Leben, geschrieben von mir«. Auf der ersten Seite verkündete ich, in welcher glücklichen Lage ich mein ganzes Leben lang gewesen sei, ein Leben voller Privilegien. Nach dem Essen hörte ich, wie Onkel Randall und Onkel Bob zu Dad sagten, ich sei genauso philosophisch, wie er es sei.

Einen Tag später fuhren wir nach Arcadia zu einem Kaufhaus, das Hinshaw‘s hieß und sich im San Gabriel Valley unterhalb von Onkel Bobs modernem Flachdachhaus in den Ausläufern der Berge befand. Ich war erstaunt, unseren Familiennamen in so großen Buchstaben auf dem Schild des Geschäfts zu sehen. Onkel Paul, der jüngere der beiden Halbbrüder Dads, arbeitete im anderen Hinshaw’s in Whittier, wenn er nicht gerade als Solist im Roger-Wagner-Gesangverein seine großartige Baritonstimme ertönen ließ. In den Büros hinten wurde ich meinem Großonkel Ezra, dem Gründer des Kaufhauses, vorgestellt. Er saß sabbernd im Rollstuhl, sein weißes Haar war zerzaust. Ich versuchte, ihn nicht anzustarren.

»Ezra hat eine Krankheit, die man Parkinson nennt«, erklärte Dad, als wir zurückfuhren. »Sein Verstand arbeitet gut, aber der Teil des Gehirns, der seine Muskeln kontrolliert, funktioniert nicht richtig.« Niemand wisse genau, was da vor sich ging. Es sei ein medizinisches Rätsel, das die Wissenschaftler zu lösen versuchten.

Zu Beginn meiner Highschool-Zeit, als wir erneut nach Südkalifornien reisten, erlebte ich eine der großen Überraschungen meiner Jugend. Dort angekommen, fuhren wir wieder zu Hinshaw's, wo ich in den Hinterzimmern des Kaufhauses auf einen älteren Mann mit weißen Haaren traf, der umherging, lächelte und die Mitarbeiter grüßte. Einen Moment später stellten meine Onkel mich erneut meinem Großonkel Ezra vor. »Du bist ihm vor ein paar Jahren schon einmal begegnet, Steve, erinnerst du dich?«

Sie lagen offensichtlich falsch, war Ezra doch der Mann im Rollstuhl gewesen, allem Anschein nach ein anderer. Dennoch sah ich die Ähnlichkeit. Wieder versuchte ich, ihn nicht anzustarren.

»Ezra bekommt ein Medikament gegen Parkinson namens L-DOPA. Es wirkt in den Bereichen des Gehirns, die betroffen sind. In vielen Fällen kehren dadurch Fähigkeiten zurück, die verloren gegangen waren«, erklärte mir Dad am Abend. Endlich, hier war der Beweis: Wunder der modernen Medizin gab es tatsächlich. Ich sehnte mich danach, eines Tages Teil eines Teams zu sein, das solche Entdeckungen machte. Menschliches Leid zu lindern würde einiges an Zeit und Arbeit in Anspruch nehmen, da war ich mir sicher, und es bedurfte sowohl der Wissenschaft als auch der richtigen Haltung, um das zu erreichen.

* * *

Für eine Schulaufführung im Frühjahr meines letzten Jahres in der Elementary School veranstalteten wir Sechstklässler ein Festival, bei dem ich Showmaster und Erzähler war. Dad war nicht da, aber ich war so beschäftigt, dass ich es kaum bemerkte. Am Abend der Aufführung strömten die Familien in den Zuschauerraum. Danach traf ich im Flur auf Mom. »Warum hast du mir nicht erzählt, dass du eine so große Rolle spielst?«, schwärmte sie. »Meine Güte!«

Um Dampf abzulassen und den Empfang zu vermeiden, spielten einige Jungs und ich Fangen und rannten durch die Schule, immer hinein und wieder heraus. Im Foyer holte ich einen Jungen fast ein, doch er hielt hinter sich die Tür zu, sodass ich ihn nicht zu fassen bekam. Ich warf mich mit aller Kraft dagegen, die Tür öffnete sich einen Zentimeter, und ich griff in den Türrahmen, um sie noch weiter aufzuhebeln. Doch er schlug sie wieder zu und da war alles aus. Glühender Schmerz erfüllte mich und die Luft um mich herum. Tiefrotes Blut strömte aus meinem Finger.

Mom stand ganz in der Nähe bei den Büfetttischen. »Was hast du nur gemacht?«, rief sie mit weit aufgerissenen Augen und begutachtete meinen Finger. Die Wunde wurde genäht und ich bekam eine Spritze gegen die Schmerzen, mein gebrochener Finger wurde für einen Monat mit einer Schiene ruhiggestellt. Mittlerweile war es fast schon ein Ritual: Ich führte mir vor Augen, was passierte, wenn ich zu enthusiastisch wurde. Obwohl ich damals noch nicht wusste, was mit Dad los war, hatte ich einen sechsten Sinn dafür, was geschah, wenn jemand die Kontrolle verlor. Meine Angst war stärker als jeglicher Erkundungsdrang.

Ein paar Wochen später war Dad wieder da. Wie immer sprach niemand darüber. Seit Jahren dieselbe Routine. In den Sommerferien 1964 fuhren wir gemeinsam mit Großmutter zur Weltausstellung nach New York. Nach einer langen U-Bahnfahrt nach Queens besichtigten wir die riesige Edelstahlkugel und die anderen Ausstellungsstücke. Dad und meine Großmutter verstanden sich gut. Auf dem Weg zum Abendessen fragte Großmutter, wohin es denn gehe. Mit einem verschmitzten Lächeln im Gesicht antwortete Dad:

»Wie wäre es mit dem Willard?« Alle lachten, sogar Mom. Doch ich war fassungslos. Wie konnten sie Scherze über diesen Ort machen?

Als wir zurück im Hotel waren, kam ein Anruf für Dad aus Kalifornien. »Das ist vielleicht wichtig. Ich nehme den Anruf im Schlafzimmer an«, sagte er zu uns. »Hoffentlich ist alles in Ordnung«, sagte Sally.

Ein paar Minuten später tauchte er mit einem düsteren Gesichtsausdruck wieder auf. »Meine Stiefmutter ist heute gestorben. Sie war krank, aber das kommt jetzt doch sehr unerwartet. Meine Brüder finden, ich sollte zum Gottesdienst nach Pasadena kommen, und ich finde das auch.« Mom umarmte ihn traurig.

»Warte!«, rief ich mit wachsender Enttäuschung. »Unser Urlaub ist ruiniert!«

»Das ist ein schrecklicher Verlust für Dad«, sagte Mom. »Und du solltest ihm sagen, wie leid es dir tut. Aber vielleicht können Großmutter und ich die Fahrt nach Boston und Cape Cod wie geplant fortsetzen.« Sie gewann an Selbstvertrauen und fragte, was Dad dazu meine.

»Natürlich«, antwortete er, »wenn du das möchtest.« Am nächsten Morgen fuhr Dad mit einem Taxi zum Flughafen. Wir anderen fuhren durch das Labyrinth der gelben Taxis in New York und weiter nach Cape Cod, Boston und zu den Niagarafällen. Eine Woche später kamen wir wieder in Columbus an, wohin auch Dad kurz zuvor von der anderen Seite des Kontinents zurückgekehrt war.

Wir berichteten einander von unseren Reisen. »Der Gottesdienst war traurig, aber würdevoll«, sagte er. »Alle meine Brüder waren da, was für ein Anlass, zusammenzukommen.«

Während er sprach, lag Wehmut in seinem Gesicht. Irgendetwas schien ihm auf der Zunge zu liegen. Würde er uns gleich vielleicht mehr über seine Familie und seine Vergangenheit erzählen? Würden sich Türen öffnen, verborgene Welten aufgedeckt? Gab es Erinnerungen an seine Stiefmutter und Dinge in seiner Kindheit, von denen ich nie gehört hatte? Ich hielt den Atem an.

Als ich wieder hinsah, war der Gesichtsausdruck nicht mehr da. Insgeheim niedergeschmettert sah ich ein letztes Mal zu ihm. Aber der Moment war vorüber. Ernüchtert wurde mir klar, dass die Dinge so blieben, wie sie immer gewesen waren. Mein Blick nach vorn gerichtet, die Geheimnisse unter den Tisch gekehrt.

6. Die Abendnachrichten bei CBS

Bis heute bin ich verblüfft über die Art und Weise, wie unsere Eltern Sally und mich vor Dads schlimmsten Episoden (einschließlich der mitternächtlichen Fahrt nach Cincinnati und seinen plötzlichen Abreisen aus unserem Haus) geschützt haben. Ohne Moms übermenschliche Bemühungen wären wir womöglich untergegangen.

In Dads manischen Episoden war sein Urteilsvermögen stark beeinträchtigt und sein Verhalten unerhört. Er musste die westliche Philosophie retten und rief mitten in der Nacht nichts ahnende Kollegen im ganzen Land an, um sie über seine wirren Pläne zu informieren. Zugleich war er davon überzeugt, dass andere seine Ideen stehlen würden. Wenn er über einen solchen angeblichen Diebstahl in Rage geriet, störte er an der Universität die Fakultätssitzungen. Blicke, die ihm Fremde zuwarfen, oder die Art, wie Daten in den Texten, die er las, angeordnet waren, deuteten auf katastrophale Ereignisse hin, die sich prägend auf die Weltgeschichte auswirken könnten. Die Zeichen ließen ihn nach Hause eilen und unverständliche Notizen tippen. Normalerweise waren seine Vorträge sorgfältig strukturiert, nun bewegte er sich von einer Idee zur nächsten wie ein umherflatternder Kolibri.

Es ist nur schwer vorstellbar, dass er damals über die Selbstbeherrschung verfügte, dies vor seinen Kindern zu verbergen, sogar wenn die Polizei ihn ins Krankenhaus brachte oder sein Bruder Bob aus Kalifornien anreiste, um einzugreifen. Doch irgendwie konnten Mom und er den heillosen Wahnsinn vor uns verstecken.

In Wahrheit lag es nicht nur an ihnen. Ich wirkte als Komplize mit. Ich *wollte* nicht wissen, was da vor sich ging. Was auch immer da unter den verhaltenen Tönen in unserem Haushalt verborgen lag, ich drang nie darauf, es herauszufinden. Damals in der dritten Klasse, als Dad ein Jahr lang weg gewesen war und meine Mutter keine rechte Antwort auf die Frage hatte, wo er steckte, gab ich schon nach einem Versuch auf. Wäre Amnesiepulver auf unseren Cornflakes verteilt worden, wäre ich derjenige gewesen, der es verstreut hätte. Hätte es eine Pumpe zum Absaugen von Erinnerungen gegeben, hätte ich sie aus der Garage geholt und an meinen Schädel gelegt. Bis heute kämpfe ich gegen meine lang gehegte Überzeugung, dass ich alles Unangenehme unterdrücken müsse – dies ist Teil meines erlernten Musters und führt dazu, dass ich auch heute noch allzu oft feststecke. Es ist eine der wichtigsten Schlachten meines Lebens.

* * *

»Steve, guck dir das mal an.« Mom gab mir ein blaues Heft von dem riesigen Stapel auf dem Küchentisch. Ich war in der siebten Klasse und machte gerade eine Pause von meinen Matheaufgaben. Mom war jetzt Dozentin an der Ohio State University und gab Kurse für Erstsemester zum schriftlichen Verfassen von Studienarbeiten. Die Leiterin des Fachbereichs Englisch, wo sie für ihren Masterstudiengang Kurse belegt hatte, überzeugte sie, auf eine Lehrtätigkeit an einer weiterführenden Schule zu verzichten und stattdessen Lehrveranstaltungen an der Uni zu geben. Später hielt sie diese Seminare für Studierende aus anderen Ländern und übernahm mehrere Pflichtveranstaltungen für Erstsemester in Englisch.

Alle paar Nächte breitete sie einen neuen Stapel Aufsätze zur Benotung auf dem Küchentisch aus. Damals gab es nur eine Zulassungsvoraussetzung für die Ohio State University: Man musste einen Highschoolabschluss haben. Im ersten Jahr wurde dann im Englischseminar ausgesiebt. Das Thema für die aktuelle Aufgabe – irgendein Sachverhalt, durch den man etwas Übung im Schreiben bekommen sollte – war das Homecoming-Wochenende, das kürzlich stattgefunden hatte. Ich blätterte durch die Seiten. In Kritzelschrift stand in den letzten Zeilen: *Es regnete und regnete und regnete und regnete. Es war sehr schlahmmig. Ich war so traurig.*

Ich wunderte mich sehr. Das sollte Englisch auf Collegeniveau sein? Ich war quasi mit Textstruktur und Rechtschreibung aufgewachsen. Wenn mir ein Text nicht perfekt gelang, brach für mich eine Welt zusammen. Der Studienanfänger tat mir leid. Mom auch, mühte sie sich doch so sehr, den Studierenden Grammatik und einen gewissen Stil beim Schreiben beizubringen. Wir waren eine privilegierte Familie aus dem Bildungsbürgertum, während viele Absolventen der Highschools in Ohio nur schlecht auf die Universität vorbereitet waren.

Unsere Belustigung und unser Entsetzen hatten etwas Befreiendes. Ähnlich verhielt es sich mit Dad, wenn wir uns die Three Stooges oder Laurel und Hardy unten im Wohnzimmer ansahen. Er liebte diese alten Filme, er krümmte sich vor Lachen. Dann war er wieder ganz der Junge im Kino von Pasadena, auf dem nicht das ganze Gewicht des Universums lastete. Für kostbare Momente verflüchtigte sich in unserem Haus die Anspannung, über die man sonst nicht sprach.

Ab und zu brach der Damm auch auf eine andere Art. Zum Beispiel, als ich mich nach einem Besuch im Schwimmbad während eines Gewitters ausgesperrt hatte. Ich war bis auf die Knochen nass, fror und klopfte heftig an den verschlossenen Windfang. Ich war so frustriert, dass niemand mich hörte, und schlug so heftig zu, dass meine Faust direkt durch das Glas knallte. Es war reiner Zufall, dass keine Arterie durchtrennt wurde. Ein andermal, als ich fand, dass Sally mich zu sehr geärgert hatte, schlug ich meine Zimmertür mit einer solchen Kraft zu, dass der Spiegel hinter mir mit voller Wucht zu Boden stürzte. Als das

1,5 Meter hohe Rechteck aus Glas auf den Boden knallte, schallte es durch das ganze Haus. Aus irgendwelchen Gründen zerbrach der Spiegel nicht.

Was war das, was da unter meiner Haut lag und jeden Moment explodieren konnte? Meine Anstrengung, das Schweigen zu wahren, forderte ihren Tribut, was dazu führte, dass es gelegentlich knallte. Außerdem habe ich eindeutig einen Teil von Dads Genen für die bipolare Störung in mir. Obgleich nur ein blasser Schatten seiner unkontrollierten Emotionen während seiner schlimmsten Episoden, habe ich eine ähnliche Tendenz zu fehlregulierten Affekten. Nur allzu oft sind psychische Störungen eine Familienangelegenheit.

Als ich auf der Junior-Highschool war, trat Dad dem Chor der großen Kirche bei, die meine Eltern besuchten, eine progressive protestantische Gemeinde. Der Chor hatte höchste Qualitätsansprüche und wurde manchmal von Musikern des Columbus Symphony Orchestra begleitet. Jeden Donnerstag nahm Dad nach einem frühen Abendessen an den Proben teil. Die Woche über übte er in seinem Arbeitszimmer Tonleitern und Liedtexte, man konnte ihn durch die hölzerne Schiebetür hören. Sonntagmorgens sah ich ihn in seinem Gewand hinter der Kanzel beim Hauptaltar stehen, sein Blick schweifte zwischen den Noten in seinen Händen und dem Himmel darüber hin und her. Wohin reiste er in diesen Momenten? In die Zukunft in Richtung ewiges Leben, das auf ihn wartete, wenn er an seinem Glauben festhielt? Oder zurück zu seiner frühen religiösen Erziehung in Pasadena?

Er erzählte mir, wie er seine Welten miteinander verband. »Ich bin nach wie vor überzeugt, dass ein höheres Wesen alles, was ist, erschaffen hat. Philosophen und Naturwissenschaftler können lediglich versuchen, einen Teil des Mysteriums zu verstehen.« Meine eigene Angst vor der ewigen Verdammnis ließ allmählich nach, aber ich verlangte von mir selbst immer noch Perfektion. Ich hing über einem tiefen Abgrund und klammerte mich an eine schmale Seilbrücke. Meine Arme und Schultern waren vor Anstrengung kurz davor, nachzugeben.

An der Ohio State University hielt Mom auch Lehrveranstaltungen über amerikanische Romane wie *Der große Gatsby* sowie über die Dichtung des 19. und 20. Jahrhunderts. Sie zeigte Sally und mir eines ihrer Lieblingsgedichte, »Richard Cory« von Edwin Arlington Robinson. Die erste und die letzte Strophe blieben mir im Gedächtnis:

> Kam Richard Cory mal ins Städtchen rein,
> schauten wir bewundernd hin,
> von Kopf bis Fuß ein Mann so fein,
> herausgeputzt und wie ein König dünn.
> [...]
> So schuften wir, beseelt von höhrer Macht,
> verzichten auf das Fleisch, nur Brot.
> Und Richard Cory, in einer lauen Sommernacht,
> ging heim und schoss sich tot.

Mom sagte, dass sie versuchte, ihren Schülerinnen und Schülern das zentrale Thema des Gedichts zu vermitteln: der Unterschied zwischen der Oberfläche – was jeder als perfektes Leben ansah – und dem Geheimnis, das darunterlag, nämlich die Verzweiflung, von der niemand etwas wusste. Tatsächlich brachte nichts Sally und mich näher an die Wahrheit über unsere Familiensituation als dieses Gedicht. Mom fühlte sich dem Pakt, den sie eingegangen war, verpflichtet, uns nie etwas über Dads Situation zu verraten. Erst durch Gespräche über Literatur bekamen wir einen kleinen Hinweis darauf.

Erving Goffman, der berühmte Berkeley-Soziologe, hat den Begriff *Courtesy Stigma* geprägt, der die ausgeprägte Tendenz der Gesellschaft umschreibt, jeden, der mit einem stigmatisierten Individuum oder einer stigmatisierten Gruppe in Verbindung steht, ebenfalls herabzusetzen. In zynischer Weise meinte Goffman, wenn die Gesellschaft eine bestimmte Gruppe scharf tadle oder stigmatisiere, entspreche es nur der normalen Höflichkeit, auch die dieser Gruppe nahestehenden Personen zu verunglimpfen. Man denke an den Verwandten eines Leprakranken – oder an jemanden im 18. oder frühen 19. Jahrhundert, der einem Sklaven im Süden beigestanden hat. Solche Menschen waren in den Gesellschaften ihrer Zeit Ausgestoßene. Gegenwärtig tragen Familienangehörige von Menschen mit einer schweren psychischen Störung die Last des Courtesy Stigmas: Eine größere Nähe als Verwandtschaft mit einer Person, der diese Art von Makel anhaftet, gibt es nicht.

Schlimmer noch: Über weite Strecken des 20. Jahrhunderts beschuldigten Psychologen und Psychiater die Familienmitglieder, insbesondere die Eltern, bei ihren Nachkommen psychische Erkrankungen zu verursachen. Autismus wurde mit »Kühlschrankeltern« in Verbindung gebracht, die keine emotionale Bindung herstellten, während Schizophrenie durch »schizophrenogene Mütter« hervorgerufen wurde, deren angeblich feindseliger und abhängigkeitsfördernder Erziehungsstil die Kinder in den Wahnsinn trieb. Ehegatten, Geschwister und Nachkommen waren Bestandteil des anhaltenden Fluchs. Jede Berücksichtigung der biologischen Anfälligkeit – einschließlich der eindeutigen Ergebnisse, dass das genetische Risiko für Krankheiten wie Schizophrenie, bipolare Störung, Aufmerksamkeitsdefizit-Hyperaktivitätsstörung (ADHS) und Autismus beachtlich ist – fiel unter den Tisch.

Was das Courtesy Stigma angeht, sind Familien mit einer beträchtlichen *objektiven Belastung* konfrontiert, die mit der psychischen Erkrankung ihrer Verwandten einhergeht. Dazu gehören nötige Auszeiten vom Beruf oder Kosten beim Beantragen von Hilfen, was beides allzu oft eine wirtschaftliche Benachteiligung und großen Stress mit sich bringt. Viele Familien beschreiben außerdem sehr anschaulich, was als *subjektive Belastung* bezeichnet wird, die Scham und die Erniedrigung, die mit dem ganzen Thema einhergehen, einschließlich der heldenhaften Bemühungen, alles geheim zu halten. So groß die objektive Belastung auch sein mag, die meisten Familien sagen, dass die subjektive Belastung – das Unbehagen und die Angst vor dem Eingeständnis, dass in der Familie eine psychische Erkrankung besteht – einen weitaus höheren Tribut fordert.

Als Ehefrau eines Mannes, der in den schweigsamen 1950er-Jahren regelmäßig wahnsinnig wurde, erlebte Mom jeden Tag die tiefe Kluft, die das Courtesy Stigma entstehen lässt. Die Berufsgruppe der Psychiater hörte ihr nicht zu oder tat ihre Erkenntnisse ab. Hilfe und Unterstützung für die Familien waren völlig außerhalb dessen, was man sich unter psychiatrischen Interventionen vorstellte. Zu Recht war Mom der Meinung, dass unsere Familie, wenn jemand die Wahrheit erfahren hätte, gemieden worden wäre. Denn ihr haftete ein »moralischer Makel« an, der Höchstgrad an Untauglichkeit. Unser ganzes soziales Ansehen hätte sich in Luft aufgelöst.

Vom Courtesy Stigma sind jedoch nicht nur Verwandte betroffen. Man denke nur an all die Berufe im psychiatrischen Bereich, an die Psychologinnen, Psychiater und Sozialarbeiter – also an diejenigen, deren Aufgabe die Betreuung von Menschen mit psychischen Störungen ist –, und auch an Wissenschaftler, die sich mit den Ursachen und Behandlungsmethoden beschäftigen. Plump gesagt, besteht die nicht offen ausgesprochene Ansicht, dass all diese Personen ihr Leben lang mit Verrückten zu tun haben. Tatsächlich haben Menschen, die im psychiatrischen Bereich tätig sind, einen niedrigen Status und werden sogar lächerlich gemacht. Klinische Psychologen stehen verglichen mit anderen Psychologen am unteren Ende der Statusleiter. Von der Psychiatrie weiß man, dass es sich um eine unbeliebte Spezialisierung in der Medizin handelt. Die Gelder, die für die Behandlung psychischer Störungen ausgegeben werden, sind nach wie vor geringer als die für die Behandlung körperlicher Krankheiten – also für »echte« Krankheiten.

Stigmatisierung, Selbststigmatisierung und Courtesy Stigma sind wichtige Faktoren im lähmenden Teufelskreis aus Niederlagen und Hoffnungslosigkeit. Und dies hat erschütternde Folgen für alle, die von psychischen Erkrankungen betroffen sind.

* * *

In der siebten Klasse schoss ich explosionsartig um zehn Zentimeter in die Höhe. Die First Base, also die rechte Ecke des Innenfelds, wurde für mich eine immer bessere Position im Baseball, da ich nun von den Spielern im Innenfeld Würfe abfangen konnte, die ihr Ziel verfehlten. In den letzten Tagen des Frühlings hatten wir an einem strahlenden Samstagmorgen gleich zwei Spiele. Sally war bei einer Freundin, aber Mom und Dad kamen mit Gartenstühlen, um zuzusehen. Um zwölf Uhr flimmerte das staubige Spielfeld in der Mittagshitze. Obwohl ich meine Kappe tief in die Stirn gezogen hatte, musste ich die Augen zusammenkneifen. Zwischen zwei Spielabschnitten wurde ich eingewechselt, lief aufs Spielfeld, hielt dann jedoch an, blinzelte. Plötzlich: ein punktförmiges Licht, das sich in eine Zickzacklinie und dann in einen Blitz verwandelte, durch den die rechte Hälfte des Himmels verdeckt wurde. Tausend Blitzlichter leuchteten, pulsierten vor meinen Augäpfeln. Ich hielt mir die Augen zu.

»Steve, was ist los?«, rief Mom und eilte zu mir herüber.

»Ich kann nichts sehen«, erwiderte ich und kämpfte gegen die Panik an. »Wie kann ich es stoppen?«

Dad sagte dem Trainer, dass ich krank sei, und holte das Auto. Die Hälfte meines Gesichtsfelds war nun von einem gelbgoldenen Schneesturm bedeckt. Während der Fahrt nach Hause verblassten die Lichter auf mysteriöse Weise, doch dann setzten Schmerzen auf der anderen Seite meines Kopfes tief im Schläfenbereich ein. Es fühlte sich an, als würde mein Schädel von der Spitze eines Schwertes durchbohrt. Wenn ich mich auch nur einen Millimeter bewegte, wurde das Pochen noch schlimmer.

Verwirrt und halb gelähmt sank ich ins Bett. Als Mom hereinkam, klang ihr Flüstern wie Kanonendonner. Die Lichtstrahlen an den Rändern des Vorhangs in meinem Zimmer leuchteten so hell wie Flutlichter. Ein paar Stunden später erhob ich mich trotz der gellenden Schmerzen und fühlte mich, als hätte ich vier Liter Brackwasser geschluckt. Ich schaffte es gerade noch ins Bad. Über der Toilette hängend, musste ich mich explosionsartig übergeben – Saft, Wasser, Gallensaft, wer weiß, was. Ich saß keuchend auf den Fliesen. Als ich schließlich schwankend aufstand, spülte ich ab, putzte mir die Zähne und bemerkte, dass der Schmerz in meiner linken Schläfe etwas nachgelassen hatte. Langsam kroch ich zurück ins Bett.

Irgendwann nachts wachte ich aus tiefem Schlaf auf und fühlte mich ganz ausgetrocknet. Ich ging vorsichtig ins Bad und konnte kaum glauben, dass ich mich fast wieder normal fühlte. Ich wagte es, ein paar Schlucke Wasser zu trinken, bevor ich wieder ins Bett ging. Das Nächste, was ich wahrnahm, war ein strahlender Morgen mit frischer Luft. Ausgehungert ging ich die Treppe hinunter, das Gift in mir war auf irgendeine Weise herausgespült. Das Essen schmeckte mir so gut wie seit Monaten nicht. Es war, als lebte ich in zwei Welten, einer mit unerklärlichen Schmerzen und einer anderen mit einer Galgenfrist, aber in gehobener Stimmung. Dad meinte, ich hätte zweifellos meine erste Migräneattacke gehabt, genauso sei es bei ihm als Jugendlicher gewesen. Genauso wie bei Virgil Sr. und bei allen Jungen der Familie Hinshaw. Genauso wie bei Sally, bei der es bald losgehen würde. Nun war ich mit meinen Verwandten durch Schmerz verbunden.

* * *

Nach dem Abendessen sprachen wir manchmal über das frühere Leben von Mom und Dad.

»Wie habt ihr euch kennengelernt?«, fragten Sally und ich, als wir noch nicht ganz in der Pubertät waren.

»Bei einem Blind Date«, antwortete Mom. Wir kannten den Ausdruck nicht. Tat man so, als sei man blind? »Das ist, wenn sich zwei Menschen, die sich nicht kennen, zum ersten Mal treffen«, erklärte Mom geduldig. »Freunde von mir an der Ohio State University kannten Dad, der Philosophie lehrte, und wollten, dass wir beide uns kennenlernen. Und am Ende verliebten wir uns ineinander.«

Wir schauten uns das Fotoalbum von der Hochzeit am 12. Juni 1950 an. Es war kaum zu glauben, wie feierlich Mom in ihrem weißen Kleid aussah. Dad, im Smoking, schien unglaublich jung zu sein. Mom erzählte, dass sie in ihren Flitterwochen durch den Westen des Landes gefahren und dann in Pasadena gelandet seien. Es war ihre erste Autoreise durch das ganze Land. Jahre später erzählte sie in einem vertraulichen Gespräch, als ich erwachsen war, von ihrem ersten Treffen mit den fünf Brüdern und ihren Familien.

»Es war unglaublich«, sagte sie. »Kaum hatten sie sich zum Essen gesetzt, ging die Diskussion los, alle kämpften um ihre Position und versuchten, sich gegenseitig zu übertrumpfen. Virgil Sr. und Nettella stachelten sie noch an. Wer wusste am meisten über das Weltgeschehen, die Politik, die Geschichte, Wissenschaft? Wir Ehefrauen kamen kaum zu Wort.« Diese konkurrenzorientierte Bastion von Männern – zusammengeschweißt durch Religion und Wissenschaft – fachte Dads intellektuelles Feuer an.

Noch etwas erzählte Mom in diesem Gespräch: »Wir haben 1952 eine weitere Reise unternommen, als ich gerade mit dir schwanger geworden war, Steve, und wir haben alle kalifornischen Verwandten wiedergesehen.«

»Aber es gab eine Tragödie«, fuhr Dad fort. Am ersten Abend ihrer Reise die Küste hinauf nach San Francisco lag an der Rezeption ihres Hotels eine Nachricht für sie bereit. Dads Vater war bei einem Autounfall außerhalb von

Bakersfield verunglückt. Angesichts seines Alters von 76 Jahren hatte er einen Chauffeur angestellt. Doch ein betrunkener Fahrer war quer über die Straße gefahren und hatte das Auto von hinten angefahren, wodurch mein Großvater sofort tot war. Sally und ich schwiegen.

»Wir sind sofort wieder ins Auto gestiegen und überquerten die Berge «, fuhr Dad fort. »Ich musste die Leiche identifizieren.« Ich stellte mir Dad im Büro des Rechtsmediziners vor, erschöpft und ernst. Inzwischen konnte ich mit dem Begriff der Ironie etwas anfangen und konnte es kaum fassen, dass mein Großvater als Anhänger der Prohibition auf diese Weise ums Leben gekommen war.

In jenem Herbst – nach den Flitterwochen und nach dem Verlust seines Vaters – brach bei Dad eine Manie aus. Es war das erste Mal, dass Mom mit solch einer Episode in Berührung kam. Bei meiner Geburt wurde er zwar nicht in eine Klinik eingewiesen, sagte Mom Jahre später, aber er stand kurz davor.

Sally und ich fragten, wie es war, als wir klein waren.

»Ihr wart so bezaubernd«, sagte Mom. »All die Fläschchen, die in der Küche in der Wyandotte Road angewärmt wurden. Aber es war jede Minute wert.« Beim Betrachten des Fotoalbums entdeckte ich ein Bild von mir: ein Baby, das im hellen Sonnenlicht blinzelte, in den starken Armen meines Dads, der ohne T-Shirt dastand. Ich wusste nicht, dass er, ein paar Monate später, gegen Ende von Moms Schwangerschaft mit Sally, richtig psychotisch wurde und dass während der schweren Episode nach der Geburt seiner Tochter im Februar 1954 eine Klinikeinweisung in Kalifornien erforderlich wurde

Mom war sowohl bei der Geburt von Sally als auch von mir im Wesentlichen allein.

»Ich erzähle dir, was du früher als kleiner Junge gemacht hast«, sagte Dad. »Du hast gerne meine Bücher aus den Regalen geholt. Dein Favorit war mein ledergebundenes Lexikon, ein Bleidruck, ein Geschenk meines Vaters. Du nahmst dir eine Seite und hast sie einfach mit einem breiten Lächeln im Gesicht herausgerissen. Du warst vernarrt in diese hauchdünnen Seiten.«

Ich erinnerte mich an das Wörterbuch und an dessen Goldschnitt zwischen den Buchdeckeln. Aber war ich als Kleinkind wirklich so zerstörerisch gewesen? Dad sagte, dass er versucht gewesen sei, mich zu bestrafen, aber erkannt hatte, dass dies meine Art war, Bücher zu erkunden. Da jede Bestrafung meinen Wunsch, zu lesen, hätte vereiteln können, nahm er mir das Buch aus der Hand und legte es außerhalb meiner Reichweite zurück ins Regal.

»Ich hätte«, betonte er, »nie deine Liebe zu Büchern schmälern wollen.«

Was wäre gewesen, wenn Dad damals manisch oder ernsthaft depressiv gewesen wäre? Wäre er wütend geworden und hätte mich angeschrien? Wenn Dad sich in seinem normalen Zustand befand – der »euthymen« Phase zwischen Manie und Depression, wie es in der Fachsprache genannt wird –, förderte er mich mit Geduld und Nachsicht. Wie kann man voraussagen, wann ein Mensch mit einer bipolaren Störung in die Manie flieht oder in Depressionen versinkt? Trotz jahrzehntelanger Forschung ist das immer noch extrem schwer, einzuschätzen. Es gibt zwar eine starke genetische Anfälligkeit für bipolare Störungen, gleichzeitig können belastende Lebensereignisse einzelne Episoden auslösen. Um welche Muster es sich handelt, das hängt vom Einzelnen ab. Dass Dad die meiste Zeit über bei klarem Verstand war, hat zweifellos die Familie gerettet. Aber der große Kontrast zwischen seinen Stimmungen hat jede einzelne Interaktion in unserem Haus stillschweigend in Mitleidenschaft gezogen.

* * *

Mehr als je zuvor dachte ich an Mädchen. In der vierten Klasse starrte ich die blonde Mary Ann an und hatte zum ersten Mal seltsame Empfindungen im ganzen Körper. Jetzt, in der Junior-Highschool, ging es mir fast jeden Tag so. Würde ich mich jemals so mit einem Mädchen verbunden fühlen, dass ich ihr von meinen Gefühlen erzählen konnte, vorausgesetzt es gelänge mir meine Gefühle selbst zu verstehen? Diese Mischung aus Sehnsucht und Angst war überwältigend.

Im Winter, als sich die Autos einen Weg durch den Schneematsch suchten und der Himmel sich schon am späten Nachmittag verdunkelte, verbrachte ich meine Samstagnachmittage trotz der Eiseskälte in der Einkaufsstraße. Ich suchte nach einem Ring, den ich einem Mädchen schenken könnte, wenn ich nur den Mut dazu aufbringen könnte. In einem Geschäft fielen mir in den Auslagen ein paar jadeartige Ringe auf. Aber als die Verkäuferin mich fragte, ob ich einen sehen wolle, schaute ich weg und errötete. Meine Sehnsucht blieb tief innen verborgen. Was würde ich einem Mädchen darüber sagen, wer ich wirklich sei?

Tatsächlich sagte ich auch mir selbst so wenig wie möglich über mich. Beschäftigt zu bleiben, nach Erfolgen in der Schule und im Sport zu streben und mich darauf zu konzentrieren, hielt die Versuchung, tatsächlich etwas zu fühlen, auf Abstand. Es war viel besser, so meine Überlegung, die Dinge tief im Inneren zu lassen.

Eines Abends, als ich in der achten Klasse war, setzten Dad und ich uns zusammen in die Küche, um die *CBS Evening News* mit dem Nachrichtensprecher Walter Cronkite zu sehen. Dad gönnte sich vor dem Abendessen oft einen Bourbon mit Cola oder ein anderes Getränk. »Das ist die religiöse Erfahrung des einfachen Mannes«, sagte er über seinen Drink, obwohl ich ihn noch nie mehr als zwei hatte trinken sehen. Welche Einsichten ihm der Alkohol wohl bot?

Die Nachrichten waren für Dad der Höhepunkt des Tages. Er sah Cronkite gerne. Ein großes Thema an diesem Abend war die jüngste Erhöhung der Benzinpreise im ganzen Land, ein paar Cent pro Gallone. Dad starrte den Fernsehapparat an wie eine Kobra, die bereit war, zuzubeißen. Da war ein seltsames Flackern in seinen Augen.

»Das ist unerhört!«, fauchte er den Bildschirm an.

»Was ist?«, fragte ich und hoffte, dass er sich abregen würde. »Diese Preise sind kriminell«, antwortete er. »Es sind schon bei viel harmloseren Ereignissen als diesem hier Unruhen ausgebrochen. Der Klassenkampf wird nicht lange auf sich warten lassen!« Er war wütend, und seine moralische Empörung war deutlich spürbar. »Die Geschichte wird mir recht geben«, fügte er mit bedrohlichem Ton hinzu.

Meine Güte, sagte ich, aber nur im Stillen zu mir selbst: Wir steuern wegen eines Problems, das so trivial ist wie dieses hier, nicht auf einen Klassenkampf zu. Für einen Moment fühlte ich mich älter und reifer als mein eigener Dad. Ich war tatsächlich etwas beschämt über das, was er da gesagt hatte. Immerhin war keiner meiner Freunde anwesend, dachte ich erleichtert. Was würden sie von einem so törichten, unreifen und überaus emotionalen Vater halten?

Hätte ich etwas sagen sollen? Aber der Zorn in seinem Blick, als er auf den Fernseher starrte, war mir eine Warnung, mir besser auf die Zunge zu beißen. Ich murmelte, dass die Preiserhöhung nicht allzu groß war, aber er reagierte ausgesprochen herablassend. Seine Gewissheit und seine Überlegenheit packten mich wie eine fremde Macht.

Bei diesem seltenen Einblick in die frühen Anzeichen einer Manie, wie ich sie gerade bei Dad beobachtet hatte, war der größte Schock der Kontrast zu seinem üblichen Benehmen und Tonfall. Eine vage Erinnerung an die Szene im Willard vor sieben Jahren kam hoch, ich blendete sie aber schnell wieder aus. In der nächsten Werbepause ging ich unter einem Vorwand. In der Schule fing ich an, alles noch stärker für mich zu behalten. An manchen Tagen zerbrach die Bleistiftmine fast unter meinen Fingern.

Der Nebel des Vergessens liegt über meiner Erinnerung, ob Dad nach dieser Szene manisch geworden ist. Denkbar ist, dass seine Ärzte zu diesem Zeitpunkt die Dosis des Medikaments Melleril – ein neuerer Abkömmling von Chlorpromazin, einem antipsychotischen Medikament, das Wahndenken und Paranoia verringern kann – erhöht und ihm erlaubt haben, zu Hause zu bleiben. Vergessen Sie bitte nicht, dass ich ein Komplize war: Ich habe aktiv versucht, wichtige Erinnerungen zu blockieren.

Ein Jahr später saßen wir alle im Wohnzimmer zusammen, lasen Zeitschriften oder blätterten durch die Sonntagszeitung. Das Telefon klingelte und Mom stand auf, um den Anruf in der Küche entgegenzunehmen. Beim Telefonieren wurde ihre Stimme lauter und dann wieder leiser, doch ich konnte nichts verstehen. Sie eilte zurück und sagte Dad mit besorgtem Blick, dass sein Bruder Bob aus Kalifornien am Telefon war. Dad verschwand schnell in seinem Arbeitszimmer, schloss die Schiebetür hinter sich und tauchte eine halbe Stunde lang nicht mehr auf. Schließlich kam er langsamen Schrittes zurück. Er sackte im Sessel zusammen, hob zu sprechen an und verstummte wieder. Schließlich räusperte er sich.

»Nun, das war ein ziemlich langes Gespräch mit meinem lieben Bruder Bob. Er hat schlechte Neuigkeiten. Wie ihr wisst, sitzt er bei seiner Arbeit als Psychiater den ganzen Tag mit Patienten zusammen und spricht mit ihnen. Durch das viele Sitzen begann eines seiner Beine zu schmerzen. Bald darauf setzte der Wundbrand ein.« Dad schloss mit den Worten, dass Bob sich, um sein Leben zu retten, das Bein amputieren lassen müsse.

Mom riss die Augen auf, Sally auch. Amputieren? Ein vager Verdacht legte sich auf meine Schultern. Eine Amputation, die durch zu viel Sitzen verursacht wird? So rational sich Dads Bericht über das Gespräch mit Onkel Bob auch anhörte, ich konnte nicht glauben, was er sagte.

Oder vielleicht konnte ich es doch glauben. Ich hatte

gelernt, zu akzeptieren, womit auch immer ich konfrontiert wurde. Dinge infrage zu stellen, ins Ungewisse vorzustoßen, all das schien viel zu riskant zu sein. Ein paar Wochen später sagte Dad, Bob habe ein künstliches Bein bekommen, das gut zu funktionieren schien. Ich war erleichtert. Aber an diesem ersten Morgen erlebte ich mit, wie ein Schutzwall errichtet wurde: eine Mauer gegen die Wahrheit. Was wurde noch versteckt?

Als ich noch zur Junior-Highschool ging, begann Dad, mit mir über Geschichte zu sprechen. Heute sollte eine weitere Lektion folgen. »Glaubst du«, fragte er mich, »dass ein vollständiges Verständnis der Lebensgeschichte eines Menschen die tiefer liegenden Ursachen seines Verhaltens enthüllen würde?« Er fuhr fort:

»Nimm als Beispiel Hitler. Würden wir Verständnis für seine Handlungen aufbringen, wenn wir seine Vergangenheit in Gänze kennen würden?« Er schloss diesen Gedanken ab mit der Frage: »Bedeutet, alles zu wissen, alles zu vergeben?«

Ich nickte halbherzig, aber mein Bauch sagte mir, dass das viel zu nachgiebig sei. Wie konnte das absolut Böse vergeben werden, nur weil wir die Vergangenheit einer Person kannten? Aber die viel größere Frage war, warum sich Dad so sehr mit Gut und Böse beschäftigte. Er war besessen von Hitler. Er erzählte, dass eine Million Menschen auf den großen Plätzen deutscher Städte gestanden und fasziniert den Reden Hitlers gelauscht hatten. Dad und ich schauten uns gemeinsam Fernsehdokumentationen an und starrten auf Hitlers theatralische Gesten, während er auf die Menschenmenge einredete. Eine ganze Nation vergötterte ihn, doch Unterdrückung, die Säuberungsaktionen, der Krieg und unermessliche Vernichtung waren nicht fern. Dad konnte diese Bilder nicht aus dem Kopf bekommen. Zu diesem Zeitpunkt hatte ich keine Ahnung davon, wie weit ihn diese Besessenheit von Hitler mit 16 Jahren gebracht hatte.

An einem eisigen Abend kurz vor Weihnachten fuhren Dad und ich los, um einer Familie Geschenke zu bringen, die jahrelang unser Haus geputzt hatte, einer afroamerikanischen Familie auf der anderen Seite von Columbus. Vor Kälte zitternd klingelten wir an der Tür. Nachdem sie uns in ihre überhitzte Wohnung gebeten hatten, erwiesen sie sich als unglaublich dankbar dafür, dass wir vorbeigekommen waren. Das Gespräch war warmherzig und unterhaltsam. Gleichzeitig war ich fast krank vor Scham darüber, was ich jeden Tag als selbstverständlich ansah.

Während die Autoheizung auf der Fahrt nach Hause kräftig blies und die Laternen die eisbedeckten Straßen bernsteingelb strahlen ließen, begann Dad zu reden.

»Steve, wir müssen über Bürgerrechte und die Geschichte der Unterdrückung in diesem Land sprechen. Schwarzen Menschen wurden die Grundrechte viel zu lange verweigert.« Er brachte Gandhi und Martin Luther King sowie getrennte Trinkwasserstellen und Kantinentresen in den Südstaaten zur Sprache. Während der bitterkalte Wind gegen die vereisten Fenster blies, bedauerte ich, wie wenig ich jemals wirklich über Unterdrückung nachgedacht hatte. Doch wenn Dad bei diesen Themen so engagiert war, warum hatte er dann nicht mehr getan? Der Großteil seines Lebens fand in seinem Arbeitszimmer statt, alles wurde vom Intellekt gefiltert. Es gab keinen Zweifel an seiner Leidenschaft, aber wo waren seine Taten?

Und wie war es bei mir mit dem Handeln bestellt? Was hielt mich zurück und ließ mich untätig bleiben? Es lag schlicht an der Angst. Aber zu diesem Zeitpunkt wusste ich nicht, wovor ich Angst hatte.

* * *

Zum ersten Mal hörte ich das Geräusch Mitte August an einem Morgen durch unsere Eingangstür, die mit einem Fliegengitter versehen war. In drei Wochen sollte ich als Zehntklässler auf die Highschool gehen. Hunderte Stimmen schrien heiser in einem rhythmischen Gesang: »Eins, zwei, drei, vier, eins, zwei, drei, vier.« Zunächst war ich verwirrt, konnte das Geräusch dann aber schnell einordnen: Die Footballmannschaft hatte mit ihrem Training begonnen, zwei Trainingseinheiten pro Tag, und sie skandierte Zahlen bei den Übungen. Ich ging nach draußen und schaute durch einen Spalt des Gartenzauns. Auf der anderen Seite hatte sich die gesamte Mannschaft auf dem Spielfeld aufgestellt; sie trug weiße Trainingsuniformen mit goldenen Helmen.

Den ganzen Morgen über hörte ich das ferne Aufeinanderprallen von Schulterpads, laute Pfiffe, die einen Spielzug beendeten, das rhythmische Händeklatschen des Trainers. Wenn ich aus meinem Fenster im zweiten Stock blickte und schräg über den Zaun auf das Spielfeld lugte, sah ich Pässe durch die Luft jagen, rennende Quarterbacks, die die Linien durchbrachen und zwanzig Meter weitersprinteten, bevor sie wieder zurück ins Wirrwarr der Spieler liefen und den Ball einem Mitspieler zuwarfen. Ich staunte über die riesengroßen Verteidiger mit ihren fast perfekten Blocktechniken. Als ich mich an diesem Nachmittag für meinen Geländelauf fertig machte, erlebte ich, als die Sonne sich schließlich gen Westen über dem Spielfeld neigte, etwas, was ich schon kannte. Mit jedem lauten Pfiff vom Spielfeld traf mich eine Einsicht wie ein Blitz: Ich hatte es vermasselt, ich hatte meine Chance vertan. Verzweiflung umhüllte mich wie ein Leichentuch – *ich hätte der Footballmannschaft beitreten sollen.*

Das war bei mir schon immer so. Nach Wochen oder Monaten der Vorbereitung und Planung kann irgendetwas das Gebäude einstürzen lassen, das ich errichtet habe. Ein kleiner Nadelstich lässt den Ballon zerplatzen. Zwischen Vorwärtskommen und Hoffnungslosigkeit gibt es keinen Mittelweg.

Ich hatte mich schon im Jahr zuvor, meinem letzten Jahr an der Junior-Highschool, an Football versucht.

In Ohio war Football einfach alles. Ich war ein ganz guter Baseball- und Basketballspieler geworden und auch in der Leichtathletik als Mittelstreckenläufer ziemlich schnell, aber ich hatte mich schon immer gefragt, ob ich wohl beim Football mit dem Körperkontakt umgehen könnte.

Ich hatte die Frage schon einmal bei meinen Eltern angesprochen. Sie bemerkten nicht, dass ich auch oben war und stritten leise hinter ihrer geschlossenen Schlafzimmertür. »Football ist zu gefährlich«, sagte Mom nachdrücklich. »Es kann zu schweren Verletzungen kommen.« Dad konterte mit der ihm eigenen ruhigen Entschlossenheit und versuchte, mit leiser Stimme zu sprechen, was ihm allerdings nicht ganz gelang.

»Als ich noch Football spielte, gab es nur Lederhelme. Die Ausrüstung ist heutzutage viel besser. Ich würde sagen, wir lassen ihn das machen.«

Dad setzte sich durch, und es war an der Zeit, mich zu beweisen. Beim ersten Training legte ich die Schulterpads, den Rippenschutz und den Hüftschutz um meinen knapp sechzig Kilo schweren Körper und fragte mich, wie ich mit all dieser ganzen Ausrüstung laufen sollte. Bei zwei Trainings am Tag in der brütend feuchten Hitze übte ich am Blocking Sled, eine Art Punchingball, in einer Dreipunkthaltung das Tacklen, die Schultern gestrafft im riesigen Polster, gleichzeitig gruben sich meine Beine in den Boden, während Gras und Schmutz aus meinen Stollen flogen. Ich versuchte, bei den Abwehrübungen Tackles zu machen, als ein schneller, starker Junge praktisch durch mich hindurch rannte. Die staubige Hitze war überwätigend. Aber wenn mir mal ein guter Spielzug gelang, badete ich geradezu in Stolz. Ich schaffte es, in die Mannschaft aufgenommen zu werden und spielte in jedem Spiel. Ich hatte den Test bestanden.

Ehe ich mich recht versah, tauchte das Problem im folgenden Frühjahr erneut auf. Das riesige neue Gebäude der Highschool und die endlosen Spielfelder in der Straße hinter unserem Haus erinnerten mich täglich. Unsere Highschoolmannschaft gehörte zur Elite des Landes. Ich würde von Glück reden können, wenn ich als Zehntklässler in die erste Juniormannschaft der Highschool aufgenommen würde, und auch das war keine Garantie dafür, danach einen Platz in der ersten Seniormannschaft zu bekommen.

Ich begann darüber nachzudenken, mich stattdessen dem Cross-Country-Team anzuschließen. Ich dachte mir, dass Geländelauf eine sicherere Option sei, körperlich und seelisch. Vielleicht würde ich als Neuntklässler in meinem ersten Jahr an der High School sogar schon in die erste Mannschaft aufgenommen werden.

Im Hochsommer ging ich also mit dem Cross-Country-Team zum Fluss und schnürte nach ein paar Dehnübungen noch einmal meine Schuhe fest zu. Die Laufstrecke begann unter Laubbäumen und Parkbänken auf einem kleinen Hügel über dem Flussufer. Die Feuchtigkeit bildete kleine Nebelschwaden. Unter uns war der Picknickplatz nach den Regenfällen im Frühling und Sommer hellgrün. Die Strecke führte hinunter zu den Bootsstegen, wo sie auf eine Schotterstraße am Flussufer traf und beißende Dämpfe von Benzin und Teer die Luft erfüllten. Als der Weg flacher wurde, sah man die erste Autobrücke. Wir liefen darunter durch und hörten weit über uns das Brummen und rhythmische Holpern der Autos auf dem gefurchten Straßenbelag. Plötzlich lag die ganze Weite des Flusses direkt vor uns, blaugrau, dunkelgrüne Bäume säumten das gegenüberliegende Ufer. Die zweite Brücke war drei Kilometer entfernt.

Meine Arme pumpten und ich musste manchmal nach Luft schnappen, während ich versuchte, mit den anderen Schritt zu halten. Unter den trägen Wolken staute sich die drückende Hitze, während das Zirpen der Zikaden die feuchte Luft durchdrang. Schließlich nahmen wir einen schattigen Hang in Angriff und liefen, ohne eine Pause einzulegen, wieder zurück. Einige dieser Kerle flogen geradezu und hatten eine unmenschliche Lungenkraft. Mein Lauf wurde immer wieder von der Sorge unterbrochen, dass ich den gesamten Sauerstoff in meinem Körper verbrauchen würde. Aber während ich mich bewegte, lösten sich die Zweifel, ob meine Entscheidung richtig gewesen war, in Nichts auf.

Doch das war alles wie weggeblasen, nachdem ich das erste Footballtraining beobachtet hatte. Am nächsten Morgen brach ich in Tränen aus, als ich wie magnetisch angezogen wieder vom Garten aus dem Auswahltraining zusah. Zurück im Haus suchte ich nach etwas zum Lesen, nach etwas, was mich ablenken würde, aber ich konnte mich nicht beruhigen. Mom fragte, warum ich so aufgebracht sei. Aber als ich versuchte, es zu erklären, kamen nur ein paar karge Worte aus mir heraus. Als Dad zum Mittagessen von der Uni nach Hause kam, lief ich in sein Arbeitszimmer, und es platzte aus mir heraus. »Das Footballtraining hat diese Woche begonnen«, sagte ich heiser. »Jeder außer mir kennt die Spielzüge. Ich kann nicht bis zum nächsten Jahr warten, bis dahin wäre ich so weit zurückgefallen, dass ich keinen Tag durchhalten würde. Verstehst du nicht«, stammelte ich, »ich habe meine einzige Chance vertan. Wie konnte ich nur so etwas machen?«

Dad sah in die Ferne. Ich vergrub mein Gesicht unter den Händen und kämpfte gegen den Wunsch an, mir selbst die Augen auszukratzen.

»Ich weiß, es scheint so, als wärst du zu spät«, antwortete er schließlich. »Aber wenn du sicher bist, dass du es versuchen willst, könnte ich mich dafür einsetzen. Ich könnte den Cheftrainer heute Nachmittag anrufen. Du weißt, er ist streng, aber fair. Ich kann mal sehen, was er sagt.«

Ich bemerkte, wie ich tiefer in meinem Stuhl versank, und wiederholte, dass es eigentlich zu spät sei. Dad schaute aus dem Fenster, seine Worte sorgfältig abwägend, und wiederholte dann seinen Plan. Um eine Chance zu bekommen, fügte er hinzu, müsse ich mich wahrscheinlich sofort mit dem Trainer treffen. Ich gab nach, konnte aber dem Selbsthass, der über mich gekommen war, nicht entrinnen.

Später am Nachmittag erzählte mir Dad, dass er mit dem Trainer, Herrn Mueller, gesprochen habe. Wenn ich wolle, würde er mich noch am selben Abend treffen. Was hatte ich zu verlieren? In der Dämmerung fuhr mich Dad zu einer Straße in der Nähe unseres alten Hauses an der Wyandotte Road. Er würde mich in einer halben Stunde unten an der Ecke wieder abholen. Ich schaffte es, an der Tür zu klingeln, und wurde auf eine Veranda an der Seite des Hauses geführt. Einen Moment später kam der Trainer hinzu, wie immer strahlte er Stärke aus. Er sah mir in die Augen und schüttelte mir zackig die Hand. »Steve, erzähl mir, was dir durch den Kopf geht«, forderte er mich auf.

Ich gab mein Bestes und berichtete ihm, während er mich mit durchdringendem Blick ansah, von meiner Fehlentscheidung. Schließlich setzte er sich auf. »Ich glaube, ich verstehe, Steve. Du hast zwar einige wichtige Trainingsstunden verpasst, aber es ist noch Zeit. Wenn du morgen eine Tauglichkeitsbescheinigung mitbringst und deinen Cross-Country-Trainer informierst, lasse ich eine Ausrüstung für dich anpassen und bestelle dir ein Playbook, das Heft mit den Spielzügen. Aber du musst unser Spielsystem gründlich studieren.«

Hatte er gerade Ja gesagt? Der Aufschub der Hinrichtung war gewährt worden und ich machte mich in der Abenddämmerung auf den Weg zurück zum Auto. Dad freute sich, als ich erleichtert in den Sitz sank. Am Samstagmorgen war ich auf dem Trainingsplatz, Teil der großen, gleich gekleideten Truppe. Es dauerte nicht lange, bis ich mich an die Intensität des Trainings zweimal am Tag in der brütenden Hitze gewöhnt hatte. Ich kämpfte mich nach oben und schaffte es in die erste Juniormannschaft der Highschool. Unsere Spiele am Samstagmorgen waren ein blasser Abklatsch der Aufregung um die Spiele der ersten Seniormannschaft im Scheinwerferlicht am Abend davor. Aber ich konnte für unser Team ein paar Touchdownpässe abfangen, welches, wie im Mittleren Westen üblich, eher lauforientiert war. Ich genoss es, Teil der Mannschaft zu sein. Was hätte ich nur ohne Dad gemacht?

* * *

Im folgenden Sommer zog sich der Wüstensand von Arizona endlos hin, rotorange, braun, gelb und hellbraun. Die Gipfel des Monument Valley waren von einer ursprünglichen Schönheit: steile Felsen, die sich aus dem Wüstenboden erhoben. Wir hielten am Straßenrand und Dad ließ mich mit 15 Jahren zum ersten Mal ans Steuer. Das Auto schwebte über die Fahrbahn und schoss nach vorn, wenn ich das Gaspedal nur leicht mit dem Fuß berührte. Ich spürte, dass es auch mit meinem Leben nach vorn gehen könnte, wenn ich mich je von dem Joch befreien könnte, das mir Ordnungs- und Pflichtgefühl auferlegt hatten.

Schließlich erreichten wir nach einer Fahrt quer durchs ganze Land Südkalifornien und verbrachten einen Tag bei Los Angeles in Onkel Pauls Haus, das hoch über einer Schlucht lag. Mit unseren Cousins rasten Sally und ich in Seifenkistenautos die steile Einfahrt hinunter. Bald darauf fuhr ein riesiger weißer Cadillac vor. Onkel Bob stieg aus, groß und selbstbewusst. Er hielt inne und musterte die Schräge. Er stellte langsam sein künstliches Bein vor sein gesundes und schritt souverän den Weg hinunter. Mit einem unbeschwerten Lächeln im Gesicht winkte er zu uns herüber und trug seine Selbstsicherheit wie eine Krone zur Schau. Offensichtlich hatte er sich nicht von der Amputation unterkriegen lassen.

Im riesigen trendigen Becken von Los Angeles fühlte ich mich fremd. Doch Bob ging auf mich zu und erklärte mir, dass es eine Weile dauern würde, bis ich den Bogen hier raus hatte. Wir waren zu Gast in seinem großen, modernen Haus mit Blick auf das San Gabriel Valles, und er half mir, meine Unbeholfenheit zu überwinden.

Seine vier Kinder – unsere Cousins, etwa in unserem Alter – schienen Sally und mich misstrauisch zu beäugen, was ich unserem Status als halbe Hinterwäldler aus dem Mittleren Westen zuschrieb. Ich wusste nicht, dass Bob fast genau sieben Jahre zuvor, als Dad während meines gesamten dritten Schuljahres fort war, nach Columbus geflogen war, um ihn in eine psychiatrische Einrichtung in Südkalifornien zu bringen, und dass er ihn nach seinem Klinikaufenthalt bei sich zu Hause aufgenommen hatte. Dad hatte in einem Gästezimmer im Haus der Familie gewohnt, um weiter zu genesen. Was wusste Bobs Familie über Dad und meine Familie, was ich nicht wusste?

Eine Woche später waren wir auf dem Rückweg nach Columbus. Mom wollte noch den Lake Tahoe und sein tiefblaues Wasser sehen, aber Sally und ich protestierten. Meine neue Freundin wartete: Ich hatte endlich jemanden gefunden, dem ich nahe sein wollte. Außerdem musste ich mich darauf vorbereiten, in die erste Mannschaft der Highschool aufgenommen zu werden. Auch Sally hatte Verpflichtungen, darunter Proben für den Chor und als Cheerleaderin. Wir bettelten solange, bis unsere Eltern nachgaben, blieben direkt auf der Autobahn nach Salt Lake City und fuhren dann weiter geradeaus.

Im Rückblick werden meine Schuldgefühle wegen meines damaligen Egoismus immer größer. Mom hatte unbedingt den See sehen wollen, wollte seine kobaltblauen Tiefen ergründen. Etwas an dem tiefen See zog sie in ihren Bann und erinnerte sie an längst zurückliegende Zugreisen von Ohio nach Cape Cod. In ihrer Jugend hatte sie dort als Helferin in einem Jugendlager gearbeitet und Jugendlichen das Segeln beigebracht. Sie sehnte sich danach, dem weit weg vom Meer liegenden Ohio und ihren dortigen Pflichten zu entkommen. Sally und ich wussten nichts von den Schmerzen und Grauen, die sie still durchgemacht hatte, dass sie sich ständig fragte, ob Dad und die Familie den nächsten Angriff seiner Psyche überleben würden.

Wenn ich meine Ziele erreichen wollte, durfte ich nicht aufgeben. Ich hatte schon immer mehrere Pläne und habe viele Projekte gleichzeitig verfolgt. Mein Kalender ist immer voll, die Termine sind so verteilt, dass keine Zeile leer bleibt. In freien Stunden könnte ja ein hinterfragender Gedanke aufkommen und das würde den ganzen Plan in Gefahr bringen. Wenn der Kalender voll bleibt, kann ich jegliche Form von Selbsterforschung umgehen.

Zu Beginn meines letzten Jahres auf der Highschool dachten Sally und ich über die Zukunft nach. Sie fragte mich, ob ich wirklich mein Zuhause verlassen würde, um aufs College zu gehen. Ich antwortete, dass Harvard, wenn ich denn dort aufgenommen würde, großartig wäre.

»Aber wirst du keine Angst haben, so weit weg von zu Hause zu sein?« – »Vielleicht zu Beginn«, erwiderte ich, »aber ich mag Herausforderungen.«

»Ich weiß nicht, ob ich in eine Gegend ziehen könnte, die so weit weg ist«, fuhr Sally fort. »Es könnte mir zu große Angst machen. Und wäre es für Mom nicht besser, wenn ich in der Nähe wäre?« Auf ihre eigene Weise spürte Sally den Strudel, der unter dem Schweigen der Familie lag, und identifizierte sich gänzlich mit Mom.

Ich wusste nicht, was schlimmer war: die Aufregung angesichts der Aussicht, Columbus zu verlassen, oder die Schuldgefühle, dass ich meine Schwester und vielleicht auch alle anderen im Stich lassen würde. Sally müsste vielleicht große Teile von sich selbst aufgeben und Opfer bringen, um in der Nähe zu bleiben. »*Sei mutig – riskiere etwas – geh weg!*«, wollte ich ihr zurufen. Aber wie konnte ich ihr Zuversicht vermitteln, wenn ich im Hinblick auf mein eigenes Leben so verwirrt war?

Jede Sportsaison hinterließ ihre Spuren. Herbstnachmittage im schwachen Licht, unerbittliches Footballtraining, jede Woche Siege im Stadionlicht. Im Winter war der Boden schließlich hier und da von Schnee bedeckt. Die Basketballsaison war anstrengender als bislang, da meine Fähigkeiten in der Junior-Highschool nachgelassen hatten. Im April sprossen schließlich überall die Blüten hervor, während mir beim Leichtathletiktraining die Lungen brannten. Wenn ich nach halb elf ins Bett ging, überkam mich die Panik, dass ich nicht genug Schlaf bekommen würde.

An den Wochenenden besuchte ich meine Freundin Barb – sie hatte bemerkenswerte Augen und lange braune Haare. Barb wohnte einen Häuserblock entfernt auf der von Bäumen gesäumten Straße, die gleich nach unserem Vorgarten in unsere Straße mündete. Barb war nett und lustig, manchmal sarkastisch, was mich manchmal aus dem Konzept brachte, mir aber auch das Leben mit seiner unerbittlichen Ernsthaftigkeit, die mich die meiste Zeit über bedrückte, etwas leichter machte. Normalerweise fühlte ich mich unwohl in der Nähe von Menschen, die locker wirkten: Wussten sie nicht, wie wichtig es war, fokussiert zu bleiben? Aber der Sarkasmus hatte etwas Bissiges und machte klar, welchen Unterschied es zwischen dem Äußeren und der tieferen Realität darunter gab. Barb und ich gingen ins Kino, hingen mit Freunden ab und drangen allmählich zum Körperlichen vor. Verliebten wir uns gerade ineinander? Ich war mir nicht sicher, aber die Chancen standen gut, dass wir eines Tages heiraten würden, genau wie die meisten unserer Klassenkameraden. Ich klammerte mich daran, zu wissen, dass sie da war.

Dad war während meiner Highschooljahre zu Hause, gab Lehrveranstaltungen für Masterstudenten und hielt die große Einführungsvorlesung in Philosophie. Die sechziger Jahre gingen ihrem Ende zu. Bis spät in den Abend hinein las er und dachte über die Sinnlosigkeit des Vietnamkriegs nach, besonders, als der Journalist Walter Cronkite seine Meinung über das Engagement der USA in Vietnam geändert hatte. An viel zu vielen Tagen schien mir Dad in einer Art Rückzug von der Welt ausdruckslos und in sich gekehrt zu sein. Meine Aktivitäten nahmen all meine Zeit in Anspruch. Ich schaute aus der Ferne zu.

Bei vielen Menschen mit einer schweren bipolaren Störung nehmen die Episoden im Laufe ihres Erwachsenenalters an Regelmäßigkeit und Intensität zu. Nach der sogenannten »Kindling-Theorie«, benannt nach dem englischen Wort für »entfachen« oder »anzünden«, ist viel Stress in der späten Adoleszenz erforderlich – wie etwa Misshandlungen, große Verluste oder Drogenmissbrauch –, damit das zentrale Nervensystem in Richtung Katastrophe gebahnt und die erste Episode ausgelöst wird. Aber danach kommt es spontaner und regelmäßiger zu den Episoden, so wie ein Brand eskaliert, wenn er einmal entfacht ist. Das war eindeutig das Muster bei Dad. Nach seiner ersten Episode mit 16 Jahren dauerte es acht Jahre, bis er erneut ins Krankenhaus von Byberry eingeliefert wurde. Aber zwischen Mitte zwanzig und vierzig wurde es immer schlimmer, es kam alle ein oder zwei Jahre zu schweren Episoden. Unerklärlicherweise erreichte er jedoch im mittleren Lebensalter ein gewisses Gleichgewicht.

Dennoch strahlte er manchmal eine Intensität aus, die ich nicht einordnen konnte. Nachdem der psychedelische Zeichentrickfilm *Yellow Submarine* herausgekommen war, wurde der Titelsong von den Beatles ständig im Radio gespielt. Aus Spaß bat ich Dad, sich den Text von unserem Plattenspieler anzuhören (»We all live in a yellow submarine ...«). Fasziniert räumte er unser Wohnzimmer leer und positionierte sich präzise zwischen den beiden Lautsprechern, um den Stereoeffekt optimal zu hören. Er spielte das Lied immer wieder und danach lag ein Funkeln in seinen Augen. »Das Lied hat eine düstere Bedeutung«, sagte er. Seine Worte wurden von einer seltsamen Energie getragen. »Die gelbe Farbe des U-Bootes und das Thema des Songs lassen eine grundlegende Feigheit in der Natur des Menschen erkennen.« Er blickte zur Wand. »Dieses Lied vermittelt etwas von der Schwäche unserer Spezies.« War das eine tiefe Einsicht? Oder war Dads Denken von einer Logik erfüllt, die ich nicht verstand? Wie immer gab es da etwas außerhalb meines Verstehenshorizonts.

Im Herbst meines Abschlussjahres verschickte ich

sieben Collegebewerbungen. Aber was mich am meisten beschäftigte, war Football. Irgendwie war ich in die erste Mannschaft aufgenommen worden, und das neue Stadion sollte ganz in der Nähe unseres Hauses eröffnet werden. Das ganze Team wusste natürlich – wie sollten wir das auch vergessen –, dass die Golden Bears zwanzig Spiele hintereinander und zwei Jahre in Folge die Meisterschaft des Bundesstaates gewonnen hatten. Würden wir es erneut schaffen? Zwischen meinen Kursen und den nie enden wollenden Trainingseinheiten sah ich Dad kaum.

Am ersten Freitag im September unternahmen wir eine dreistündige Busfahrt zum Eröffnungsspiel gegen eine der stärksten Mannschaften im Norden Ohios. Ich zog mein Auswärtstrikot über die Schulterpads: glänzendes Gold mit einer schwarzen 87. Aber während des Aufwärmens in der Abendsonne fühlte ich Schleim, Tonnen von Schleim, in meinem Magen und schluckte immer wieder heftig, um nicht zu erbrechen. Ich hatte ein ungutes Gefühl im Kopf. Ich brach das Aufwärmtraining ab und übergab mich neben dem Spielfeld. Es war nur ein Klumpen gelblicher Galle, so, als hätte ich mich von Gift befreit. Es fühlte sich an wie eine Migräne, aber ohne die Aura oder die Kopfschmerzen.

Im Scheinwerferlicht schafften wir mit einer wilden Mischung aus schnellen Läufen und Verteidigung gerade mal ein 7 zu 6. Mein Block auf meiner Position am linken Ende – Ellbogen raus, Hände auf der Brust, das große Verteidigungs-Tackle in den Boden schlagend – führte zu einem 40-Meter-Lauf unseres Verteidigers; unser einziger Touchdown. Die Woche darauf weihten wir unser neues Stadion mit einem überwältigenden Sieg ein. Jede neue Woche brachte einen weiteren Sieg, einige davon knapp, die meisten problemlos. Bei einem Spiel nach der Hälfte der Saison gewannen wir zu Hause mit Bravour. Ich war in der Offensive, und wir waren kurz davor, einen Treffer zu erzielen. Unser Quarterback spielte einen Pass und tat so, als würde er nach rechts spielen. Der Verteidigungsspieler schluckte den Köder, ich sprang nach links und es öffnete sich eine große Lücke. Aber der Pass war wie ein Schuss mit einer Gewehrkugel, wo doch ein leichter Wurf ausreichend gewesen wäre. Ich verlor den Ball im Licht der Scheinwerfer und er prallte von meiner Brust ab. Doch das spielte keine Rolle: Wir schossen ein Field Goal und gewannen mit 59 zu 0.

Aber meine Welt brach zusammen. Ich duschte schnell und schlich mich nach Hause. Es war, als würde die Scham meine Haut wie Säure verätzen. Mein Vater war im Stadion gewesen, obwohl ich nicht mitbekommen hatte, wann er gekommen war. Mit einem verzweifelten Blick in den Augen kam er auf mich zu, als ich im Bett lag. »Ich bin stolz darauf, wie ihr gespielt habt, du und das Team«, sagte er. Während ich immer mehr zusammensank, konnte ich nicht mehr tun, als seine beherzten Aufmunterungsversuche aus der Distanz zu beobachten.

In der letzten Woche der Saison waren wir bei einem 9 zu 0 einen Sieg entfernt von der dritten Meisterschaft in Folge. Leicht von Grippe und Fieber gezeichnet, zwang ich mich in die Schule und spielte in jedem Spiel, wie ich es die ganze Saison über getan hatte. Nach einem weiteren Zu-null-Sieg in Folge begann die Feier schon in der Umkleidekabine: Die Trainer strahlten, die Spieler jubelten. Dehydriert und schwindelig duschte ich und ging nach Hause. Ich schlief elf Stunden am Stück. Ich verpasste die Party im Haus eines der Starspieler, bei der Bier und wer weiß was noch mitgebracht wurde. Ich hatte noch nie etwas getrunken, außer winzigen Schlucken Alkohol, die ich als kleines Kind bekommen hatte. Ich musste makellos bleiben, die Kontrolle behalten. Ich mochte es überhaupt nicht, etwas zu verpassen, fühlte mich aber seltsam erleichtert. Was hätte ich dort vielleicht getan?

* * *

Ende April, als die Rasenflächen und Bäume intensiv grün wurden, fielen Briefe durch den Briefkastenschlitz unserer Haustür auf den Schieferboden unseres Hausflurs. Jedes Mal, wenn ich einen Umschlag aufriss und unter dem Universitätssiegel »angenommen« sah, überrollte mich eine Welle von Stolz. Mir war schon immer klar: Wenn Harvard, die älteste und hochrangigste Universität des Landes, mich nähme, würde ich dort anfangen. Kurz nachdem ich den Studienplatz zugesagt hatte, fand im Mai 1970 das Kent-State-Massaker 160 km nördlich von Columbus statt. Aber ich fühlte mich unantastbar, zwischen mir und einem solchen Schicksal schien es eine Glasschicht zu geben. Damals wurde man je nach Geburtsdatum einer Gruppe zugeteilt und nach und nach zum Militärdienst eingezogen, die sogenannte Einzugslotterie. Meine Gruppe, Nummer 38, wäre die Nächste gewesen, die nach Südostasien hätte gehen müssen. Weil ich wegen der Aufnahme ins College zurückgestellt wurde, konnte ich stattdessen nach Neuengland ziehen.

Was war jetzt stärker? Der Drang, aufzubrechen, oder die Schuldgefühle, die ich hatte, weil ich weggehen würde? Ich zählte die Tage.

7. Neuengland

Ich habe mich oft gefragt, was Dad wohl empfunden hat, als er im Herbst 1939 seine Universitätskarriere in Stanford begann. Sein Umzug von Pasadena muss kurz nach dem 1. September gewesen sein, dem Tag, an dem Hitlers Truppen Polen überfielen und damit den Zweiten Weltkrieg begannen. Wenn er überhaupt darüber nachgedacht hat, muss er erkannt haben, dass seine wahnhafte Mission drei Jahre zuvor, die Welt vor den Faschisten zu retten, ein komplettes Desaster gewesen war. Die Faschisten setzten ihre Übernahmeversuche in Europa fort, während Dad seine Zwangseinweisung fast nicht überlebt hätte. Zweifellos versuchte er, diese Zeit seines Lebens ganz aus seinem Gedächtnis zu löschen, richtete seinen Blick nach vorne auf sein Studium der Psychologie und der Philosophie in Nordkalifornien und vergrub die Erinnerung an seine sechsmonatige Einkerkerung tief in seinem Kopf.

Zu meinem eigenen Studienanfang waren die Hochhäuser Bostons in bedrohliche Wolken gehüllt, als wir in unserem Kombi von der Autobahn abfuhren. In Cambridge tauchten auf der Massachusetts Avenue in Richtung Harvard Square bei Dauerregen zwischen den Scheibenwischern Kleinbusse und Lastwagen auf. Junge Leute hoben Kisten aus Heckklappen und aus dem Kofferraum, wobei sie ihren Kopf mit Jacken oder Zeitungen bedeckten. War ich wirklich einer von ihnen?

Am nächsten Tag funkelte alles, es war ein Tag im Frühherbst, wie er schöner nicht sein konnte. »Hast du Angst davor, in so einem Wohnheim zu leben, Steve?«, fragte Sally, als wir die Treppen der Massachusetts Hall hochstiegen. Das Schild an der Wand zeigte das Jahr der Erbauung: 1720.

»Ich denke, es wird irgendwie cool«, antwortete ich etwas zu unbeschwert.

Für unser Abschiedsessen fuhren wir abends zu einem Restaurant in einem anderen Teil der Stadt. Es war festlich, die Luft draußen war mild. Aber angesichts des nahenden Abschieds hatte ich ein kratzendes Gefühl in Augen und Hals, das mir den Appetit verdarb. Schließlich fuhren wir zurück zum Campus. Links von uns glitt der Charles River still im Mondlicht glitzernd dahin. Nur noch ein paar Minuten und mein neues Leben würde beginnen.

Das Problem war, dass meine Beine sich anfühlten, als hingen Bleigewichte daran. Wer würde ich außerhalb der familiären Vertrautheit sein, wenn ich erst einmal das zähe Pflichtgefühl abgelegt hätte, weit weg von dem unangenehmen Kokon des Schweigens? Was wäre dann stärker – die Kraft, die mich in ein anderes Leben zog, oder die, die mich im Auto bleiben ließ, die Schwerkraft eines größeren Planeten?

Am Harvard Square war abends um zehn Uhr wenig Verkehr. Dad machte eine scharfe Rechtskurve auf den zentralen Hof der Universität. Das Tor war den ganzen Tag für Autos geöffnet, damit dort lernwillige Studienanfänger vor ihren Orientierungstagen abgesetzt werden konnten. Wir waren die Letzten dort in der Dunkelheit. Nachdem Dad angehalten hatte, umgab eine geisterhafte Stille das Auto.

»Ich danke euch allen für alles«, konnte ich gerade noch mit heiserer, leiser Stimme sagen. »Ich kann gar nicht glauben, dass ihr mich den ganzen Weg hierher gefahren habt, nur um mich zu verabschieden.«

»Wir hatten eine schöne Zeit hier in Cambridge, nicht wahr?«, sagte Mom.

»Ich werde euch alle vermissen«, antwortete ich.

»Ich werde dich vermissen, Stevie«, sagte Sally. Der Abschied zerriss mir das Herz. Mir gingen Bilder durch den Kopf: das kleine Mädchen, das mir in den Arm gebissen hatte, meine ständige Begleiterin in Familienurlauben, unsere Fantasiesprache, als wir noch klein waren, ihre

Ballettvorstellungen, unsere Katzen. Die Anrufe zu Hause vor Jahren, wenn Freunde der Familie fragten: »Bist du es, Steve, oder ist es Sally? Ich kann eure Stimmen nicht auseinanderhalten!«

Dad sah stolz, aber müde aus. Die Rückfahrt nach Ohio am nächsten Tag würde lange dauern. »Alles Gute, mein Sohn«, sagte er und drehte sich nach hinten, um mir die Hand zu schütteln. Als ich mich von Mom auf dem Vordersitz verabschieden wollte, sah ich, wie ihre Schultern zitterten. Etwas später bebte ihr ganzer Körper. Das Kinn auf der Brust, die Arme schlaff an der Seite, wurde sie von stillen Krämpfen geschüttelt. Tränen strömten über ihre Wangen, ihr Gesicht war voller Verzweiflung. Alle waren wie erstarrt. Ich konnte mich nicht erinnern, jemals solche Gefühle bei ihr gesehen zu haben. Schließlich richtete sie sich auf.

»Es ist einfach über mich gekommen«, murmelte sie verlegen. Ich streckte ungeschickt die Hand über den Sitz hinweg zu ihr aus. »Stevie, wir sind so stolz auf dich«, sagte sie und versuchte zu lächeln.

»Auf Wiedersehen, Mom, ich hab dich lieb.« Ich umarmte sie, so gut ich das unter diesen beengten Verhältnissen konnte. Zu spät dämmerte mir, welche Unterstützung ich ihr in den letzten 17 Jahren gewesen war.

»Auf Wiedersehen, Steve, wir alle lieben dich sehr.« Ich verließ das Auto und drehte mich um, um zu winken. Drei Hände winkten durch die Fenster des Autos zurück. Die Rückleuchten verschwanden in der Dunkelheit, als sich Dad in den Verkehr einfädelte. *Ich hätte auf keinen Fall zu Hause bleiben können*, sagte ich mir. Mit einem flauen Gefühl in den Beinen taumelte ich vorwärts und zog die schwere Tür meines Wohnheims auf. Sie war so schwer, als wäre sie in Blei gegossen. Aber als ich erst einmal auf der Treppe war, fühlte ich mich mit jedem weiteren Schritt leichter, fast schwungvoll. Auf dem Treppenabsatz im vierten Stock steckte ich den Schlüssel ins Schloss.

Ich dachte über Vorbereitungsseminare für das Medizinstudium nach, vielleicht in Psychiatrie oder in Neurologie. Die Bücher von Freud, die ich auf der Highschool gelesen hatte, fand ich faszinierend, weil er dort erklärte, was alles in unserem Unterbewusstsein vor sich geht. Ich spielte Football und ging jeden Nachmittag über die Brücke zur Sporthalle, dort drang mir der mentholhaltige Geruch von Salben und Sportbandagen in die Nase. An den Wochenenden ging ich auf Partys am Harvard Yard und konnte kaum glauben, wie viel einige der Jungs trinken konnten. Und der süße Duft von Marihuana drang aus den Fenstern der Wohnheime. Mit der Zeit hatte ich genug Hemmungen überwunden, um beides auszuprobieren.

Eine Ankündigung zu Seminaren für Studenten im ersten Jahr war mir aufgefallen, insbesondere das Seminar zu sozialer Abweichung interessierte mich: ein sich über ein Jahr hinziehender Kurs zum Verhalten außerhalb sozialer Normen, der Psychologie, Soziologie und Anthropologie miteinander verband. Um teilnehmen zu können, musste man zu einem Bewerbungsgespräch gehen. Im kleinen Büro am Harvard Yard saß Dr. Perschonok. Er war ernst, aber freundlich, hatte eine spitze Nase und eine faltige Stirn. Wenn er von einer Idee fasziniert war, wich seine Nachdenklichkeit einer Begeisterung. Er hatte einen starken osteuropäischen Akzent und begann mit ein paar allgemeinen Fragen. Dann erkundigte er sich höflich danach, welche Form der Abweichung mich am meisten interessiere.

Ich öffnete meinen Mund, brachte jedoch keinen Ton heraus. Ich war erstarrt, es war wieder wie im rechten Teil des Spielfelds: Ich konnte mich nicht mehr bewegen. Es erschien mir wie eine Ewigkeit, aber es waren vielleicht 15 Sekunden, in denen mich die Scham überkam wie ein Ausschlag. Wenn ich überhaupt Erfahrung darin gehabt hätte, über die Realität einer psychischen Erkrankung zu reden, hätte ich über Dads Geschichte und vielleicht über das Rätsel einer schweren psychischen Störung gesprochen.

Aber mein Kopf war wie leergefegt. Offensichtlich würde ich weder in dieses Seminar noch in irgendein anderes kommen. Perschonok durchbrach die qualvolle Stille und schlug sanft ein oder zwei Themen vor, die mir helfen sollten, mich wieder zu fangen. Niedergeschlagen schlich ich aus dem Raum. Am liebsten wäre ich immer weiter Richtung Westen gelaufen, bis nach Ohio.

Als ich am nächsten Tag zum Schwarzen Brett eilte, war ich nicht überrascht: Mein Name gehörte nicht zu der Gruppe von zehn Studentinnen und Studenten, die zugelassen wurden. Aber am Ende fand sich eine kleine Warteliste, auf der mein Name dann doch aufgeführt war. Jedes Mal, wenn ich nachsah, war ich in der Liste etwas weiter nach oben gerutscht. Einige derer, die ursprünglich akzeptiert worden waren, hatten wohl andere Kurse gefunden. Am Ende der Woche war ich auf wundersame Weise in die obere Gruppe gewechselt.

Aufregung lag in der Luft. Radikale Ideen in Psychologie und Politik dominierten die Diskussionen, es war eine ständige Stimulation. Aber wer war ich? Jemand aus dem Mittleren Westen, der sich mit Football und Vorkursen zum Medizinstudium beschäftigte, oder ein Student mit immer längeren Haaren und ein paar Ideen? Ich spürte ein leises Vibrieren in meinem Geist, der schwache Orgelpunkt einer fernen Melodie. Es war alles nicht recht fassbar.

Bevor ich über Weihnachten nach Ohio zurückkehrte, überlegte ich, was ich Dad schenken könnte. Fasziniert vom Seminar über soziale Abweichung, dachte ich an eine der Lektüreempfehlungen dort: *Das geteilte Selbst – eine existenzielle Studie über Gesundheit und Wahnsinn* von R.D. Laing, eine philosophische und psychologische Abhandlung über das Wesen der Schizophrenie. Ich war begeistert von der Prämisse, dass psychische Erkrankungen das Ergebnis sozialer Kräfte und Kommunikationsstile sind. Ich war mir sicher, dass Dad von den Ideen Laings fasziniert sein würde, und kaufte das Taschenbuch.

Am Weihnachtsmorgen fragte ich mich, ob die Rituale meiner Kindheit noch zu mir passten. Als Dad unter dem Weihnachtsbaum im Wohnzimmer mein Geschenk öffnete, sah er aus, als hätte man ihm einen Schlag versetzt. Er wandte seinen Blick ab und murmelte ein dumpfes Dankeschön. Etwas hatte ihn schwer getroffen, aber was?

Ein paar Stunden später bereiteten wir uns auf das Weihnachtsessen vor. Als ich durch das Wohnzimmer ging, hörte ich, wie Mom und Dad nebenan im Arbeitszimmer verstohlen miteinander sprachen. »Was glaubst du, warum er mir dieses Buch geschenkt hat?«, fragte Dad mit bestürzter Stimme.

»Nun, er weiß etwas«, antwortete Mom.

»Ja, das muss er wohl«, murmelte Dad. Aber sollte ich wirklich etwas wissen, so war ich mir nicht sicher, was es war. Wie viel wusste ich, bevor ich etwas wusste?

Anfang Januar war ich zurück in Cambridge. Nach Schneestürmen, nach dem Zufrieren des Flusses kamen einige zauberhafte Wintertage mit tief verschneiten Bäumen. Unvermeidlich verwandelte sich jedoch innerhalb eines Tages alles in grauen Matsch. Zwei Monate später ging ich unter einem trostlosen Himmel über den Campus, der Frühling begann sich langsam anzukündigen. Flache Pfützen mit schmutzigem Wasser bedeckten den Boden und ersetzten das Eis, das einige Wochen vorher noch dort gelegen hatte. Ich war geschäftig unterwegs und schwitzte fast in meinem Pullover. Doch der Wind war kalt, sobald ich anhielt. Genau in dem Moment, als ich auf den Fluss blickte, durchdrang ein gleißender Sonnenstrahl die Wolkendecke. Reflexartig hob ich meine Hand, um meine Augen zu schützen.

Als ich meinen Treppenabsatz im Wohnheim erreichte, konnte ich den Schlüssel, den ich aus meiner Tasche geholt hatte, nicht erkennen. Mit geschlossenen Augen versuchte ich, das Unvermeidliche zu bezwingen, aber der grelle Blitz tanzte mir vor den Augen. Nach mehreren voll ausgeprägten Migräneanfällen in der Highschool – immer im Frühjahr, immer wenn ich geblendet wurde – wusste ich nur zu gut, was kommen würde. Zwanzig Minuten später durchbohrte der Schmerz ausgehend von der Seite meinen Schädel – man hätte die Uhr danach stellen können. Das Schlimmste war immer die Unvermeidlichkeit, die Gewissheit, dass sich das, was kommen würde, durch nichts verhindern ließ. Nach ein paar Stunden Unbeweglichkeit hatte ich wieder das Gefühl, einen Sumpf verschluckt zu haben. Ich eilte ins Badezimmer, würgte und übergab mich über der Toilette. Schließlich fiel ich wie betäubt in einen tiefen Schlaf.

Am Morgen erhob ich mich aus dem Bett. Ich fühlte mich wieder normal, besser als normal sogar. Die Farben waren lebhaft, alles schmeckte sinnlich, die Luft war frisch und alle Möglichkeiten standen mir offen. Mein ganzes Sein strahlte eine anregende Vitalität aus. Warum konnten mein Körper und mein Geist nicht jeden Tag so lebendig sein? Ich war erstaunt über den krassen Unterschied zwischen dem lähmenden Schmerz und dem Hochgefühl danach. Die Extreme waren rätselhaft.

* * *

Als ich aus den Frühjahrssemesterferien zurück war, nachdem Dad offen über seine psychische Krankheit gesprochen hatte, schienen mir die Dinge seltsam vertraut zu sein, doch zugleich war alles anders. Ein paar Tage lang war ich mir nicht sicher, wo ich mich befand. War ich wirklich in Cambridge? Oder noch immer in Columbus? Oder vielleicht im Norwalk Hospital, wo man die ganze Nacht über auf der Station Schreie hört?

Als ich in der folgenden Woche zu einer Lehrveranstaltung eilte, hielt ich auf dem Weg dorthin kurz inne. In meinem oberen Blickfeld sah ich schwach gelbgrüne Knospen, die aus den Zweigen der alten Bäume auf dem Rasen sprossen. Der späte neuenglische Frühling war endlich da.

Während ich in ein blasses Firmament der Hoffnung blickte, klammerte ich mich an meinen geheimen Schwur. Das Bollwerk des Schweigens, dessen Errichtung Jahre gedauert hatte und von dem ich mein ganzes Leben lang umgeben war, war durch Dads Worte eingerissen worden. Darunter lag ein unterirdischer Fluss, stark und schnell, dessen Strömung mich auf einer Welle von Herkunft, Geschichte und vielleicht sogar Hoffnung vorantrieb. Ich hatte jetzt eine Mission: Ich musste Dads Erfahrungen und die Geheimnisse der schweren psychischen Krankheit verstehen. Seine Geheimnisse waren seit Jahren in ihm eingeschlossen, als wären sie in Bernstein konserviert worden. Wer sonst hatte ihn je so reden hören?

Aber im Laufe der Wochen wetteiferte die Angst mit der Hoffnung, als ich spürte, dass das Familienerbe der psychischen Krankheit über mich hereinbrach. Trotz all meinen Plänen und meiner Kontrolle, trotz jeder meiner kleinen Errungenschaften: Vielleicht waren sie nur ein Kartenhaus, errichtet, um beim nächsten Windstoß zusammenzubrechen. Anfang der siebziger Jahre beschäftigte ich mich mit Zwillings- und Adoptionsstudien, und ich konnte widerlegen, dass Schizophrenie durch Erziehungsmethoden verursacht wird. Stattdessen waren die Gene die Hauptverantwortlichen. Tödliche DNA-Stränge mussten in jeder einzelnen meiner Zellen lauern, und es war absehbar, dass es irgendwann mit meiner seelischen Gesundheit vorbei sein würde. Aber wann würde das sein?

Auf der Highschool hatte ich den Roman *Der verlorene Horizont* gelesen, über den Mom Seminare abhielt und den sie sehr mochte. Die Hauptfigur namens Conway entdeckte, nachdem sein Flugzeug in den 1930er-Jahren im Himalaja abgestürzt war, die versteckte Enklave Shangri-La, die vor der Welt und ihren zunehmenden Konflikten abgeschirmt war. Conway verschaffte sich Einblicke in die Geheimnisse des Lamaklosters und begann, inneren Frieden zu finden. Der Hohe Lama erzählte ihm bald von den wundersamen Dingen, die sich im Kloster ereigneten: Die Menschen, die dort blieben, erlangten die Fähigkeit, Hunderte von Jahren zu leben, sie näherten sich der Unsterblichkeit. Im Gegensatz zu allen anderen, die jemals diese Botschaft gehört hatten, war Conway fasziniert und ergriff diese wundersame Gelegenheit. Schließlich, kurz vor dem Tod, ernannte der Hohe Lama ihn zu seinem Nachfolger. Conway war hin- und hergerissen zwischen der Ehre, die ihm zuteilwurde, und seinen Bedenken, ob er die Verantwortung tragen könne, und zögerte.

Ich identifizierte mich mit Conway und erkannte, dass ich dazu berufen war, die Probleme zu lösen, mit denen sich Dad sein Leben lang herumgequält hatte. Unser Gespräch hatte eine kleine Dosis Gift aus den Hüllen dieser uralten Ballons freigesetzt. Könnte sich das Gift, wenn es einmal freigesetzt war, in eine Impfung verwandeln, die ausreichte, um Schutz und Immunität aufzubauen? Oder war es tödlich? Die Nächte waren am schlimmsten. In meinem schmalen Bett im Wohnheim fragte ich mich, wie Dad diese Monate in den Nervenheilanstalten überlebt hatte. Die Psychiatrie! Der schlimmste Ort auf der Welt, da war ich mir sicher, ein öder Platz für diejenigen, die den Punkt erreicht hatten, von dem aus es keine Rückkehr mehr gab. Einige seiner Mitinsassen mit ihren deformierten Köpfen waren die verborgene Freakshow der Gesellschaft. Sie waren verbannt worden, um für immer außer Sichtweite aller anderen zu leben. Wann würde ich mich den Verdammten anschließen, um als Nächster die Kontrolle über meinen Verstand zu verlieren?

Mit jeder Sekunde, die ich wach lag, wurde alles nur noch schlimmer. Wie Geier, die ihre Beute umkreisten, bedrängten Gedanken an Dads Wahnsinn meine Seele. Die seltsame Logik der nächtlichen Stunden ließ mich glauben, dass ich, wenn ich bis zum Morgengrauen nicht schlafen könnte, eine Grenze erreichen würde. Das Morgenlicht wäre ein Signal dafür, dass ich die Schwelle zur Irrationalität überschritten hätte und sich der chaotische Fluss meiner Gedanken ungehindert entwickeln würde. Ich hatte nur ein einziges Mittel dagegen, durchhalten und versuchen, einzuschlafen. Während ich gegen die Panik ankämpfte, schlief ich dann doch irgendwie ein. Am Morgen war ich überrascht, dass mein Verstand noch intakt war. Aber wie viele Nächte konnte das noch so weitergehen?

Tagsüber jedoch ergaben sich neue Möglichkeiten. Mein energiegeladener Mitbewohner Bill arbeitete als Großer Bruder, eine Art Pate für sozial benachteiligte Kinder, am Columbia Point, einem der schlimmsten Wohnblocks Bostons. Dort hatte er erfahren, dass eine Mutter mit zwei kleinen Jungen, aber ohne dazugehörigen Vater, Hilfe brauchte. Ich nahm die U-Bahn, um mich mit ihnen zu treffen. Etwas an den Jungen ließ mich ihnen helfen wollen. Jerry war acht, aber er hatte bereits den bohrenden Blick eines Erwachsenen. Er testete Grenzen aus, ließ aber auch echte Klugheit erkennen, eine Schläue gepaart mit Wissen. Der sechsjährige Bobby schwebte geradezu, seine dünnen Gliedmaßen schienen leichter als Luft zu sein, das lange blonde Haar lag wirr auf seinem Kopf. In den nächsten drei Jahren zeigte ich ihnen jeden Sonntagnachmittag, wie sie ihre Finger an die Seiten eines Footballs legen mussten. Wir nahmen den Zug in die Innenstadt und besuchten das Museum of Science oder das New England Aquarium, bevor wir wieder in die beengte Wohnung ihrer Mutter in South Boston zurückkehrten. Ich sparte und kaufte Tickets für Sitze ganz oben in der letzten Reihe für Spiele der Bruins oder Celtics. Durch den ganzen Zigarettenrauch waren die Spieler kaum zu erkennen. Im Frühjahr bekam ich Tribünenplätze für die Boston Red Sox im Fenway Park Stadion. Ich war der Welt etwas schuldig dafür, dass ich psychisch gesund blieb, solange es denn so war.

In diesem Frühjahr erzählte mir Barb, dass sie auf dem College jemand anderes kennengelernt hatte. Ein oder zwei Tage lang war ich niedergeschlagen, fühlte mich aber bald erleichtert. Nicht, dass ich jemals selbst eine Beziehung beenden könnte. Der Gedanke, eine Trennung herbeizuführen, rief in mir ein Gefühl hervor, als würde ich mich in die Schwärze des Weltraums stürzen und ohne Sauerstoff durch die Ewigkeit treiben. Doch Barb hatte die Arbeit für mich erledigt.

Vor den Partys, die ich besuchte, graute mir etwas. Ich wusste nie genau, worüber ich reden sollte. Aber einmal, auf einer Party an der Boston University auf der anderen Seite des Flusses, traf ich eine groß gewachsene Studentin im ersten Semester, die mich faszinierte und zu der ich sofort einen Draht fand. Wir gingen die nassen Straßen hinunter und redeten miteinander bis spät in die Nacht hinein. Als ich sie am darauffolgenden Wochenende in ihrem Wohnheim abholte, fühlte ich mich in meiner Sportjacke aus Cord und den verblassten Jeans fast weltgewandt. Später am Abend erzählte sie mir verstohlen von ihrem ehemaligen Freund, einem älteren Mann in der Navy. »Du kannst es gar nicht glauben, was das für ein Gefühl ist, wenn dich ein Typ, auf den du stehst, langsam auszieht. Jeder Nerv in deinem Körper liegt blank.«

Unglaublich aufgeregt fragte ich mich, ob ich der Herausforderung gewachsen wäre. Aber unsere schnelle Liebesaffäre überforderte mich. Was hieß es, jemandem so nahe zu sein? Könnte ich mit ihr über Dad sprechen? Am Ende konnte ich mich nicht dazu durchringen, sie wieder anzurufen. Einsamkeit war besser als Bloßstellung.

Vietnam, Informationsverarbeitung im Gehirn, der Ursprung der Kreativität: Jeden Abend wurden die Gespräche im Studentenheim intensiver. Das Marihuana, das ich rauchte, nahm mir die Sorgen, die Frühlingsluft war voller Spannung. Das Seminar über soziale Abweichung neigte sich dem Ende zu und wir setzten uns damit auseinander, warum sich Gesellschaften zu Eigen- und Fremdgruppen zusammenschließen und ob psychoaktive Medikamente übervermarktete Mittel sozialer Kontrolle oder notwendige

Behandlungen biologisch verursachter psychischer Krankheiten seien. Ich versuchte, in all diesem Gerangel mitzuhalten.

Ende Mai kündigte die Sportfakultät ein Treffen für Studenten im ersten Jahr an, die beabsichtigten, im Herbst an den Auswahltrainings teilzunehmen. Das Ganze schien lange hinter mir zu liegen und doch musste ich daran denken, wie ich in der zehnten Klasse fast nicht in die Mannschaft gekommen wäre. Ich betrat den Raum und traf dort auf eine Horde eifriger Typen, die auf die Anweisungen des Assistenztrainers warteten. Doch etwas an der Art und Weise, wie sich mein Magen anfühlte, ließ mich unkonzentriert sein. Hinzu kamen all die Blockaden in meinem Kopf. Ich hörte ein paar Minuten zu, aber meine Hausarbeiten riefen. Ich erkannte, dass dieses Kapitel meines Lebens vorbei war, und ging auf Zehenspitzen zur Tür. Gerade als ich meine Hand auf den Türgriff legte, bemerkte mich der Trainer und sagte spöttisch: »Schaut, Männer, da ist einer, der sich nicht sicher ist, ob er die ganze Aufregung verkraften kann.« Ihr Lachen hallte in meinen Ohren.

Zurück in meinem Zimmer versuchte ich, zu lernen, konnte mich jedoch nicht recht konzentrieren. Erschöpft, doch seltsam überdreht ging ich früh ins Bett, aber das Gedankenkarussell in meinem Kopf ließ mich nicht einschlafen. Dieses Muster hatte sich das erste Mal in der neunten Klasse beim Football gezeigt, als ich Verteidiger war. Damals versuchte ich, in der eigenen Hälfte des Spielfelds einen laufenden Spieler zu Boden zu bringen, der bereits einen großen Vorsprung hatte. Ein Blocker setze mich außer Gefecht, und wie ich auf dem Boden lag, versuchte ich, das Bein des Läufers zu ergreifen, aber der Schuh eines anderen Jungen geriet unter meinen Gesichtsschutz. Seine Stollen zertrümmerten mir fast die Nase. Sie war nicht gebrochen, aber seitdem hatte ich Schwierigkeiten beim Atmen.

Meine unkontrollierbaren Gedanken gewannen die Oberhand: Wenn das erste blasse Morgenlicht nach dieser schlaflosen Nacht hinter meinem Vorhang auftauchte, würde ich eine steile Klippe hinabstürzen, und mein Verstand würde außer Kontrolle geraten. Das Muster war eindeutig. Dad war nach drei Nächten ohne Schlaf in Norwalk gelandet und sein Leben mit einer psychischen Krankheit begann. Ich konnte doch nicht einfach darauf warten, im Wahnsinn zu versinken? Ich musste etwas dagegen tun.

Ich dachte an meine Migräne. Wenn der Schmerz seinen Höhepunkt erreichte, bestand die einzige Entlastung darin, der lähmenden Übelkeit nachzugeben und mich neben die Toilette zu hocken, bis mein Inneres sich nach außen stülpte. Vielleicht würde der Schlaf kommen, wenn ich jetzt diesen Unrat aus meinem Magen entfernen und die Blockade in meinem Kopf lösen könnte. Welche andere Möglichkeit gab es für mich?

Wie in Trance schleppte ich mich aus dem Bett und hoffte, dass meine Mitbewohner weiterschliefen. Ich trank jede Menge Wasser aus dem Wasserhahn, um sicherzustellen, dass etwas da war, was ich erbrechen konnte, da ich das Abendessen schon vor längerer Zeit verdaut hatte. Ich blickte auf das glatte, weiße Porzellan der Toilette und auf die schmutzigen Fliesen des Fußbodens. Ich kauerte mich hin, meine Knie schmerzten auf dem harten Boden, ich beugte mich über die Toilette und steckte mir die Finger weit in den Hals, so weit, wie ich es manchmal in der Endphase einer Migräne tun musste, wenn ich trotz der mich rasend machenden Übelkeit nichts heraus bekam. Welche Wahl hatte ich denn? Ich war überzeugt davon, dass meine geistige Gesundheit davon abhing.

Ich begann, zu würgen, aber es endete alles in einem Husten ohne den gewünschten Effekt. Aber ich versuchte es weiter, endlich erschütterten Eruptionen meinen Körper. Ich spie gelblichen Schleim und Galle ins glitzernde Wasser. Keuchend spülte ich meinen Mund aus, wusch mir die Hände und stolperte ins Bett zurück, wo ich erschöpft einschlief. Meine Augen waren am Morgen leicht gerötet. Mein Körper mochte gelitten haben, aber die Säuberungsaktion hatte mich gerettet. Oder etwa nicht?

Ohne ein Ventil für die Bilder, die mir Dad geliefert hatte, konnte ich das, was er über seine lebenslange Schizophrenie gesagt hatte, nicht verdauen. Auf die krudeste Weise hatte ich das, was ich in mich aufgenommen hatte, wieder ausgestoßen.

Im Juni sah ich meine Noten zum Jahresschluss: alles Einsen. Doch meinen wichtigsten Kurs – mich selbst zu verstehen – hätte ich fast nicht bestanden. Jeden Tag wurde ich mit dem Gegenteil konfrontiert.

* * *

Ron war schon immer unkonventionell gewesen, sogar damals in der Mittelstufe, als ich ihn zum ersten Mal traf. Er war stark, laut und gefühlvoll. Sein Vater war Ingenieur und seine Mutter Lehrerin. Er nannte sie beim Vornamen, was den meisten etwas seltsam vorkam. Ron roch nicht gut, besonders, wenn er sich im Tischlerkurs sehr angestrengt hatte. Vielleicht hatte ihm niemand gezeigt, wie man Deodorants verwendete. Aber er war wirklich klug und sehr sportlich. Als wir auf die Highschool kamen, hatten ihn die Trainer bereits zu einem unglaublich guten Verteidiger gemacht, bereit, jeden, der den Ball hatte, umzurennen. Sein Nackenschutz und seine Armpolster gaben ihm das Aussehen eines Gladiators. Er spielte eine Schlüsselrolle in unserem unschlagbaren Team. Ron hatte es allein wegen seiner schulischen Leistungen und seines sportlichen Talents nach Harvard geschafft.

Im ersten Jahr des Studiums ging ich abends oft rüber zu ihm. Das Wohnzimmer war immer voller Mitbewohner, Marihuana und toller Musik. Wir diskutierten intensiv über Psychologie und die Probleme auf der Welt. Aber ab und zu tat Ron etwas Seltsames, zum Beispiel, als seine Mom ihm mit der Post eine riesige Schachtel Kekse aus Columbus geschickt hatte, eine Ration für mindestens eine Woche. Wir öffneten sie mit ein paar anderen Jungen und jeder von uns aß ein oder zwei Kekse. Am nächsten Abend ging ich wieder zu Ron, um mir noch welche zu holen. Mit einem merkwürdigen Gesichtsausdruck sagte er zu mir, dass sie weg seien. »Komm schon, Ron, was meinst du damit?«, fragte ich ihn. Wo hatte er sie versteckt?

»Ich habe sie aufgegessen, nachdem ihr gestern Abend weg wart«, fuhr er fort.

»Unmöglich! Da waren mindestens hundert Kekse drin.«

»Oh, ihr Kleingläubigen«, antwortete er hämisch mit einem schiefen Grinsen. »Ich habe sie alle gegessen!«

Ein paar seiner Mitbewohner kamen bald herein und bestätigten die Geschichte. So ist er eben, der Ron, sagten sie achselzuckend, sie könnten es auch nicht glauben. Wenn es Ron nach etwas drängte, gab es kein Halten mehr.

Im Sommer nach dem ersten Studienjahr war ich genau wie Ron wieder in Columbus. Er rief eines Abends an, und wir beschlossen, zum Campus der Ohio State University zu fahren und nachzusehen, was dort so los war. Seine Frisur war damals wirklich wild: Nicht nur, dass die Haare lang waren – das war ja bei allen anderen auch so –, sondern sie waren auch unglaublich wuschelig. Als ich ihn abholte, waren seine Augen riesig, sein Blick angespannt und unstet. Als wir an diesem warmen Juniabend den Olentangy River überquerten, drängten sich die Menschenmengen auf den Bürgersteigen. »Siehst du sie, Hinshaw?« Ron fletschte die Zähne und starrte aus dem Autofenster.

»Wen sie?«, antwortete ich und versuchte, die Straße im Auge zu behalten.

»Sie alle, die da!«, rief Ron laut. »Sie sehen aus wie Menschen, aber es sind keine. Das sind Roboter!« Zuerst war ich amüsiert, aber jetzt schrillten die Alarmglocken. »Man sieht es ihnen nicht an«, schrie er jetzt laut, »aber sie sind mechanisch und geben nur vor, Menschen zu sein. Es sind

Maschinen mit Zahnrädern und Drähten im Inneren. Bei diesen Leuten handelt es sich um geistlose Heuschrecken!«

Hatte Ron einen Joint geraucht? Oder brachte er da in metaphorischer Weise seinen Glauben an die Entfremdung des Menschen zum Ausdruck? Irgendwie wusste ich, dass nichts davon der Fall war. Er beruhigte sich ein wenig, als wir in eine Bar gingen. Damals konnte man in Ohio mit 18 Jahren noch Bier mit geringem Alkoholgehalt bekommen.

Als wir nach Hause fuhren, machte ich mir Sorgen um ihn und fragte, ob er die Nacht auf unserer Couch im Wohnzimmer verbringen wolle. Wie ein ausgesetzter Welpe nahm er das Angebot bereitwillig an. Ich machte ihm sein Bett, bevor ich nach oben ging und schlief ausnahmsweise einmal innerhalb von Minuten ein.

Am nächsten Tag, nachdem Ron irgendwann am frühen Morgen nach Hause gegangen war, sah Mom müde und verstört aus. »Hast du heute Morgen das Wohnzimmer gesehen, Steve? Überall Plattenhüllen, Schallplatten ohne Hülle, völliges Chaos. Laute Musik bis vier Uhr morgens. Weder Dad noch ich konnten ein Auge zu tun.«

Ich war fassungslos und fühlte mich plötzlich schuldig dafür, dass ich ihn zu uns nach Hause eingeladen hatte. Das Schlafzimmer meiner Eltern befand sich direkt über dem Wohnzimmer, doch ich hatte nichts gehört. Etwas verwirrt entschuldigte ich mich. Später kam Dad, um mit mir zu reden. Auch er hatte dunkle Ringe unter den Augen, versuchte aber zu lächeln. »Du hast nur versucht, deinem Freund zu helfen, nicht wahr?«, sagte er. »Es geht ihm nicht so gut, oder?« Dad hatte einen sechsten Sinn für gewisse Notlagen.

Zurück in Cambridge im Herbst nahm Ron nicht am Unisport teil, obwohl er bei allem, was er ausprobierte, in die erste Mannschaft gekommen wäre. Ohne Ankündigung wählte er alle Seminare ab. Wenn ich ihn sah, machte er den Eindruck, als wäre er nicht von dieser Welt. Eines Tages verließ er plötzlich Cambridge, niemand wusste genau, wo er war. Ein ehemaliger Mitbewohner sagte ein paar Monate später, dass Ron irgendwo in einer psychiatrischen Klinik gelandet sei, möglicherweise in New York. »Er hat Schizophrenie, habe ich gehört«, sagte der Mitbewohner irritiert.

Niemand sah Ron jemals wieder. Er war im Äther verschwunden. Doch er blieb mir im Gedächtnis.

Verzweifelt versuchte ich, das Rätsel zu lösen. In den 1930er-Jahren war auch bei Dad eine Schizophrenie diagnostiziert worden – ein oft länger anhaltender Zustand mit Halluzinationen, wahnhaften Überzeugungen, unlogischem Denken und Schwierigkeiten bei der Verarbeitung und beim Ausdruck von Emotionen. Ron hatte diese Krankheit ebenfalls entwickelt, aber mit einem großen Unterschied. Nachdem Ron zusammengebrochen war, wurde es bei ihm nicht wieder besser. So war es auch bei meinem Cousin Marshall in Kalifornien, Onkel Pauls ältestem Sohn, der seit seinem ersten Semester 1968 an der University of California in Berkeley immer wieder in psychiatrischen Anstalten war und wieder entlassen wurde, und zwar ohne ein Anzeichen für eine Besserung. Doch Dad schien die meiste Zeit ganz normal zu sein, manchmal sogar überaus rational, wenn auch etwas distanziert. Wie konnten sie alle die gleiche Krankheit haben? Während der Vorlesungen zeichnete ich Genogramme, Quadrate für männliche Verwandte und Kreise für weibliche, bei Fällen von psychischen Störungen schattierte ich die Formen. Wenn ich mich nur etwas anstrengte, würde ich den geheimen Code unserer Familie vielleicht knacken.

Jedes Mal, wenn Dad und ich uns während meiner Besuche zu Hause in sein Arbeitszimmer zurückzogen, schlug mein Herz schneller. Dann begann er das Gespräch etwa, indem er sich nach meinem Interesse für Psychologie erkundigte und begeistert über seine eigene Faszination sowohl für psychoanalytische Modelle als auch für den Behaviorismus während seiner Studienzeit sprach. Er redete über Philosophie und die Ideen, die es ihm immer schon angetan hatten – den Ursprung des Wissens, den Fortschritt der Wissenschaft, die moralischen Vorstellungen, nach denen Menschen leben. Vorsichtig und in der dritten Person sprach er erneut das Thema Schizophrenie an. »Wenn man die ganze Nacht über jubelnde Stimmen und Engelschöre gehört hat, die den Herrn loben, wie es bei mir war, ist eine solche Diagnose nachvollziehbar«, sagte er. Ein Funken Zweifel glomm in mir auf, doch ich sagte nichts. Das Muster schien bei Dad ganz anders zu sein, da war noch ein großes anderes Problem zu lösen.

Auch wenn es erschütternd war, ergab alles, was er mir sagte, in einer seltsamen Weise Sinn. Es muss *irgendetwas* so Großes, so Katastrophales gegeben haben, dass dieser riesige Kokon des Schweigens um mein Leben herum entstanden war.

* * *

Als ich noch auf der Highschool war, fuhren wir in den Sommerferien alle zusammen in den Norden von Michigan. Wir hatten eine Pause von meinem Geländelauftraining vor meinem Wechsel zum Football, von Sallys Chorproben, von Dads Seminaren im Sommersemester und von Moms Lehrveranstaltungen. Boyne Mountain war ein kleiner Berg, aber im Vergleich zu den von Gletschern zerfurchten Ebenen des großen Rests von Michigan und Ohio schien er ziemlich hoch zu sein. Ich wollte unbedingt den Sessellift nehmen und dann von oben herunterwandern und fragte Sally, ob sie mitkommen wolle. Aber in ihrem Gesichtsausdruck spiegelte sich sofort ihre schon lange bestehende Höhenangst. »Ich will eigentlich schon«, sagte sie wehmütig, »aber der Lift ist so hoch über dem Boden! Wenn ich nach unten schaue, würde ich wahrscheinlich ohnmächtig. Wirklich, Steve, ich würde ohnmächtig werden.«

Nach kurzem Nachdenken erwiderte ich: »Wenn ich neben dir sitze und wir uns auf die Aussicht konzentrieren, sind wir im Handumdrehen oben. Es wird dir mehr Spaß machen, als du glaubst.« Ich erklärte ihr, wie stolz sie sein würde und was für eine tolle Wanderung wir machen würden. Nachdem sie schließlich nachgegeben hatte, gingen wir zur Talstation des Sessellifts und warteten, dass die Sessel von hinten um die Kurve kämen. Als der nächste Sessel an die Rückseite unserer Oberschenkel stieß, setzten wir uns, während der Liftangestellte die Metallstange über unsere Köpfe schwang. Mit einem Schwung hoben wir vom Boden ab und stiegen durch den Kiefernwald auf. Der Fahrtwind blies uns ins Gesicht, der Hang glitt unter unseren Beinen hinweg: zehn, fünfzehn, dann zwanzig Meter unter uns.

Die Aussicht in der jetzt kühler werdenden Luft war atemberaubend. Aber als ich mich zu Sally wandte, sah ich, dass sie voller Angst war. Sie klammerte sich so fest an die Stange, dass ihre Hände ganz weiß waren. »Ich habe noch nie im Leben eine solche Angst gehabt«, krächzte sie. »Schau, wie hoch wir sind!« Der Sitz schaukelte im Wind hin und her.

»Nicht nach unten gucken«, befahl ich. »Warte noch kurz. Bald sind wir oben.«

»Steve«, schrie sie mit brüchiger Stimme und packte meinen Arm. »Ich halte das keine Sekunde mehr aus. Ich springe.« Ich merkte, wie sie sich abrupt aufsetzte und ihre Hände nach der Stange tasteten, um sie hochzuheben. Der Boden war weit unter uns. Das war keine leere Drohung. Die Panik in ihrer Stimme war unverkennbar.

»Sally, wenn du springst, brichst du dir beide Beine«, sagte ich laut und versuchte, ruhig zu bleiben. »Du könntest auf den Kopf fallen.« In der Tat wäre sie bestimmt gestorben. »Bleib, wo du bist!«

Sollte ich sie festhalten? Der Sitz fing an, zu schaukeln. Ich konzentrierte mich darauf, entschlossen und ohne jeden Zweifel in der Stimme zu sprechen. »Sally, hör mir zu. Schließ deine Augen, das muss jetzt sein.« Ich reckte den Hals, um ihr ins Gesicht zu sehen. Das war meine einzige Chance. »Gut, halt sie geschlossen. Und jetzt denk an unsere Katze zu Hause.« Thai-Thai, unsere Siamkatze. Sallys Liebe zu Katzen war unglaublich. »Denk daran, dass du unsere schöne Katze streichelst und wie gut sie sich anfühlen wird, wenn wir wieder zu Hause sind. Denk nur an die Katze. In ein paar Minuten sind wir aus diesem Lift raus.«

Zunächst noch zögerlich lehnte sie sich mit geschlossenen Augen zurück. Ich erzählte ihr von Dingen, die sie gerne mochte: von ihren Freunden, der Katze, von allem, womit ich sie ablenken konnte. Beeilung, rief ich stumm der Bergstation des Sessellifts zu. Sally hielt, während ich redete, ihre Augen fest geschlossen.

Nach ein paar Minuten, die mir wie eine Unendlichkeit vorkamen, verringerte sich die Entfernung zum Boden rasch. Ich hob die Stange über unsere Köpfe und hielt sie am Arm, sagte ihr, sie solle ihre Augen öffnen, bevor ich ihr heraushalf und sich der Sessel für die Fahrt ins Tal zurückdrehte. Die üppige Landschaft lag vor uns ausgebreitet. Sie war blass, aber ihre Füße befanden sich auf dem Boden. Noch nie hatte ich sie so dankbar erlebt. »Ich wäre fast gesprungen«, sagte sie.

»Das weiß ich, glaub mir«, antwortete ich. »Ich hab mir wirklich Sorgen gemacht.«

Ihre Angst hatte sie wie ein Schraubstock im Griff gehabt. Ich war mir nicht sicher, woher ich wusste, was ich ihr da oben sagen sollte. Es war einfach so über mich gekommen.

Zu Beginn meines zweiten Studienjahres war mein neuer Plan, die Vorbereitungskurse für das Medizinstudium abzuwählen und den Studienschwerpunkt auf soziale Beziehungen zu legen. Ich ging zum Zentrum für interdisziplinäre Studien, das Soziologie, Sozialpsychologie und Anthropologie miteinander verband. Dieses war gerade mit der kleinen Abteilung für experimentelle Psychologie zusammengelegt worden, die seit Jahren von B. F. Skinners geleitet wurde. Wenn ich mich anstrengte und genügend Erfahrung sowohl im Klinischen als auch in der Forschung sammeln würde, könnte ich am Ende in Klinischer Psychologie promovieren. Vielleicht, ja, vielleicht könnte ich mir genügend Wissen aneignen, um psychische Erkrankungen zu verstehen, und all meine Fähigkeiten nutzen, um Menschen zu helfen – so wie ich Sally geholfen hatte.

Ich war auf praktische Arbeit aus, und das Gefängnis südlich von Boston bot die Möglichkeit, einen Psychologiekurs für Gefangene abzuhalten. Immer, wenn ich einmal die Woche den Metalldetektor passierte, bekam ich eine Gänsehaut. Mein Kollege, ein Student in seinem letzten Jahr, und ich sprachen über klassische psychologische Experimente und zeigten in einem steril wirkenden Raum mit Wänden aus Beton Filme darüber. Jeder Häftling erhielt am Ende der Lehreinheit eine Bescheinigung, ein Blatt Papier mit einem kurzen Text, aber immerhin ein Dokument, mit dem er bei einer Bewährungsanhörung vielleicht etwas bewirken konnte. Es war das Mindeste, was ich tun konnte, dachte ich, für Menschen, die eigene Misshandlung und Not in die Verletzung anderer und ihrer selbst gewandelt hatten.

Ich ging jede Woche zum Gefängnistor hinaus, konnte mich jedoch nicht über meine Freiheit erfreuen. Meine eigene Einkerkerung war etwas Innerliches. Wie konnte ich den Durchbruch zu einer ausgeglicheneren Lebensweise schaffen? Wie konnte ich meine ständige Terminüberlastung und die in mir lauernde Angst vor dem überwinden, was ich erfahren hatte, aber mich nicht traute, anderen mitzuteilen? Ich identifizierte mich stärker mit den Häftlingen, als ich es damals wusste.

Das Wintersemester war unerbittlich, mit endlosen Lektürelisten und zahllosen Hausarbeiten. Der Herbst ging schnell zu Ende. Bevor der Oktober vorüber war, hatten die Bäume keine Blätter mehr. Im November wechselten sich einzelne verschneite Tage mit klaren, eisigen Tagen ab. Alle ein oder zwei Wochen schleppte ich mich nach stundelangem Völlegefühl und Unwohlsein aus dem Bett zu einer weiteren qualvollen Sitzung im Bad. Bis zur Jahresmitte hatte ich viereinhalb Kilo abgenommen.

Alle paar Wochen ging ich in die Lehrbuchabteilung der Buchhandlung, einen riesigen fensterlosen Anbau. Dort gab es Reihen und noch mehr Reihen neuer, alphabetisch sortierter, glänzender Bücher. Ich fing immer im Abschnitt mit dem Buchstaben P an, wo sich die Psychologiebücher befanden. Auch die Teilbereiche der Psychologie – Kognitive Psychologie, Entwicklungspsychologie, Biologische Psychologie, Persönlichkeitspsychologie, Klinische Psychologie – waren umfassend vertreten. Weiter die Regale hinab lagen die anderen Ps: Paläontologie, Philosophie, Physik. Ich öffnete nach dem Zufallsprinzip ein Buch und überflog die einleitenden Abschnitte. Ich kam hier in eine andere Welt, aber wie konnte ich da eintauchen, ohne mich zu verlieren?

An manchen Nachmittagen ging ich kühn in andere Gänge: A – Astronomie, Anthropologie, Asienwissenschaften; B – Botanik, Biochemie. Im dumpfen Licht der Leuchtstoffröhren sprach mich jedes einzelne Buch an. Aber ich fürchtete, mich selbst zu verlieren, wenn ich in Gedankenwelten vordringen würde, die sich zu sehr von meiner eigenen Welt unterschieden. Ich zog mich dann schnell wieder zum P und zur Psychologie zurück und atmete tief durch. Ich war an den Ort zurückgekehrt, den ich brauchte, um meinen Fokus zu behalten.

Die Fronten waren klar. Doch konnte ich etwas Wichtiges erfahren, wenn ich mich vor wirklichem Erforschen fürchtete? Würde ich das Wissen meiner Familie in etwas Nützliches verwandeln können? Jede Nacht schwirrten mir diese Fragen im Kopf herum – selbst wenn ich nicht auf der Toilette landete.

8. Der eiserne Anzug

Wenn ich über die Ferien zurück nach Columbus kam, sparten Dad und ich uns manchmal unser letztes Gespräch für die halbstündige Fahrt zum Flughafen auf. Über die Intensität des Gesprächs verschwanden die Straßen und Autobahnen um uns herum. Immer mehr wurde ich in die geheime Welt des Wahnsinns eingeführt.

Als ich kurz vor dem Abschluss stand, wollte mir Dad in einem dieser Gespräche mehr über die Behandlungen erzählen, denen er ausgesetzt gewesen war. Die Elektrokrampftherapie (EKT) stand ganz oben auf der Liste. Obwohl sie klischeehaft im Film *Einer flog übers Kuckucksnest* und anderswo in den Medien als barbarisch dargestellt wird, kann die EKT bei schweren Formen von Depressionen eine äußerst effektive Intervention sein. Über weite Strecken des 20. Jahrhunderts wurde sie jedoch willkürlich und sogar als eine Art von Strafe für fast jede Form von Irrationalität eingesetzt. Damals bestand sie aus viel zu lang andauernden Stromstößen, die oft zu schweren Nebenwirkungen wie Gedächtnisverlust führten. In ihren Anfangszeiten, bevor sie unter Narkose durchgeführt wurde, konnten sich die Patienten dadurch, dass sie anfallsbedingt um sich schlugen, Gliedmaßen brechen. Es ist immer noch nicht genau bekannt, wie EKT wirkt. Wenn man durch Stromimpulse am Gehirn einen kurzen Grand-Mal-Anfall hervorruft, kommt es bei einer Vielzahl von Neurotransmittern und Gehirnprozessen zu Veränderungen. Aber wodurch die positiven Auswirkungen auf schwerwiegende affektive Störungen erklärt werden können, bleibt ein Rätsel.

Mein Vater erzählte mir davon, wie sehr ihn in den fünfziger Jahren diese Prozedur erschreckt hatte. Eine der Behandlungen im Columbus State Hospital, in der Zeit, als Sally und ich noch recht jung waren, blieb ihm eindrucksvoll im Gedächtnis. Die Techniker, sagte er mir, legten einen Stahlbogen auf seinen Kopf und klebten kalte, metallische Elektroden an seine Schläfen. Nach dem Warten – immer dieses Warten – würde auf Anweisung des Psychiaters ein Stromstoß erfolgen und sein Gehirn in einen Krampfzustand versetzen. Seine Ärzte vermuteten, dass die Medikamente, die er nahm, nicht wirksam genug waren. Die Gesprächstherapie kratzte, so wie sie damals durchgeführt wurde, nur an der Oberfläche. Damals lautete seine Diagnose chronische Schizophrenie, aber das war nicht weiter von Bedeutung: Die EKT wurde in dieser Zeit ziemlich wahllos eingesetzt.

An einem Morgen, so erinnerte sich Dad, fand er sich flach liegend auf einer rollbaren Liege wieder und hörte das Quietschen der Räder, das durch den Flur hallte. Von einem Krankenpfleger geschoben, ging es in jenen speziellen Raum, den Ort, den er am meisten fürchtete. Mit angeschnallten Armen und Beinen nahm er die Deckenlampen wahr, die alle paar Sekunden über seinem Gesicht vorbeizogen, während es langsam auf die Reise ging.

Vor allem durfte er keine Angst zeigen. Seinen Stolz zu bewahren, sagte er, sei lebenswichtig gewesen. Wenn er erst einmal in dem Raum wäre, würden ihm Medikamente injiziert werden, deren Dosis so hoch war, dass es ihm nicht mehr möglich wäre, sich aufzurichten. Er würde wieder einmal machtlos sein.

Schließlich angekommen, machte er sich auf das gefasst, was kommen sollte. Er sah die Pflegekräfte, die um ihn herumhuschten, um seine Vitalfunktionen zu protokollieren. Der Techniker kam herein. Er würde den Schalter auslösen, damit der Strom in die an den Klemmen befestigten Drähte fließen konnte. Würde die Elektrizität die Seiten seines Schädels versengen? Sein Kopf fühlte sich tatsächlich jedes Mal, wenn er erwachte, wie verbrannte Erde an.

Aus dem Nichts schossen ihm Fragen durch den Kopf: Wo waren Alene, Steve und Sally? Gab es sie noch?

Das Haus an der Wyandotte Road, die kleine Küche, in der sein Sohn auf seinem Schoß saß, der von Bäumen umgebene Garten: Das alles waren schwache Erinnerungen, ein Film, der längst zu Ende war, und das Kino war leer. Er kämpfte mit seiner Panik und fragte sich, ob er jemals die Backsteingebäude der Ohio State University wiedersehen würde. War er noch Professor, oder war er jemand anders in einem anderen Leben? Und was war mit Pasadena und seinem Elternhaus? Was war mit all seinen Brüdern?

Weshalb war er wieder einmal ins Krankenhaus gekommen? Er musste auf der Arbeit und zu Hause die Kontrolle verloren haben. Vor seinen Augen tauchte eine vage Erinnerung daran auf, wie er seinen Golfschläger in den Garten des Nachbarn geworfen hatte. Doch die Medikamente hatten sein Gedächtnis getrübt und sein Leben zu einer ständigen, langweiligen Gegenwart gemacht. Inzwischen roch er den Duftstoff der teigigen Elektrodenpaste und den metallischen Geruch der ionisierten Luft aus der vorherigen EKT-Sitzung mit einem anderen Patienten. Nachdem er selbst dieser Prozedur unterzogen worden war, würde er nicht wissen, wo er war. Die Kopfschmerzen würden fürchterlich sein. Konnte er sich dem noch einmal stellen, diesem Stromstoß, der ihm das Gefühl gab, eine verkohlte Hülse zu sein?

Es gab ein Ritual aus der Tiefe seiner Vergangenheit: das Vaterunser, das ihn als Junge getröstet hatte und in früheren Zeiten der Verzweiflung Erleichterung gebracht hatte. Flach daliegend begann er, seine Lippen zu bewegen, das heisere Flüstern war kaum hörbar.

Vater unser im Himmel, geheiligt werde dein Name.
Dein Reich komme. Dein Wille geschehe,
wie im Himmel, so auf Erden.

Mehrere junge Ärzte, zweifellos Ärzte im praktischen Jahr, beobachteten von einer Ecke des Zimmers aus, was da vor sich ging, und machten sich Notizen auf Klemmbrettern. Sie blickten angespannt auf den Patienten und hörten sein monotones Gebet. Ihr Gesichtsausdruck verriet tiefe Besorgnis.

Unser tägliches Brot gib uns heute.
Und vergib uns unsere Schuld ...

»Was macht er da?«, fragte einer von ihnen laut den leitenden Psychiater, Dr. Southwick, unter dessen Aufsicht das Ganze durchgeführt wurde. »Warum murmelt Hinshaw vor sich hin?«

... wie auch wir vergeben unsern Schuldigern.

Dr. Southwick betrachtete seinen Patienten auf dem gepolsterten Tisch. Finster blickte er den angehenden Arzt an und erwiderte mit einer solchen Stimmkraft, dass ihn jeder hören konnte, auch der Patient: »Was zum Teufel glauben Sie, was er da macht – er betet! Wie soll er sonst mit seiner Angst umgehen?«

Und führe uns nicht in Versuchung, sondern erlöse uns von dem Bösen.
Denn dein ist das Reich und die Kraft und die Herrlichkeit in Ewigkeit.
Amen.

Man hatte ihm jetzt einen Gummischutz in den Mund gelegt, das unförmige Ding ließ ihn fast würgen. Vielleicht würden damit seine Zähne beim Krampfen nicht brechen. Ihm wurde nun das letzte Narkosemittel verabreicht, und er begann, wegzudämmern. Niemand bewegte sich, alle warteten auf das Signal. Es geschah wieder, gleich würde die weiße Hitze in seinen Schädel eindringen. Nicht zum ersten Mal wurde alles schwarz.

Dr. Southwick nickte mit dem Kopf. Die Lichter wurden schwächer, die Maschine wummerte wütend. Der pulsierende Stromstoß hielt für eine volle Sekunde an, dann für eine weitere. Sein Körper krümmte sich leicht und krümmte sich erneut.

Fast zwanzig Jahre später erinnerte sich Dad daran, dass ihn zumindest niemand in seinem Gebet stoppen konnte. Er verstand, dass Dr. Southwick sein Verbündeter gewesen war, der sich vor den anderen Ärzten für ihn einsetzte. Als er seine Geschichte beendete, zeigte sein Gesicht eine Mischung aus Bitterkeit, Faszination und Resignation, die ich noch nie zuvor bei ihm gesehen hatte.

* * *

Mom und ich starrten abwechselnd auf die Uhr, sahen uns an und blickten aus dem Fenster, das den Blick auf das nächtliche Boston freigab. Wir saßen im Hotel auf den orangebraunen Bettdecken aus Polyester und warteten. Wo mochte Dad nur sein? Unsere Reservierung für das Abendessen war vor Stunden abgelaufen.

Ihr Wochenendausflug nach Neuengland war von entspannten Streifzügen geprägt gewesen, auf denen ich sie über den Harvard-Campus und durch Bostons fast schon skurril gewundene Straßen geführt hatte. Ihr Besuch war auch eine gute Gelegenheit für Dad, seinen langjährigen Philosophiekollegen von der Ohio State University, Manny Lebowitz, zu treffen. Manny hatte Columbus vor einigen Jahren verlassen, um an der Brandeis University zu lehren, aber nun musste er sich einer Krebsbehandlung unterziehen. Dad war am späten Nachmittag ins Krankenhaus gefahren und hatte gesagt, er würde danach ein Taxi nehmen, um uns vor dem Abendessen im Hotel zu treffen. Doch die Besuchszeiten waren längst vorüber. Dad war eigentlich immer pünktlich und hatte noch nie jemanden bei Terminen oder Verabredungen versetzt. Entnervt wagten Mom und ich es nicht, über unsere schlimmsten Ängste zu sprechen.

Plötzlich hörten wir, wie jemand einen Schlüssel ins Türschloss steckte, und Dad betrat den Raum. Trotz der kühlen Abendluft keuchte er und sah uns erschrocken an.

»Wo warst du?«, fragte ich so ruhig wie möglich. Mom erwähnte vorsichtig, wie spät es schon war, und unsere Pläne für das Abendessen. Dads wilder Blick schoss weit über uns beide hinaus.

»Was meint ihr denn, wo ich war?«, rief er ärgerlich.

»Manny kommt vielleicht nicht durch, die Prognose sieht schlecht aus. Ich habe danach beschlossen, zu Fuß hierher zu gehen. Was ist denn los? Wie viel Uhr ist es eigentlich?«

Langsam dämmerte es mir: Manny, ein brillanter und freundlicher Mensch, ein Pfeifenraucher wie Dad. Er war einer der wenigen Menschen, mit denen Dad je über seine Vergangenheit gesprochen hatte. Als sein Kollege nach Boston gezogen war, wurde Dad eines guten Freunds beraubt, wenngleich er mir ganz nüchtern erklärt hatte, dass Wissenschaftler an anderen Universitäten oft bessere Angebote bekämen. Jetzt stand er vor uns, voller Trauer und Verwirrung, die sich mit mehr als nur ein wenig Angst mischten. Als er Manny im Krankenhaus zurückgelassen hatte, war ihm nur wichtig gewesen, in Bewegung zu bleiben und im Abendwind mit dem Bürgersteig unter den Füßen den Schicksalsschlag zu verdauen.

Wenn ich Psychologieprofessoren nach dem Unterschied zwischen Schizophrenie und manisch-depressiver Erkrankung – der älteren Bezeichnung für die bipolare Störung – fragte, erntete ich abweisende Blicke. Warum sollte man sich die Mühe machen, eine differenzierte Diagnose zu stellen, antworteten sie beinahe spöttisch: Es sei der zugrunde liegende psychische Konflikt, der von entscheidender Bedeutung sei. Noch in den siebziger Jahren wurde die Klinische Psychologie von alten Vorstellungen über die Diagnose und deren Ursachen dominiert, die vollständig umweltbezogen waren und alle biologischen Wurzeln schwerer psychischer Krankheiten leugneten. Angesichts dieser allgemeinen Ignoranz kann ich sagen, dass das Stigma sich auch durch meine Kurse an der Harvard University zog.

Nicht, dass ich den wahren Grund für meine Frage genannt hätte. Ich tat so, als wäre mein Interesse allgemeiner Natur und rein akademisch. Das Courtesy Stigma hinderte mich daran, das wichtigste Thema anzusprechen, mit dem meine Familie und ich konfrontiert waren: die genaue Diagnose für Dad und eine potenziell wirksame Behandlung.

Jedes Frühjahr bekam ich ein paar Migräneanfälle, heftige Anfälle mit aufblitzenden Lichtern, pochenden Schmerzen und Übelkeit, die ich nicht kontrollieren konnte. Schließlich ging ich zum Gesundheitsdienst für Studierende. Jede Erwähnung des Erbrechens, das ich mir aufzwang, um schlafen zu können, war zu persönlich und zu erniedrigend, also ließ ich diesen Teil weg. Das Selbststigma war Bestandteil meines eigenen Lehrplans.

Der erste Arzt war bestimmt: Ich hätte eine Stauballergie und solle mein Zimmer regelmäßig reinigen und zu Laken mit geringem Allergiepotenzial übergehen. Der zweite Arzt war spöttisch und hatte offensichtlich noch nie in seinem Leben etwas falsch gemacht. Meine Migräne, sagte er näselnd, habe nichts mit grellem Licht oder mit Genetik zu tun, obwohl Dad, alle seine Brüder, mein Großvater, Moms Mutter und Sally fast das gleiche Muster aufwiesen. »Man kommt vielleicht aus der Dunkelheit eines Kinos und ist der Meinung, dass das Licht draußen der Auslöser ist«, erklärte er, »oder man sucht nach biologischen Ursachen. Aber der emotionale Inhalt des Films ist der wahre Missetäter.«

Wie überzeugt und selbstbewusst diese erfahrenen Ärzte doch waren! Ich schimpfte auf sie, wenn auch nur innerlich. Was wussten die schon – das galt besonders auch für diejenigen, die Dad Jahre zuvor behandelt hatten, ihn in Norwalk an sein Bett fesselten, in Byberry die Insulinschocktherapie durchführten oder ihm antipsychotische Medikamente und Schockbehandlungen zuteilwerden ließen, als Sally und ich noch klein waren. Diejenigen, die alles mit der Biologie erklärten, waren genauso schlimm wie die, die alles mit der Psychologie erklärten. Damals schwor ich mir: Was auch immer ich auf diesem Gebiet tun würde, ich würde mich immer daran erinnern, dass das, was wir in den Sozialwissenschaften, der Psychologie und der Medizin wissen, ein winziges Fragment dessen ist, was es zu entdecken gibt. Die einzig richtige Haltung ist die der Demut – und der Integration verschiedener Sichtweisen.

Dieser Meinung bin ich auch heute noch. Das menschliche Gehirn besteht aus Billionen von Synapsen, die jede Sekunde Signale empfangen und wieder Signale abfeuern, das Wunder des menschlichen Bewusstseins entsteht auf irgendeine geheimnisvolle Weise aus diesen chemischen Vorgängen. Diejenigen, die so stolz auf ihr fantastisches Wissen sind, täuschen sich selbst, ihre Patienten und die wissenschaftliche Gemeinschaft.

* * *

An einem hellen Frühlingstag gegen Ende meines dritten Studienjahres nahm ich die rote U-Bahnlinie in die Innenstadt von Boston und dann die grüne zum Museum of Fine Arts, eine Haltestelle hinter der Harvard Medical School. In der Ferne, am westlichen Horizont hingen tiefschwarze Wolken, obwohl der Himmel direkt über uns hell und voller Licht war. Wenn ich das Museum besuchte, ging ich immer wieder zu einem bestimmten Gemälde van Goghs. Es zeigt einen schwindelerregenden, blauen Himmel über einem Feld in lebhaften Goldfarben. Es umgibt das Haus in der Stadt, in dem sich der Künstler nach seinem Aufenthalt in der psychiatrischen Anstalt Saint-Rémy erholt hatte. Die wirbelnden, schroffen Pinselstriche waren elektrisierend, die Farben und Formen faszinierend. Ich starrte das Bild an und versuchte, die tiefere Bedeutung dahinter zu verstehen.

Kurz vor der Schließung ging ein Donnerschlag durch das Museum und der Luftdruck fiel plötzlich. Ich eilte mit den Massen hinaus und zur U-Bahn, rannte gegen die Böen an und wankte in die stickige Luft des überfüllten Zugs. Als ich fast wieder am Harvard Square war, sank mir das Herz: Der untrügliche Zickzack einer Aura schimmerte nun direkt vor meinen Augen. Ich betete vergeblich, dass es nur eine Art Nachbild wäre, aber ich wusste, das war es nicht. Zurück im Wohnheim konnte ich mich nur noch hilflos hinlegen und abwarten, bis der stechende Schmerz und die Wellen der Übelkeit die Kontrolle übernahmen. Was war der Auslöser – der plötzliche Abfall des Luftdrucks wegen des Unwetters, zusammen mit der abwechselnden Grelle und Düsterkeit des Himmels? Die Emotionen, die van Goghs Pinselstriche und Wahnsinn bei mir ausgelöst hatten? Oder die Gene, die in jeder Zelle meines Körpers steckten? Während mir die möglichen Gründe durch den Kopf gingen, wurde das Pochen stärker und stärker.

Es war alles nicht so einfach, wie ich manchmal dachte. Und das ist noch immer so.

* * *

Als ich in den Frühjahrsferien meines dritten Studienjahres zurück zu Hause war, fuhr ich zu Sally, die damals an der Ohio Wesleyan University, eine halbe Stunde nördlich von Columbus, studierte. Sie hatte sich dagegen entschieden, im Osten aufs College zu gehen. Ohio Wesleyan war sicherer und nicht so weit von zu Hause entfernt. Sie hatte einen Freund und redete über ihre Lehrveranstaltungen, begeistert, aber auch ein bisschen überfordert damit, auf sich allein gestellt zu sein.

Ich ging das Risiko ein und erzählte ihr, was ich von Dad erfahren hatte. So leicht wir über die meisten Dinge sprechen konnten, dieses Gespräch war doch etwas angespannt. Es war schwer für sie, sich Dad oder der ganzen Situation nahe zu fühlen. »Er hat mit mir noch nie so geredet wie mit dir, Steve. Außerdem«, fuhr sie fort, »ist er so distanziert gegenüber Mom, und sie braucht wirklich Unterstützung.« Ich fühlte mich einerseits privilegiert, hatte andererseits aber auch Schuldgefühle dafür, dass er mich auserwählt hatte. Ich hatte einen exklusiven Club betreten, in den Sally und Mom nicht eingelassen worden waren.

Sally wechselte das Thema und erzählte, dass Großmutter ihr Standpauken hielt, wenn sie nach Hause fuhr. Denn sie fand, dass Sally keinen Freund haben sollte und dass sie sich einfach zu modern verhielte. Außerdem wurde Sallys Migräne immer schlimmer. Nach der Aura, den Kopfschmerzen und der Übelkeit wurde manchmal ihr halber Körper taub und sie war für ein paar Stunden so gut wie gelähmt.

»Ich habe keine Beziehung zu den Problemen, von denen Dad dir erzählt«, fügte sie noch hinzu. »Ich begreife mich nicht als Teil davon. Er versteht nicht, wer ich bin.«

Der Sog, in Columbus zu bleiben, war groß gewesen, aber stattdessen war ich meinem Instinkt gefolgt. Obwohl es mich innerlich fast zerriss, behielt ich die anderen aus der Ferne alle im Auge. Ich wollte Sally retten, sie in die Freiheit stoßen – aber sie bekam nicht die Unterstützung von Dad, die sie brauchte. Ich wollte Mom retten, die ihre Ehe damit verbracht hatte, zu verhindern, dass Dads Episoden die Familie ruinierten – und die ihre eigenen Gefühle von der völligen Irrationalität seiner Krankheit abgeschottet hatte. Und ich wollte Dad dadurch retten, dass ihm eine zutreffende Diagnose gestellt wurde, jetzt, wo ich immer überzeugter war, dass sich die Ärzte sein ganzes Leben lang geirrt hatten. Aber wie konnte ich meine eigene Art, mich nach außen zu verschließen, überwinden?

* * *

»Mittlerweile liebe ich es hier im Mittleren Westen, Steve«, sagte Dad in seinem Arbeitszimmer. »Wir hatten in Südkalifornien nie richtige Jahreszeiten. Als ich hierher kam, hat mich der Herbst so fasziniert – all die Farben! Ich liebe den Winter und finde den Schnee herrlich. Und der Frühling ist wunderschön. Wenn man mit seinem Leben und mit seiner Arbeit zufrieden ist«, fuhr er fort, »kann man sich eigentlich fast überall wohlfühlen.«

Während unserer Gespräche stellte ich ihn mir in seinen frühen Zeiten in Columbus vor, wie er im Wandel der Jahreszeiten zum Campus ging und wieder nach Hause kam, wie er nach der Arbeit und an den Wochenenden Volleyball, Badminton oder Golf spielte. Doch jetzt betrachtete er die Jahreszeiten hauptsächlich durch die Fenster seines Arbeitszimmers. So oft wirkte er passiv und lustlos und brauchte am Nachmittag immer ein Nickerchen. So viel von seinem Leben schien jetzt ausschließlich in seinem Kopf vor sich zu gehen. Was war in den Jahren seit seinem vielversprechenden Start ins Studium und in den Beruf passiert? Hatten die sich häufenden Episoden letztendlich ihren Tribut gefordert, oder hing die Belastung eher mit den unangebrachten, ja barbarischen Krankenhausaufenthalten und Behandlungen zusammen, die man ihm verordnet hatte?

Die Tatsache, dass er ein halbes Jahr verspätet in die zwölfte Klasse gekommen war, ging, wie ich jetzt wusste, auf seinen unfreiwilligen Aufenthalt in Norwalk zurück. Die Schwäche seiner linken Hand und sein verletztes Handgelenk – für alle zu erkennen, als er die Kofferraumklappe auf seine Hand schlug, während er sich beeilte, das Auto für unsere damalige Kalifornienreise zu packen – stammten ebenfalls von seinem damaligen Sprung vom Verandadach. Nun erkannte ich einen Mosaikstein nach dem anderen, lange, nachdem die Kiste mit den Steinchen umgeworfen worden war. Wenn ich über die ersten 17 Jahre meines Lebens nachdachte, kam in mir die Wut hoch, insbesondere über das Schweigen, das ständige Theater und die ständige unterschwellige Angst, die jeden Tag mein Begleiter war.

Eine zentrale Frage beschäftigte mich nun: Hatte Dad wirklich eine Schizophrenie, oder hatte er fast vierzig Jahre lang eine falsche Diagnose mit sich herumgetragen? War die bipolare Störung nicht die bessere Erklärung für alles?

Wieder so ein Rätsel, und ich war wieder einmal mit der Lösung auf mich allein gestellt.

Den Sommer über jobbte ich an der Ostküste und arbeitete mit Kindern, die Lernstörungen oder schwere Entwicklungsstörungen hatten. Nach meinem vorletzten Studienjahr bekam ich einen Job als Betreuer in einem Sommercamp in New Hampshire für Kinder mit Autismus und anderen Störungen. Camp Freedom lag am Ufer des Ossipee Lake mit seinem tiefblauen Wasser, das zwischen den Silberbirken glitzerte. Vom Rand des Geländes aus konnte man direkt auf die Nordseite des Mount Washington und die Presidential Range-Bergkette blicken, die sich majestätisch in der Ferne abzeichneten. Die beste Sicht darauf hatte man mit dem Kanu, wenn man die Ruder durch das stille Wasser zog. Im Osten zeichneten sich zwei weitere lang gezogene Gipfel eines niedrigen Berges symmetrisch am Horizont ab. Wir Betreuer wurden miserabel bezahlt, aber das Erlebnis war unübertrefflich. Mein junger Harvard-Professor, Bruce Baker, hatte das Programm ins Leben gerufen zur Untersuchung und Behandlung von Kindern, die von allen anderen aufgegeben worden waren, was mich sehr beeindruckt hat. Die Sprachfertigkeiten der Kinder zu fördern und ihr selbstzerstörerisches Verhalten abzubauen, war anstrengend, aber ich lernte ständig dazu. Wir würden vielleicht wirklich die Welt verändern – oder zumindest einen Teil davon.

Am Ende der intensiven Einweisung regnete es drei Tage lang ununterbrochen und der See trat über die Ufer. Dadurch zögerte sich die Eröffnung des Lagers hinaus. Nachdem wir mit dem Kanu zu den Zelten gepaddelt waren, die auf einem höher gelegenen Vorsprung standen, um unsere feuchten Rucksäcke und modrigen Kleider zu holen, fuhr eine Gruppe von uns nach Cape Cod, bis das Lager getrocknet war. Als ich dort eines Abends im Mondlicht in einer Lagune unweit des Ozeans schwamm, sah ich etwas, was ich noch nie zuvor gesehen hatte: gelbgrüne Pünktchen im Wasser und am sandigen Ufer, phosphoreszierende mikroskopisch kleine tierische Lebewesen, wie ein Spiegelbild der unendlich vielen Sterne am Himmel. In seltenen Momenten hatte die Welt etwas Magisches.

Als das Camp begonnen hatte, schlich ich mich ab und zu mit einem oder zwei Kollegen davon, um zu kiffen. Natürlich nur, wenn ich nicht in der Schlafbaracke bei den Kindern Nachtdienst hatte. Ich war zusammen mit John Whyte eingeteilt, einem brillanten Studenten vom Swarthmore College, der sich ganz der Psychologie widmete und kurz davorstand, eine duale Doktorandenstelle in Psychologie und Medizin anzutreten. Er war der erste offen schwule Mann, den ich näher kennengelernt hatte, und er sprach mit mir über sein ganzes Leben. Auch ich vertraute ihm sofort, und erzählte ihm, was ich über Dad wusste. Ich beobachtete weiterhin jede meiner Stimmungen genau. Würde meine Zukunft so aussehen wie Dads Vergangenheit? Wenn meine Gedanken zu weit abschweiften, würde ich dann auch verrückt werden? Hatte Dad eine Schizophrenie oder eine manisch-depressive Erkrankung? Jemanden zu haben, mit dem ich über so etwas sprechen konnte, entlastete mich, wenn auch nur vorübergehend.

Eines Samstagmorgens stand ich auf, als der Wecker klingelte, um mich mit John, der in einem anderen Zelt schlief, und mit Sheri zusammenzufinden. Sheri war die Dritte in unserem Trio. Sie hatte Nachtdienst bei unseren Kindern gehabt, die unterschiedlich schwere Verhaltensprobleme aufwiesen. Mir war etwas schwindlig und mein Gang war schwerfällig. Ich muss ziemlich schlecht ausgesehen haben, da John und Sheri mich zur Krankenstation schickten. Eine ehemalige, sehr erfahrene Krankenschwester namens Mary war an diesem Wochenende ins Camp gekommen und überwachte, wie die neue Krankenschwester ein Thermometer unter meine Zunge steckte, es wieder aus meinem Mund nahm und mit ungläubigen Augen auf die Quecksilbersäule blickte. Eine Sekunde später wurde sie ohnmächtig, so fürchtete sie um mein Leben. Mary, mit allen Wassern gewaschen, nahm ihr das Thermometer, das glücklicherweise nicht zerbrochen war, flink aus der Hand und las laut vor: 40,9 Grad.

Man legte mich in ein lauwarmes Bad, um das Fieber zu senken. Ich hatte Visionen von Campern inmitten von tanzenden, flirrenden Bäumen. Das war so nah dran an einer Halluzination, wie nichts, was ich je erlebt hatte. Es gab ein Krankenhaus, das 45 Minuten mit dem Auto entfernt lag, aber in der ländlichen Umgebung gab es dort keinen Arzt auf Abruf. Wahrscheinlich unter dem Einfluss des Fiebers setzte bei mir an diesem Abend eine Migräneaura ein, darauf folgte ein trockenes Würgen, da in mir nicht genug Flüssigkeit war, um mich zu übergeben. Am frühen Morgen des nächsten Tages kam eine Krankenschwester. »37«, sagte sie und starrte auf das Thermometer. »Wie bist du wieder fieberfrei geworden?«

Zurück im Camp brauchte ich ein oder zwei Tage, um wieder zu Kräften zu kommen. John war ebenfalls krank geworden, genau wie mehrere andere Mitarbeiter. Eine Theorie war, dass das Hochwasser für Brutstätten für Moskitos gesorgt hatte, die eine langsam einsetzende, viral bedingte Lungenentzündung verursachten, obwohl ich keine weiteren Symptome hatte. John und ich blieben in einem trockeneren Holzgebäude, um uns zu erholen. Dort rauchten wir wirklich gutes Gras. Als wir den Höhepunkt des Rausches erreicht hatten, ging John in den Speisesaal, um etwas übrig gebliebenes Essen für uns zu holen. Die anderen Camper schliefen längst. Wir gingen hinaus zum Ufer, der Sand war noch warm, schwaches Sternenlicht strahlte über uns.

»John«, sagte ich, »du wirst nicht glauben, was ich gerade direkt vor meinen Augen gesehen habe.«

»Bei dem erstklassigen Zeug, das wir geraucht haben, würde mich nichts, was du mir erzählen könntest, überraschen«, bemerkte er sarkastisch.

»Nun, ich sah das Bild einer Briefmarke mit dem Profil von Abraham Lincoln.«

Seine Antwort war trocken. »Das ist wirklich nicht sehr aufregend.«

Doch ich fuhr sogleich fort: »Direkt vor meinen Augen verwandelte sich das Profil von Lincoln in einen Osterhasen.«

»Okay, das ist schon verrückter«, entgegnete John.

»Aber der Osterhase und Lincoln verschmolzen zum Profil meines Dads!«

John fasste zusammen: »Wenn du high bist, Steve, würdest du einen Psychoanalytiker sehr glücklich machen.«

Im nächsten Jahr schrieb ich eine Arbeit über gemeindenahe psychosoziale Versorgung, in der ich untersuchte, wie Fachleute die neuesten Behandlungsformen für Jugendliche mit Entwicklungsstörungen im ganzen Land umsetzten. Ich arbeitete in einem multidisziplinären Team an einem Gemeindezentrum für psychische Gesundheit, das Studierende als Therapeuten für die Behandlung zu Hause einsetzte. Ich wurde einem 14-jährigen Jungen zugewiesen, der noch nie ein Wort außerhalb des Elternhauses gesprochen hatte. Nach und nach öffnete er sich und enthüllte ganze Welten von Emotionen und Einsichten. Auf Fallkonferenzen wurden hitzige Diskussionen geführt: Hatte er eine Aphasie, extreme soziale Angst oder ein nach außen abgeschottetes Familiensystem? Das Fachgebiet der seelischen Gesundheit schien eher in sich geteilt als ein großes Ganzes zu sein.

Bei einer der Gruppensupervisionen sprachen wir über Wut. Die Leiterin, eine kluge afroamerikanische Psychologin, erläuterte weise den Nutzen der Wut als Signal für Veränderung. Doch für mich hörte es sich an, als würde sie mit fremden Zungen sprechen: Wut als Signal? Mich brachte jede Irritation sofort zur Weißglut. Sobald ein Gefühl aufkam, konnte es nicht mehr eingedämmt werden. Es war kein Wunder, dass ich so hart daran gearbeitet hatte, meine Emotionen in Schach zu halten.

Tagsüber zündeten bei mir kleine Ideenraketen, wie es Sylvia Plath im Buch *Die Glasglocke* formulierte. Vielleicht würde ich eines Tages in der Psychologie eine Berufung finden. Aber des Nachts kam immer öfter alles zum Stillstand, wenn mich das Gefühl übermannte, dass ich dem Untergang nahe sei. Ich landete dann wieder auf der Toilette, und das erzwungene Erbrechen war jedes Mal schwieriger in die Tat umzusetzen.

Ich fand eine neue Freundin, Penelope, eine Studentin vom Wellesley College. Sie war etwas exaltiert, aber lustig. Mit ihren riesigen, funkelnden Augen strahlte sie die Art von Wärme aus, nach der ich mich sehnte. Ich nahm sie sogar in den Weihnachtsferien nach Columbus mit. Wir kamen uns näher, aber wie nah konnten wir uns kommen? Ich erzählte ihr von Dad, behielt aber meine qualvollen Abende so lange wie möglich für mich. Wie konnte ich emotionale Intimität erwarten, wenn ich nicht einmal zu mir selbst offen war?

Eines Abends im Winter war ich bis zu später Stunde in der Bibliothek und verpasste einen Anruf von Dad. Mein Mitbewohner Tim hatte ihn angenommen und berichtete, dass mein Vater gesagt habe, er sei nicht zu Hause. Aber er hatte keine Nummer hinterlassen, unter der ich ihn hätte zurückrufen können. »Dein Dad schien wirklich sehr daran zu liegen, mit dir zu reden«, merkte er an. Aber als ich am nächsten Tag und dann noch einen Tag später in Columbus anrief, erhielt ich keine Antwort.

Nachdem ich einen Entwurf für meine Abschlussarbeit verfasst hatte, kehrte ich in den Frühjahrsferien nach Columbus zurück, drei Jahre nach meinem schicksalhaften Gang in Dads Arbeitszimmer. Genau dort erzählte er mir nun, dass er vor ein paar Monaten angerufen habe, als er in ambulanter Behandlung in der Ohio State University war. Er hatte im Winter die Kontrolle verloren. Paranoide Ideen hatten überhandgenommen. Man hatte seine Dosis Melleril erhöht.

Ich war ganz durcheinander. Dad hatte immer noch mit Episoden zu tun! Wie hätte er wohl in dieser Nacht am Telefon geklungen, wenn ich mich nur nicht in der Bibliothek vergraben hätte? Es musste etwas getan werden, und zwar schnell. Aber wie? Die Informationen, die er mit mir geteilt hatte, hatten mich aus meiner abgeschotteten Kindheit befreit, sie belasteten mich aber auch wie ein eiserner Anzug und unterdrückten jede Bewegung. Meine Arme und mein Körper waren durch die Anstrengung erschlafft.

Am nächsten Tag war ich zu Besuch bei einem Schulfreund aus der Highschool, als mich seine Mom fragte, wie es mir gehe. »Großartig«, sagte ich zu ihr und versuchte, es selbst zu glauben. »Meine Abschlussarbeit ist fertig, jetzt ist alles möglich.«

»Nun, du siehst nicht so großartig aus«, antwortete sie und sah mich besorgt an. »Eigentlich habe ich dich noch nie so angespannt gesehen.«

In zwei Monaten würde meine Abschlussfeier sein. Es fühlte sich an, als würde ich über eine Planke gehen.

9. Morgendämmerung

Im folgenden September, ein paar Wochen nachdem an den meisten Schulen der Unterricht begonnen hatte, wurde das Therapiezentrum eröffnet, ein ganz neues Programm für ein Dutzend Kinder, die entweder von den öffentlichen Schulen der Stadt Boston geflogen waren oder wegen ihrer hartnäckigen Lern- und Verhaltensprobleme erst gar nicht aufgenommen worden waren. Massachusetts war der erste Staat im Land mit einem Gesetz für ein inklusives sonderpädagogisches Programm. Es diente als Vorbild für das nationale Programm, das im folgenden Jahr, also 1975, startete. Ein paar Wochen nach meinem zweiten Sommer im Camp Freedom wurde ich vom Massachusetts Mental Health Center als Koordinator des Zentrums eingestellt. Ich trug einen Schnurrbart und ein Stirnband im Stil der 1970er-Jahre und brannte vor Neugier auf diese Art von Arbeit.

Aber hatte man jemals zwölf so unterschiedliche Kinder und Jugendliche im selben Gebäude versammelt gesehen? Wer war verunsicherter: die Kinder selbst, ihre Eltern oder die Mitarbeiter, die sie bald unterrichten würden?

Angela war sieben Jahre alt und trug schwarze Zöpfe, die voller pastellfarbener Glasperlen waren und jeden Morgen von ihrer religiösen Mutter sorgfältig geflochten wurden. Händeklatschend und mit dem Kopf wippend, stolzierte sie ins Klassenzimmer und sang Stevie Wonder, Otis Redding, Scat Beats und Motown. Ihre erstaunliche Stimme wechselte dann zu Gospelsongs, die sie sonntags in der Kirche gehört hatte und perfekt wiedergab. Sie schaute überallhin, nur nicht in die Augen ihres Gegenübers, und sie strahlte und schloss die Augen, wenn die Melodie ihren Geist und Körper überflutete. Aber wenn man versuchte, sie dazu zu bringen, sich auf etwas anderes als Musik zu konzentrieren, schmiss sie sich auf den Boden und schlug um sich, als hätte ihr jemand etwas Schlimmes angetan. Sie war in einer Glasflasche voller Takt und Musik eingeschlossen. Wer würde hinter ihre autistische Hülle vordringen können?

Dann war da James, 15, kräftig und sommersprossig, starr wie eine Statue, mit einer Angespanntheit, die jeden Muskel in seinem Körper durchströmte. Er knirschte mit den Zähnen, während seine Schultern und Arme krampfhaft zuckten. Niemand wusste genau, ob es an seiner inneren Unruhe lag oder an den starken antipsychotischen Medikamenten, die er nahm. Wenn Lehrer sanft versuchten, ihn in sein Klassenzimmer zu geleiten – »Okay, James, es ist an der Zeit, dass wir anfangen« –, brüllte er sich die Lunge aus dem Leib, seine Stimme überschlug sich vor Wut, und er schlug mit der Faust gegen den nächsten Gegenstand, den er finden konnte: »Sagen Sie nicht okay! Sagen Sie nicht okay!« Wofür stand das Wort für ihn? Es war ein Rätsel, aber die Betreuer lernten schnell, dass sie bestimmte Begriffe bei James einfach nicht verwenden durften. Er hatte ein oder zwei Zimmer seines Holzhauses in Boston zerstört.

Nun traf Victor ein, acht Jahre alt und bezaubernd, aus einer Familie mit sechs Geschwistern, die alle von ihren drogenabhängigen, kognitiv beeinträchtigten Eltern vernachlässigt und misshandelt worden waren. Er kuschelte sich gern in den Schoß der Betreuer und warf in der Pause mit einem ansteckenden Lachen Bälle in den Korb. Aber gedruckte Wörter sahen für ihn wie Hieroglyphen aus. Die Chancen, dass er jemals lesen lernen würde, standen schlecht. Waren es die Schläge seiner Eltern, die Tage ohne Essen oder die Gene, die er geerbt hatte? Oder eine toxische Kombination aus allem zusammen? Wenn er die Kontrolle über seine Emotionen verlor, wiederholte er schluchzend immer dasselbe: »Entschuldigung, Entschuldigung, es tut mir so leid, Entschuldigung, Entschuldigung, es tut mir so leid.« Das waren zweifellos die einzigen Worte, die seine

Familie veranlasst haben könnten, zumindest vorübergehend damit aufzuhören, ihn zu schlagen. Wo würde Victor am Ende landen?

Ernesto kam ebenfalls ins Therapiezentrum, er war neun Jahre alt, verbrachte aber den größten Teil des Tages zusammengekrümmt wie ein Fötus. Er hatte nie gesprochen und würde es wahrscheinlich auch nie tun, aber seine intensiven braunen Augen gaben zu erkennen, dass im Inneren viel vor sich ging, obwohl ihm der Sauerstoffmangel nach der Geburt jedes Mittel zur Kommunikation mit Worten genommen hatte. Ab und zu wurde er, besonders zu Hause, lebendig, war munter, zeigte auf etwas, gestikulierte und bat seine Geschwister inständig, ihn zu kitzeln und zu füttern, während er dabei unkontrolliert kicherte. Aber wie würde er sich in die Schule eingewöhnen? Er war noch nie länger als ein paar Tage dort gewesen. Fern von seiner bezaubernden Familie erschien er verunsichert und kuschelte sich in seine Decke ein, aus seiner Kehle kamen Seufzer und zwitschernde Laute, sein vogelartiger Körper zog sich von der Welt zurück.

Und Ronald? Er war fast 17 Jahre alt und schlenderte ins Klassenzimmer, warf einen Blick auf die anderen, zuckte zusammen und griff dann nach dem Messer in seiner Tasche. Ein vielsagender Blick von seinem Lehrer, Phil, bedeutete ihm, es abzugeben. Stattdessen schnappte er sich einen Zahnstocher und fuhr sich durchs Haar. *Was mache ich hier in dieser Gruppe? Wie bin ich bloß bei diesen verrückten Kids gelandet?* Seine Mimik sprach Bände. Vielleicht war es hier besser als im Heim für schwierige Kinder, aber er schien skeptisch zu sein. *Bin ich auch so verkorkst?*

Es gab da noch ein Mädchen, Darlene, 13, aufgewachsen im Plattenbau. Sie sprach mit einem wunderschönen gedehnten Südstaatenakzent, hatte aber große Schwierigkeiten mit dem Unterrichtsstoff und war noch nicht einmal auf dem Niveau der zweiten Klasse. Ihre schlimmen epileptischen Anfälle waren nur schwer in den Griff zu bekommen.

Einige der medizinischen Berater des Programms fragten sich, ob ihre überlastete und mittellose Familie dafür sorgte, dass sie ihre Medikamente regelmäßig nahm – ihr IQ war zu gering, als dass sie selbst daran hätte denken können. Dennoch hatte sie im Laufe der Jahre so viel Phenytoin bekommen, dass die verräterischen Anzeichen von Zahnfleischschwund jedes Mal, wenn sie ihr strahlendes Lächeln zeigte, deutlich zu sehen waren. Sie wusste, dass ihre Zähne zu groß für ihren Mund waren, konnte aber ihre Freude am Leben nicht unterdrücken. Würde sie jemals lernen, allein zurechtzukommen?

In den ersten Wochen etablierten wir feste Abläufe für die Arbeit im Klassenzimmer. Unsere gewissenhaften jungen Mitarbeiter machten jeden Tag Überstunden. Ein Belohnungssystem wurde eingeführt und Unterrichtsstunden, die auf das individuelle Niveau jedes Einzelnen abgestimmt waren. In den Verhaltenstabellen des Programms konnte man jedes erste Anzeichen für Fortschritte erkennen. Ich betreute die Lehrer, machte Hausbesuche und führte nach der Schule Schulungen für die Eltern durch. Die Verantwortung war enorm, aber diese Art von Arbeit war genau das, worauf ich während meiner gesamten Collegezeit gewartet hatte.

Darlene besuchte die Klasse für Jugendliche. Eines Morgens traf sie scheinbar umnebelt zusammen mit ihren Mitschülern ein, benommen und etwas unruhig. Im Unterricht stand sie auf, schwankte ein wenig und taumelte. Phil, ihr Lehrer, nahm sie schnell beim Arm und führte sie auf den Flur. Einen Moment später ging es wie auf Kommando los: Sie krampfte und brach wie ein Häufchen Elend zusammen. Sie hatte einen epileptischen Grand-Mal-Anfall, Verrenkungen erschütterten ihren Körper. Um sie vor Schaden zu bewahren, brachten wir sie ins Büro, wo sie halb bewusstlos dalag. Doch kurz nachdem sie sich erholt hatte, verdrehte sie wieder ihre Augen nach oben und krampfte mit zuckenden Bewegungen erneut.

Status epilepticus: Phil und ich, wir kannten beide das Muster, bei dem ein Grand-Mal-Anfall dicht auf einen anderen folgt. Wenn die Kette nicht unterbrochen wird, kann es zu Hirnverletzungen und sogar zum Tod kommen. Die Sanitäter trafen innerhalb weniger Minuten nach meinem Anruf ein. Phil fuhr dem Rettungswagen mit seinem Auto hinterher, während der andere Lehrer und ich den Rest der Kinder bis zum Ende des Schultages übernahmen.

Ich beeilte mich, am Nachmittag Darlene im riesigen Komplex der Harvard Medical School zu besuchen. Ich kam gerade herein, als die Ärzte ihrer Mutter einschärften, dass ihre Tochter jeden Tag die Medikamente nehmen musste. Darlene war an ein Gerät angeschlossen, mit dem ihr intravenös Valium verabreicht wurde. Trotz ihrer offensichtlichen Verwirrung war ihr breites Lächeln wieder da. Es mehrten sich zwar klinische Berichte, dass dieses »Beruhigungsmittel«, das ein Jahrzehnt zuvor erstmals eingeführt worden war, süchtig machen könne, wenn es wahllos gegen Angst oder Schlaflosigkeit verschrieben wurde – obwohl es anfänglich als nicht süchtig machende Alternative zu Barbituraten angepriesen worden war. Doch hier sah ich nur, wie das Medikament ihr das Leben rettete und ihre unkontrollierten Anfälle beendete. Ein weiteres Wunder der modernen Medizin, aber für Darlene und so viele andere Kinder waren weitaus mehr grundlegende Wunder nötig: Kommunikation, Wissen und Verständnis. Wenn es nur genügend Personal, Behandlungsprogramme, Wissenschaft und Engagement geben würde.

Ich fragte mich, ob ich fähig genug sei, um etwas zu verändern. Tatsächlich wartete ich nicht nur auf Wunder für die Kinder im Therapiezentrum, sondern auch auf eines für mich selbst. Wie es aussah, konnte ich gut ein oder zwei Wunder gebrauchen.

* * *

Im vorangegangenen Juni war der Harvard Yard voller riesiger Zelte gewesen. Strahlend weiß hoben sie sich von den tiefgrünen Rasenflächen ab, Sonnenschein tauchte die Szenerie in goldenes Licht. Mehr als dreihundert Absolventen bewegten sich in einer Reihe vorwärts, ich war ein Teil von ihnen und marschierte mit der winzigen Gruppe, die ein *summa cum laude* bekommen hatte, an der Spitze des feierlichen Umzugs. Ich wurde auf die Bühne gerufen, um den Ames Award für vorbildliches soziales Engagement zu erhalten. Unter den Menschenmassen waren Mom, Dad, Sally und meine Großmutter, die alle zusammen nach Cambridge gekommen waren. Das Beste war, dass ich die Typen von den Privatschulen in Neuengland ausgestochen hatte, die dachten, sie seien hier von Studienbeginn an die Könige. Heimlich triumphierte ich: Ein Absolvent einer öffentlichen Highschool aus dem Mittleren Westen hatte es zu etwas gebracht!

Doch keine akademische Auszeichnung konnte die großen Löcher stopfen, die mich seelisch und körperlich beeinträchtigten. Alle Lobgesänge, alle Errungenschaften schwanden in meinen Folternächten dahin. Der rote Faden meines Lebens war dabei, sich zu entwirren. Ich hielt zwar knapp mein Gewicht, aber was wäre das ganze Lernen wert, wenn ich Dad nicht helfen könnte? Wer sonst sollte die massiven Probleme lösen, mit denen er seit seiner Jugend zu kämpfen hatte? Ich fragte mich immer wieder, wer eigentlich schlimmer war: die Psychoanalytiker, die dachten, sie könnten ihn dadurch heilen, dass sie etwas über seine Fantasien herausfanden, oder die neue Welle von biologischen Psychiatern, die sich sicher waren, dass die richtigen Pillen und schrecklichen Elektroschocks ihn wieder gesund machen würden? Wo war die so nötige Integration dieser Sichtweisen oder zumindest das Eingeständnis, dass alles viel komplexer war, als diese einseitigen Perspektiven es vermuten ließen?

Ich befand mich zum zweiten Mal nach meinem Abschluss inmitten der Kiefern von Camp Freedom und hoffte, dass ich eines Tages in der Lage sein würde, selbst solche Programme zu leiten, junge Mitarbeiter auszubilden, für die machtlosen Bürger der Gesellschaft einzutreten und Forschungen zum Nutzen von Kindern und Familien durchzuführen. Würde ich jemals an diesen Punkt kommen? Jeden Abend nach dem morgendlichen Unterricht und den trägen Nachmittagen, wenn die Kinder im See schwimmen gingen, suchte ich in mir nach Anzeichen der zwanghaften Gedanken und der Schlaflosigkeit und bereitete mich auf das unsägliche Ritual im gemeinschaftlich genutzten Bad vor – ich betete darum, dass alle anderen schon lange eingeschlafen wären. Aber ich machte mir da nichts vor. Das selbst herbeigeführte Würgen wurde immer heftiger, und bei den dünnen Holzwänden des Toilettengebäudes im Wald ließ sich eigentlich kein Ton verbergen.

Am Tag war ich voller Energie und Entschlossenheit. Nachts war ich immer weniger in der Lage, Herr über meine Gedanken zu werden. Ich saß an einem Abgrund, meine Finger krallten sich an Gras und Steine, und ich bezweifelte, dass ich nicht in die Dunkelheit abstürzen würde. Hinzu kam, dass die Berge und Seen von New Hampshire in mir mehr Begeisterung auslösten als die meisten Beziehungen, die ich eingegangen war. Wie sollte ich je eine tiefe Verbindung zu jemandem aufbauen?

Als das Programm zur Hälfte vorüber war, rief mich der Direktor Bruce Baker zu sich ins Büro. »Wie läuft dein Sommer, Steve?«, fragte er heiter. »Hast du für den Herbst schon einen Job in Aussicht?« Matt schüttelte ich den Kopf, voller Zweifel, ob ich überhaupt eine Zukunft haben würde. Er erzählte mir von einem Anruf einer Psychologin aus Boston, die für die Leitung eines neuen Schulprogramms jemanden auf Masterniveau suchte. Er hatte ihr sofort gesagt, dass es einen frisch gebackenen Bachelorabsolventen mit viel Erfahrung direkt in seinem Camp gebe. Bevor ich mich versah, fand ich mich in einem Einstellungsgespräch in Boston wieder. Mitte August war ich dann Koordinator des Therapiezentrums, und eine intensive Planungsphase begann.

Vor Eröffnung der Schule unternahm ich eine kurze Reise nach Ohio. Dad und ich planten unsere Gespräche nicht im Voraus. Stattdessen ergaben sich die Themen von Gespräch zu Gespräch. Dieses Mal sprach er über seine Zeit in den psychiatrischen Einrichtungen von Ohio. »Manchmal, wenn ich eine Lehrveranstaltung abhielt, machte sich mein Verstand selbstständig. Meine Ideen wurden sehr irrational. Ich glaubte, dass ich den Schlüssel zu den Geheimnissen der Philosophie in der Hand hielt. Bald darauf war ich dann wieder in der Psychiatrie.« Jedes Mal, sagte er, sei ihm alles seltsam vertraut vorgekommen. Da verstand ich: Dad *sah* die Episoden *kommen* und er hielt sie für unvermeidbar.

Er sprach im weiteren Verlauf über seinen Bruder Bob. »Er hatte vielleicht die schlimmste Migräne der ganzen Familie. Alle von uns Brüdern hatten sie, genau wie unser Vater.« Jahre zuvor hatte Bob damit begonnen, sich selbst Schmerzmedikamente zu verschreiben – als Arzt konnte er das machen –, zunächst Barbiturate, die er oral einnahm, später waren es Injektionen, die er sich selbst gab. Dann traten Komplikationen auf, in der Nähe der Einstichstelle entwickelte sich ein Gerinnsel. Schließlich musste sein Bein amputiert werden.

Das war eine ganz andere Geschichte als die über Bobs bewegungsarmes Leben, die ich während der Junior-Highschool gehört hatte. Endlich konnte ich sehen, was unter den tiefen Schichten verborgen war, die den größten Teil meines Lebens alles verdeckt hatten. Was war sonst noch passiert, wovon ich nichts wusste?

»Infolgedessen«, fuhr Dad fort, »gibt es jetzt auch noch Anzeichen für ein Nierenversagen. Er wird bald mit einer Dialyse beginnen. Wegen der hohen Krankenhauskosten wird er das zu Hause machen.« Der Retter meines Vaters und mein Vertrauter, Bob, war nun auf so etwas reduziert. In unserer Familie konnten sogar diejenigen, die Großes geleistet hatten, auf einen Absturz zusteuern.

Aber meine Hauptsorge bestand immer noch darin, das Rätsel von Dads Diagnose zu lösen. Die Zeit wurde knapp.

Penelope und ich hatten uns getrennt. Ein paar Freunde vom Camp Freedom luden mich ein, während des Columbus-Day-Wochenendes im Oktober auf eine dreitägige Bergwanderung mitzukommen. Das versprach eine dringend nötige Pause von den Strapazen, die das neue Schulprogramm mit sich brachte. Wir würden die meiste Zeit über der Baumgrenze im Presidential Range im Norden von New Hampshire verbringen. Doch was wäre, wenn sich nachts inmitten der höchsten Gipfel der Ostküste wieder meine Gedanken aufstauten, ohne dass es einen Ort gäbe, um mich ihrer zu entledigen? Die Schilder auf dem Mount Washington wiesen darauf hin, dass es dort mit 350 km pro Stunde die stärksten Winde auf der Erde gegeben hatte. Aber die Berge lockten.

Das Hochland war bedeckt von frühem Schnee. Während wir aufstiegen, wich der weiche Teppich aus gelben und orangefarbenen Blättern vom Anfang des Wanderweges eiskalter Luft. Der tiefblaue Himmel strahlte über uns, während sich trotz der Kälte Schweiß in den inneren Schichten unserer Kleidung ansammelte. Wir rückten abends in der Hütte und am Kaminfeuer eng zusammen, die Sterne über uns waren winzige Punkte, Äonen weit weg. Müde, aber überglücklich schaffte ich es irgendwie, einzuschlafen. Am nächsten Tag wanderten wir über den Mount Adams zum Mount Washington, Schneewehen türmten sich auf im heulenden Wind. Die Luft war erstaunlich klar. Weit unten lagen Kanada, Vermont, Massachusetts und, am Horizont gerade noch sichtbar, der Atlantik – es war ein Panoramablick von 360 Grad.

Zumindest hatte ich eine Zuflucht vor dem hektischen, ausweglosen Durcheinander in meinem Kopf gefunden. Inmitten der Natur fand ich einen vorübergehenden Frieden, eine Waffenruhe. Aber wie die meisten Waffenstillstände hielt er nicht lange an.

* * *

Veränderung lag in der Luft. Bakers Zeit an der Fakultät in Harvard war vorüber, er zog weiter zur University of California in Los Angeles. Das Aufsichtsgremium hatte einen neuen Leiter für Camp Freedom gefunden. Mir wurde die zweithöchste Position, die des Programmleiters, angeboten, der die Mitarbeiter zu koordinieren und die Behandlungsprogramme zu beaufsichtigen hatte.

Ich lernte Celeste am Thanksgiving-Wochenende unter einem kalten Winterhimmel auf einer Farm außerhalb von Boston kennen. Die Bäume und Bauernhäuser warfen lange Schatten auf den gleißenden Schnee. Sie war zierlich, athletisch, direkt und lustig und dabei, irgendeine Art von Ärztin zu werden. Ich wollte sie unbedingt wiedersehen. Auch auf sie war der Funke übergesprungen. Im Winter fuhren sie und ich und ein paar andere über das Wochenende zum Camp Freedom. Das Camp war leer, bis auf den Schnee, der den Boden unter den Birken bedeckte. Die laubfreien Bäume erhoben sich grau und silbrig gegen die Hügel und Berge. Den eisbedeckten See mit Skiern zu überqueren war so anders als die Kanutouren im Sommer. Die Flammen im offenen Kamin des Büros hielten uns die ganze Nacht über warm. Trunken vor Verliebtheit war ich ganz außer mir.

»Erzähl mir von deiner Familie, Steve«, bat Celeste mich eines Tages.

»Nun«, antwortete ich, »Dad ist Philosoph und Mom ist Dozentin für Englisch an der Ohio State University. Meine Schwester will Logopädin werden.« Aber viel mehr kam nicht aus mir heraus, wo doch so viel auf dem Spiel stand. Was würde sie über unsere Familie denken?

»Erzähl mir mehr von dir«, bat ich sie, »und komm dabei näher zu mir.«

Mein Wunsch, eine Verbindung einzugehen, war riesengroß. Aber wie realistisch war das, wenn ich mich selbst nicht ganz einbringen würde? Meine Abendrituale vor ihr verborgen zu halten, wäre unmöglich. Das Drahtseil, auf dem ich balancierte, war so dünn wie ein Bindfaden.

Als ich im Frühjahr über die Semesterferien nach Columbus fuhr, sprach ich noch einmal mit Dad, bevor er zu einer Philosophiekonferenz aufbrach. Unruhig lief ich danach durchs Haus und konnte keinen Moment länger warten, Celeste wiederzusehen. Ich rief die Fluggesellschaft an, um mein Ticket auf einen früheren Flug umzubuchen. Ich kam auf die Abrufliste und schaffte es dann gerade noch, meinen Flug zu erwischen. Vom Flughafen Logan aus eilte ich zu ihrer Wohnung.

»Was machst du hier?«, fragte sie, überrascht, dass ich all die Mühe auf mich genommen hatte, um sie zu sehen. Ihre Augen strahlten. Wir hielten uns in den Armen. Für einen Moment fühlte sich meine Sehnsucht so an, als könnte sie jede Leere überwinden. »Ich konnte die ganze Zeit über an nichts anderes denken, als dich zu sehen«, stammelte ich und war selbst von meiner Entschlossenheit überrascht. »Wir müssen jetzt sofort miteinander schlafen.« Langsam verengten sich ihre Augen. Zu spät wurde mir klar, was auf mich zukam.

»Steve, das ist mir zu viel«, sagte sie mit einem Anflug von Trotz.

»Aber Celeste«, flehte ich sie an, »fühlst du nicht auch so wie ich? Ich weiß doch, dass das bei dir genauso ist.«

»Nicht ganz so«, antwortete sie eisern.

»Ich brauche mehr Freiheit.«

Ich packte meine Koffer und machte mich auf den Weg zurück nach Cambridge. Alle Luft war aus mir heraus, so als wäre ich auf dem Footballfeld überrannt worden. Meine Probleme unter intensiver Liebe zu begraben, als ob es bei der Liebe hauptsächlich darum ginge, dem Schmerz zu entkommen, war also auch nicht die Antwort.

* * *

In den ersten sattgrünen Junitagen war ich wieder zurück in New Hampshire, diesmal als Verantwortlicher für die Mitarbeiter des Sommercamps, und führte die Orientierungswoche durch. Meine letzte Aufgabe vor Abschluss der Vorbereitungen war, den Stundenplan fertigzustellen. Frühere Programmleiter hatten ganze Nachtschichten dafür eingelegt. Ich musste die Gutachten der einzelnen Kinder aus ihrer Zeit vor dem Camp zusammenführen und ein großes Koordinatennetz bilden, mithilfe dessen sie je nach ihren Fähigkeiten in Gruppen eingeteilt und auf Klassenräume und Lehrer verteilt wurden. Dies konnte erst gegen Ende der Woche erledigt werden, wenn alle Informationen vorlagen. Aber die Zeit dafür war knapp. Am Wochenende würden schon die ersten Autos vorfahren und besorgte Eltern sich um ihren Nachwuchs scharen, bevor sie die Kinder für sieben Wochen allein ließen.

Doch ich war noch nie in meinem Leben eine ganze Nacht wach geblieben. Ich erledigte meine Aufgaben immer weit im Voraus, um zu verhindern, zu lange wach bleiben zu müssen. Aber es musste sein, jetzt oder nie. Das ganze Programm hing von dieser entscheidenden Nacht ab. Die Berichte lagen über den ganzen Schreibtisch verstreut, und ich überarbeitete die riesige Tabelle wieder und wieder. Keine Kleinigkeit, bevor es PCs gab.

Der Radiowecker zeigte 4.30 Uhr. Ich versuchte, nicht in Panik zu geraten, und erinnerte mich daran, dass ich aus reiner Not an meine Grenzen musste. Ich beschloss, einen kurzen Blick nach draußen zu werfen und mich dann ein paar Stunden auszuruhen, trotz der Sorge, dass ich das Läuten des Weckers überhören und trotz des stechenden Rauchgeruchs aus dem Kamin im Speisesaal das Frühstück verpassen könnte.

Die kleine Hütte befand sich direkt am flachen Strand des Ossipee Lake. Ich öffnete die Tür und blickte auf das glasklare Wasser. Keine drei Meter vor mir schwebten Nebelschwaden über den blauschwarzen See hinüber zum drei Kilometer entfernten Ufer. Als der Himmel sich allmählich über der urzeitlichen Szene erhellte, war ich wie gebannt. Im Osten wurden meine Augen von einem Farbenspiel angezogen, einer herrlichen Mischung aus Weißgrau, Gelb, Hellorange und Lila. Dann veränderte sich der Morgenhimmel langsam zu einem tiefen Rotorange direkt über dem Gipfel des niedrigen, symmetrischen Berges auf der anderen Seite des Sees. Allein das gelegentliche frühmorgendliche Zwitschern eines Vogels war zu hören.

Als ich mich umdrehte und einen Blick auf das Camp hinter mir am Ufer warf, erblickte ich die vielen riesigen Kiefern, die über dem sandigen Boden aufragten. Die ersten Tageslichtfetzen verdrängten deren Schatten. Als ich wieder zurück zum See blickte und der Himmel immer heller wurde, nahm ich die ganze Szenerie in mich auf und war überwältigt von der imposanten Natur um mich herum. Ich konnte meine Augen fast nicht mehr offen halten, ging die drei Stufen zur Hütte hinauf, schloss die Tür und fiel für ein paar kostbare Stunden in tiefen Schlaf.

Mein Doppelleben – energiegeladener Programmleiter am Tag, getriebene und gequälte Seele in viel zu vielen Nächten – war anstrengend. Hinzu kamen die massiven Probleme, zu denen es im Camp kam. Der neue Leiter war in jeder Hinsicht unnachgiebig und führte das Camp, ohne die entsprechenden Beteiligten vorher ins Boot zu holen. Die Eltern waren verärgert, die Mitarbeiter angespannt, und die Kinder lernten nicht so, wie sie es hätten tun sollen.

Zur Mitte des Sommers berief das Aufsichtsgremium eine Krisensitzung ein. Die Mienen waren düster, als dessen Mitglieder mit dem Auto aus Boston und dem südlichen New Hampshire eintrafen. Für den nächsten Tag riefen mich Baker und der Vorsitzende des Aufsichtsgremiums zu einem Treffen. »Ohne jetzt auf alle Einzelheiten einzugehen, Steve, können wir Ihnen sagen, dass wir eine neue Leitung brauchen«, sagten sie grimmig. »Wären Sie bereit, für die restlichen Wochen des Programms die Leitung zu übernehmen?«

Erschüttert sagte ich zu. Als ob man auf meine Hanteln gerade hundert zusätzliche Pfunde gelegt hatte, bemühte ich mich, sie oben zu halten. An diesem Abend zog mich ein blitzgescheiter Doktorand und langjähriger Mitarbeiter des Camps mit blitzenden Augen zur Seite: »Ich will nur, dass du es weißt, Steve. Ich stehe hinter dir, wenn du am Ruder bist, solange alles im Camp gut läuft. So wie alle anderen auch.« Dann richtete er seinen Blick in die Ferne. »Aber wenn die Dinge ins Rutschen kommen, stehst du alleine da, Kumpel. Ich verschwinde von hier.«

Ich versuchte, über seinen Sarkasmus zu lachen, und ignorierte das Frösteln, das über meinen Körper lief. Ich zog rüber in die Hütte des Leiters, beschäftigte mich ausführlich mit den Akten zu den Finanzen und betete heimlich, dass alles gut gehen würde, bis Mitte August der letzte Besucher des Camps vom staubigen Parkplatz abfuhr. Beim gemeinsamen Abschiedsessen der Mitarbeiter war mein Seufzer der Erleichterung in ganz Neuengland zu hören.

* * *

Als der Spätsommer in den Herbst überging, hatte ich Ringe unter den eingefallenen Augen. Seit meiner Zeit auf dem College hatte ich weitere viereinhalb Kilo abgenommen. »Geht es dir gut?«, fragten die Mitarbeiter des Therapiezentrums zu Beginn unseres zweiten Jahres. Meine nächtlichen Rituale nahmen an Häufigkeit und Intensität zu, auch wenn ich sie geheim halten konnte.

Wir hatten eine neue Lehrerin eingestellt, Roberta. Sie war zwei Jahre älter als ich, geheimnisvoll, faszinierend, politisch engagiert und exotisch. Sie hatte in San Francisco gelebt, sich intensiv mit dem Esoteriker Gurdjieff beschäftigt und Gemeinschaftsgärten angelegt. Sie ging ganz darin auf, die schwierigsten Kinder zu unterrichten. Sie war klug und nachdenklich, aber ob sie wohl auch leidenschaftlich wäre? Kurz nachdem wir uns kennengelernt hatten, ging ich im Frühherbst bei ihrer Wohnung in North Cambridge vorbei, fasste mir ein Herz und bat sie um ein Date. Zu meinem Erstaunen willigte sie ein.

Jetzt war es an der Zeit, etwas zu riskieren. »Ich sollte dir etwas über meine Familie erzählen, besonders über meinen Dad. Er hat mir von seinen Erfahrungen in der Psychiatrie erzählt. Er hatte ein ziemlich bewegtes Leben.« Ich senkte meinen Blick. »Ich habe diese fixe Idee, dass er seit vielen Jahren mit der falschen Diagnose behandelt wird.«

»Erzähl mir mehr von ihm«, antwortete sie, ohne dass in ihrer Stimme auch nur ein Hauch von Bewertung zu erkennen gewesen wäre. Ich erwähnte sogar, zunächst zögernd, meine qualvollen Stunden in der Nacht. Wir unterhielten uns weiter, ich schämte mich etwas wegen meines geordneten und spießigen Lebens und sagte ihr, wie sehr ich ihre Risikobereitschaft bewunderte. Aber sie gab das Kompliment sofort an mich zurück. »Du bist andere Risiken eingegangen, aber du riskierst etwas genau wie ich – die Programme, die du vorangetrieben hast, die Verantwortung, die du hattest.« Tief in mir kam Stolz auf.

Ende September lag ich im Bett und mal wieder hatte eine unheilvolle Nacht begonnen. Schon seit dem späten Nachmittag war mir klar, dass ich angesichts der festgefahrenen Gedanken, die durch meinen Kopf rasten, und wegen meines unruhigen Magens nicht würde einschlafen können, wenn ich mich nicht noch einmal entleeren würde. Der Verzweiflung nahe war ich kurz davor, mich aus dem Bett zu schleppen. Aber ich blieb einfach noch einen weiteren Augenblick liegen. Vor lauter Müdigkeit beschloss ich, das Unvermeidliche hinauszuzögern.

Ich war noch einmal kurz davor, aufzustehen, ich wusste, was es mich kosten würde, wenn ich abwartete.

Ich blieb noch ein paar Minuten liegen. Es war ein schreckliches Risiko: Mein Leben mit einem intakten Geist stand auf dem Spiel. Aber zu meinem Erstaunen begann ich, tiefer in die Laken zu versinken, und eine seltsame Lethargie überfiel mich. Ich versuchte, mich zusammenzureißen, und geriet beinahe in Panik. Aber dann dämmerte ich, fast wie betäubt, dahin. Plötzlich war es acht Stunden später und mein Wecker klingelte. Verblüfft schoss ich hoch aus einem Traum. Während ich mich hastig anzog, fragte ich mich, was passiert war.

Am Freitagnachmittag traf ich Roberta auf dem Haymarket Square. Wir drängten uns durch die Menschenmengen zu den Ständen mit frischem Obst und Gemüse. Verkäufer schrien laut die Preise ihrer Waren über den Markt. Dicke Pizzastücke wurden verkauft, von rechts hörte man stetig den Lärm der Schnellstraße. Der Tag hatte strahlend begonnen, aber jetzt war es grau, neblig und kühl, typisch Neuengland. In der Nähe befand sich das North End, wo Johns Vater, William Foote Whyte, Jahrzehnte zuvor seinen Klassiker *The Street Corner Society* geschrieben hatte. Die ganze Zeit über hielt ich mich an meinem Geheimnis fest – ein Funken Wärme trotz der Ungemütlichkeit draußen. *Ich muss mich nicht mehr selbst quälen. Ich kann einfach nur daliegen.*

Roberta war begeistert. »Lass deinen Körper die Arbeit machen«, sagte sie und nährte die Hoffnung in mir. Spät in diesem Herbst musste ich mich einer Operation meiner Nasenwege unterziehen. Ich erlernte Entspannungsmethoden und machte eine Verhaltenstherapie zum Abbau meiner Ängste, nicht schlafen zu können. Aber das war alles nur zusätzlich. Nach dieser Nacht Ende September zwang ich mich nie wieder, mich zu übergeben.

Ich bin nach wie vor entsetzt darüber, wie schlimm sich alles während meiner anhaltenden Krise entwickelt hatte. Ich hätte das erzwungene Erbrechen nicht mehr lange aufrechterhalten können, die körperlichen und emotionalen

Folgen wären schrecklich gewesen. Hatte die ganze Sache etwas mit der Angst zu tun, verrückt zu werden? Oder hing sie mit einer Art abergläubischer Konditionierung zusammen, die auf meinen Migräneerfahrungen beruhte? Oder säuberte ich mich auf symbolische Weise von der Information über den Fluch, der lange verborgen über unserer Familie schwebte? Was auch immer der Grund war: Das Stigma war der Haupttäter. Ich hatte es geschafft, einer Kugel auszuweichen, einer Kugel, die mich ins Herz getroffen hätte.

* * *

Ein paar Wochenenden später kamen meine Eltern nach Boston. Wir fuhren nach New Hampshire, die Färbung des Laubs war überwältigend. Es war die Art von Herbsttag, von der ich immer geträumt hatte, jede erdenkliche Farbe vor einem königsblauen Himmel. Sie hatten mich schon einmal im Camp Freedom besucht und wussten, was die Seen und Berge mir bedeuteten.

An unserem letzten Tag zogen Wolken auf und es sollte heftigen Regen geben. Dad hielt ein Nickerchen im Auto, während Mom und ich eine Wanderung auf den kleinen zweigipfligen Berg machten, der gegenüber von Camp Freedom auf der anderen Seite des Sees lag. Unzählige Male hatte ich seine Silhouette vor dem Osthimmel gesehen, aber hatte ihn noch nie erklommen. Mit seiner leichten Steigung war er genau richtig für einen kurzen Ausflug. Mom wollte unbedingt mitkommen.

Der Pfad und das gefallene Laub verströmten einen feuchten, erdigen Duft. Aber auf halbem Weg nach oben war Mom plötzlich erschöpft. Ich ließ sie etwas verschnaufen. »Geh weiter zum Gipfel«, sagte sie, nach vorn gebeugt. »Ich gehe hier ein wenig spazieren, und du kannst mich auf dem Rückweg wieder einsammeln.« Ich war bestürzt. Mom hatte noch nie aufgegeben, was sie begonnen hatte.

Ich lief den Rest des Weges hinauf und hatte vom Gipfel aus einen leicht wolkenverhangenen Blick auf den

See bis zu unserem Lager, bevor ich schnell wieder nach unten eilte, um Mom aufzugabeln. Sie schleppte sich unweit der Stelle, wo wir uns getrennt hatten, den Weg entlang. Ich blieb an ihrer Seite und wir gingen langsam zurück zum Anfang des Wanderwegs. Ein paar Wochen später sagte sie am Telefon, dass bei ihr eine Schleimbeutelentzündung diagnostiziert worden sei, aber das stellte sich bald als nicht zutreffend heraus. Innerhalb weniger Tage stellte ein Facharzt rheumatoide Arthritis als korrekte Diagnose. In den nächsten Jahren wechselten ihre Medikamente von 16 Aspirintabletten pro Tag plus niedrig dosierten Steroiden zu Goldinjektionen, zu Penacillamin und schließlich zu Krebsmedikamenten, in dem verzweifelten Bemühen, den Angriff ihres Immunsystems auf das eigene Bindegewebe zu stoppen.

»Die Belastung, sich all diese Jahre um mich zu kümmern, hat zweifellos eine Rolle gespielt«, sagte Dad mir damals in seinem Arbeitszimmer düster. »Ihr Rheumatologe glaubt dies ebenfalls.« Dem konnte ich einfach nur zustimmen.

Mom blieb weiterhin sehr aktiv und nutzte ihr großes Einfühlungsvermögen dazu, eine führende Rolle in der Arthritis Foundation zu übernehmen und im nationalen Vorstand tätig zu werden. Aber die Folgen waren unverkennbar. Während der langen Jahre ihrer Ehe waren ihr ganzes Nervensystem und ihr Immunsystem stets in Alarmbereitschaft gewesen, sie hatte unmögliche Situationen ohne darüber reden zu können und ohne Unterstützung bewältigen müssen. Auch wenn ich es nicht zweifelsfrei beweisen kann, bin ich überzeugt, dass das Stigma die Hauptursache für ihre vierzig Jahre andauernde systemische Erkrankung war, bei der das Abwehrsystem ihres Körpers das eigene Bindegewebe angegriffen hat.

Als ich Dad das nächste Mal sah, bestimmte ausnahmsweise ich einmal das Thema unseres Gesprächs. »Hör zu«, beschwor ich ihn, »du kannst keinesfalls eine

Schizophrenie haben.« Ich sagte ihm, dass es sich um eine bipolare Störung handeln müsse und dass die Behandlung mit Lithium viel besser wäre, um die Episoden zu lindern oder sogar zu verhindern. Alles, was ich gelesen hatte, hatte in mir die Überzeugung wachsen lassen, dass eine neue Diagnose gestellt werden musste.

Dad war einige Jahre stellvertretender Dekan der Philosophischen Fakultät gewesen, teilweise, wie ich vermutete, um die abnehmende Zahl seiner Publikationen zu kompensieren. Er wirkte oft träge, was häufig ein Symptom der Depressionen, die mit einer bipolaren Störung einhergehen, ist. Jeden Abend nahm er eine halbe Tablette Doriden, eine Schlaftablette, die als Alternative zu den Barbituraten eingeführt worden war und die er in den vierziger Jahren im Krankenhaus von Byberry verschrieben bekommen hatte. Schlafprobleme sind bei Menschen mit einer bipolaren Störung – auch zwischen den Episoden – weit verbreitet, aber das Medikament beraubte ihn seines natürlichen Schlafs. Er schlief während der Abteilungsbesprechungen am späten Nachmittag oft ein und machte täglich eine Stunde Mittagsschlaf, um den richtigen Schlaf nachzuholen. Schlimmer noch, Doriden machte potenziell süchtig. Und was war mit dem Dexedrine, das ihm die Ärzte in den späten 1950ern und frühen 1960er-Jahren gegen seine niedergeschlagene Stimmung verschrieben hatten? Er hatte Glück, dass er nicht von solchen Pillen abhängig geworden war. Dazu noch die Elektrokrampftherapie, die man im Krankenhaus durchführte, als Sally und ich klein waren – wie vielen unnötigen Behandlungen war er im Laufe der Jahre ausgesetzt gewesen? Wie trockener Zunder entbrannte meine Wut. Etwas musste sich in der Psychiatrie ändern – und für Dad. Doch ich hatte noch ein Ass im Ärmel: Onkel Bob. Ich fasste den Plan, mich mit ihm in Kalifornien zu treffen.

* * *

Die Entscheidung war endgültig gefallen. Ich würde im kommenden Sommer offizieller Leiter von Camp Freedom sein. Baker war wieder zurück von der Westküste und traf sich mit mir, um über das künftige Programm zu sprechen. Er schwang selten lange Reden, weshalb ich sofort aufmerksam wurde, als er mir einen Vortrag über seinen ersten Sommer im Camp Freedom vor acht Jahren hielt. Als frischgebackener Doktor der Psychologie der Yale University wollte er damals gleichzeitig Kindern mit Entwicklungsstörungen helfen und weiter forschen. Nachdem er einen Ort gefunden und ein Leitungsgremium geschaffen hatte, gründete er das Camp. Eines der Kinder in diesem ersten Sommer hatte die seltene Diagnose Prader-Willi-Syndrom, eine genetische Erkrankung, die durch schwere kognitive Probleme und übermäßiges Essen gekennzeichnet ist, was oft zu Fettleibigkeit führt. Der Junge war übergewichtig, und mit Erlaubnis der Familie führte das Camp ein Programm durch, kombiniert aus Diät und körperlicher Aktivität, um sein Gewicht zu reduzieren. Aber es war ein heißer Sommer, und ohne dass die Betreuer es mitbekamen, geriet der Junge in einen Zustand der Dehydrierung. Er wurde halb bewusstlos in seinem Etagenbett gefunden und starb.

»Zu diesem Zeitpunkt«, sagte Baker mit starrer Mimik und gleichzeitig sehr bewegt, »hätte das Camp für immer geschlossen werden können.« Die Diskussionen nach dieser Tragödie waren seine härteste Prüfung gewesen, aber er hatte durchgehalten. Mir drehte sich bei der Geschichte der Magen um. Das Therapiezentrum in Boston war nur wenige Minuten von einigen der weltweit führenden medizinischen Zentren entfernt, aber von Camp Freedom aus dauerte die Fahrt über enge Straßen zu einem Gemeindekrankenhaus fast eine Stunde. Das wusste ich von meiner ersten Sommergrippe her aus eigener Erfahrung. War ich mit 23 Jahren bereit, meine bisher größte Verantwortung zu übernehmen?

Ich sagte mir an diesem Abend, dass ich mir vergeben müsse, wenn unter meiner Führung etwas Tragisches passieren sollte. Auf einer anderen Ebene hatte ich diese Möglichkeit nur bekommen, weil ich die Krise meines selbst herbeigeführten Erbrechens im vergangenen Herbst überwunden hatte. Wenn ich diese Selbstquälerei nicht aufgegeben hätte, hätte ich weder diese noch eine andere Chance gehabt, etwas zu verändern.

Im März ließ ich Cambridge in meinem ersten Auto, einem gebrauchten Fiat, hinter mir. Das Ziel hieß Kalifornien. Ich hörte auf, mich zu rasieren, langsam wuchs mir ein Bart, auch wenn er meine Wangen nie ganz bedeckte. Nach einer Woche erreichte ich endlich die Autobahnen von Los Angeles, jener Gegend, in der Dad seine Jugend verbracht hatte. Die Luft war süß vom Duft der Blüten, doch häufig lag der Smog braun und drückend über den Tälern. Wenn frischer Wind aufkam und es aufklarte, leuchtete das Gras an den Hängen smaragdgrün, während die Berge rund um die Stadt von glitzerndem Schnee bedeckt waren. Wie konnte ein Ort so bezaubernd und deprimierend zugleich sein?

Der offizielle Grund für die Reise bestand darin, unter Bakers Studenten an der University of California in Los Angeles neue Mitarbeiter für Camp Freedom zu finden, aber meine geheime Mission war es, Bob zu besuchen. Er lebte nun in Brentwood, weit weg von dem weitläufigen Haus, in dem ich Jahre zuvor gewesen war. Durch die Dialyse klang er erschöpft, aber er freute sich, dass ich mich meldete. »Klar, Steve, lass uns eine Zeit ausmachen, zu der du vorbeikommen kannst.«

Die Meeresbrise brachte milde Luft, als ich durch den Westen von Los Angeles fuhr. Die Stadtwohnung war klein und elegant, aber die medizinische Ausrüstung im Nebenraum war nicht zu übersehen. Bob war hager, sein Spitzbart verbarg die fahle Haut seines Gesichts nicht ganz. Er machte große Augen, als ich hereinkam. Wir standen uns gegenüber.

»Steve, dein Vater sagt, dass du in Harvard ziemlich gut warst, extrem gut.«

»Na ja«, sagte ich und schaute zu Boden, »ich glaube schon.«

»Ja nun, ich denke, du bist bescheiden. Also, erzähl mir, was du gerade machst und weshalb du nach Los Angeles gekommen bist.« Ich erklärte es ihm, so gut ich konnte, und sagte ihm, dass ich mich im Herbst um ein Doktorandenprogramm in Klinischer Psychologie bewerben würde – und dass das der University of California in Los Angeles ganz oben auf meiner Liste stand. Die ganze Zeit über wartete ich auf einen Anknüpfungspunkt, um über meinen Vater zu sprechen. Doch was gab es schon zu verlieren?

»Bob, ich habe seit dem College ein paarmal im Jahr mit Dad gesprochen. Der zentrale Punkt ist: Ich glaube einfach nicht, dass er eine Schizophrenie hat. Ich meine, wie kann es ihm so viel besser gehen zwischen seinen Episoden und wie kann er trotzdem eine chronische Schizophrenie haben?« Ich fuhr fort, dass ich der Meinung sei, er solle Lithium nehmen. Ich holte kaum Luft und betonte, dass er einfach eine bessere Behandlung bekommen müsse.

Lithium ist ein natürliches Element, das leichteste Metall der Welt. Aus Gründen, die noch immer nicht ganz geklärt sind, hat sich die Intuition von John Cade – dem australischen Psychiater, der in diesem Bereich Pionierarbeit geleistet hat – bestätigt, dass Lithium die bipolaren Stimmungszyklen reguliert. Es verändert die Erregungsübertragung zwischen den Nervenzellen auf verschiedene Weise. Seine stärkste klinische Wirkung besteht darin, dass der Zeitraum der normalen Funktionstüchtigkeit zwischen den Episoden verlängert wird. Die Lithiumbehandlung ist die erste und immer noch unübertroffene Therapie, die dazu beiträgt, ein Leben voller unkontrollierter Anfälle von Bipolarität zu verhindern.

Nun, als es heraus war, blickte Bob für einige Momente nachdenklich zu Boden. Hatte ich meine Grenzen überschritten? Als er mich wieder ansah, war sein Gesicht voller Kummer.

»Steve, mit meinen gesundheitlichen Problemen habe ich vielleicht den Kontakt zu deinem Dad mehr verloren, als es sein sollte.« Ich stellte mir Bob im Alter von 18 Jahren vor. Er war der Erste gewesen, der aus dem Haus gerannt kam und seinen jüngeren Bruder reglos auf dem Pflaster unter dem Verandadach liegen sah.

»Willst du damit sagen, dass er immer noch die Diagnose Schizophrenie hat?«, fuhr er fort. »Er nimmt weiterhin antipsychotische Medikamente?« Ich nickte. »Damit ich das richtig verstehe«, sagte er, »man hat noch nie versucht, ihm Lithium zu geben?«

Bob meinte, dass meine Analyse zweifellos richtig sei. Er betonte, dass er damals, 1954, als Sally geboren wurde und Dad schwer krank war, für seinen Bruder ein Rezept für Chlorpromazin beschaffen konnte, das erste antipsychotische Medikament, das gerade aus Frankreich eingetroffen war. »Wenn ich mich nicht irre«, fuhr er fort, »war dein Vater der vierte Patient in den USA, der es bekam.«

Damals, sagte er, schien die Diagnose Schizophrenie plausibel zu sein, aber das Wissen auf diesem Gebiet habe sich in den letzten Jahren erheblich verbessert. Er schüttelte den Kopf, ob aus Unglauben über Dads Behandlung oder aus Ärger über sein eigenes fehlendes Engagement in der letzten Zeit – ich wusste es nicht. Er fragte nach Dads Psychiater und der Name war ihm tatsächlich ein Begriff: Dr. Southwick. »Lass ihn uns anrufen«, sagte Bob zu meinem Erstaunen. »Obwohl – in Ohio ist es bereits Abend. Ich werde gleich morgen früh mit ihm telefonieren.«

Als ich Bob am nächsten Nachmittag erreichte, sagte er mir, dass Dr. Southwick erzählt habe, kürzlich einen Fortbildungskurs zu bipolaren Störungen besucht zu haben. Angeregt durch Bobs Anruf und durch diesen Kurs habe er schließlich seinen Diagnosefehler eingeräumt.

»Das ist eine echte Kehrtwende«, sagte ich schnell, und Bob stimmte zu. Dr. Southwick wollte Dad kontaktieren, sofort das Melleril absetzen und ihn innerhalb von zwei Wochen mit Lithium beginnen lassen.

Ich konnte es kaum glauben – und es kochte in mir. War es wirklich so einfach, eine vierzig Jahre alte Fehldiagnose zu ändern? Warum musste ich 4.500 km weit fahren, um aufzuklären, was für einen an Evidenzbasierung orientierten Arzt offensichtlich hätte sein müssen? Was war nur auf dem Gebiet der Psychiatrie los? Ich fühlte mich bestätigt, sicherlich, aber mein eigentliches Gefühl war Wut.

Ich fuhr zurück in den Osten der Vereinigten Staaten und machte auf dem Weg nach Neuengland Halt in Columbus. Ich hatte vorher angerufen und mich angekündigt. Mom war nicht begeistert von meinem Bart, sagte aber nicht viel dazu – sie konnte kaum verbergen, wie froh sie war mich zu sehen. Bei all der Aufregung über meinen unerwarteten Besuch war es schwer, Dad allein zu fassen zu kriegen, aber wir fanden ein paar Minuten. Er sagte mir, er wisse es zu schätzen, dass ich mit seinem Bruder Bob in Los Angeles gesprochen hatte. Vierzig Jahre zu spät hatte er eine neue Diagnose und kam in den Genuss einer neuen Behandlung.

Hatte ich das Richtige damit getan, mich für ihn einzusetzen? Zumindest hatte ich *irgendetwas* getan. Einen kostbaren Augenblick lang fühlte ich mich erleichtert.

Der folgende Sommer im Camp Freedom war geprägt von einem Hurrikan, der sich langsam seinen Weg nach oben zur Ostküste bahnte. Aus den Radios des Camps und über den einzigen Fernseher erreichten uns Berichte über drohende Zerstörungen. Die Polizei wies uns an, das Lager zu verlassen und in die örtliche Schulsporthalle zu ziehen, die höher gelegen war. Zwei Tage lang war ich im Krisenmodus und überwachte den Umzug der Besucher und Mitarbeiter des Camps in die Schule und wieder zurück. Als die Strapazen vorbei und nachdem die Böen des Sturms über das Campgelände gepeitscht waren, ohne größeren Schaden anzurichten, fühlte ich mich, als wäre ich von einem Laster überfahren worden. Auch wenn mein Appetit normalerweise legendär war, sehnte ich mich bei Steak und Hummer während des Festessens des Personals nach Schlaf.

* * *

Im Winter des folgenden Jahres besuchte ich eine van Gogh-Ausstellung in Paris. Der zweisprachige Katalog behandelte die Selbstporträts des Künstlers, wobei die frühen Werke denen gegenübergestellt wurden, die er gegen Ende seines Lebens malte, nachdem er zermürbende Phasen einer psychischen Erkrankung durchgemacht hatte. Ich war auf meiner ersten Reise nach Europa, nachdem ich aus dem Therapiezentrum ausgeschieden war und mich für Doktorandenprogramme beworben hatte. Der Katalog beschrieb die wirbelnden Hintergründe der späten Porträts und lobte, welche Kontrolle er trotz der chaotischen Kräfte in seinem Kopf über den Pinsel besessen hatte. »Keine Kunst kann höheren Ansprüchen genügen«, hieß es am Ende.

Ich starrte auf das unerschrockene Gesicht van Goghs und den Wirbel der Pinselstriche hinter seinem hageren Gesicht. Qualen und Kontrolle, Genie und Wahnsinn, Vererbung und Erfahrung: Das waren die Themen, die ich mit meiner Familiengeschichte in Verbindung brachte – und die Themen, auf die ich mich während meines gesamten Berufswegs konzentrieren würde.

Als ich Anfang April zurückkehrte, warteten bereits Zulassungsbescheide mehrerer Doktorandenprogramme auf mich. Überfordert von der bevorstehenden Entscheidung, dachte ich daran, ein wenig Basketball zu spielen, um meinen Kopf freizubekommen, und machte mich auf zum Sportplatz. Der Typ, gegen den ich verteidigte, trug schwere und starke Wanderschuhe – genau so einen Typ Schuhe wie er ein Typ Mensch war. Nach einem Wurf, der danebenging, prallte er mit seinem Körper gegen meinen

Rücken, um den Rebound zu fangen. Wir sprangen beide auf den Ball zu, da spürte ich, wie die Ferse seines Schuhs auf die Rückseite meines Knöchels stieß, gerade als ich mit der Ferse den Boden berührte. Ich stürzte zu Boden.

Beim Aufstehen fühlte es sich an, als wäre ich in einen Aufzugsschacht gefallen. Drei Tage voller quälender Schmerzen und zwei Fehldiagnosen später verkündete ein Spezialist, dass meine Achillessehne gerissen sei. Ich sollte drei Monate lang einen Gips um das gesamte Bein und zwei weitere Monate einen Gips um einen Teil des Beins tragen. Ich war also dazu auserkoren, Camp Freedom mein letztes Mal auf Krücken zu leiten. Drei Tage zu spät rief ich bei der University of California in Los Angeles, der UCLA, an, um zu sagen, dass ich am Doktorandenprogramm teilnehmen würde.

Roberta und ich mussten uns darüber klar werden, wie es mit unserer Beziehung weitergehen sollte. Es wurde immer ernster zwischen uns. »Südkalifornien, ich weiß ja nicht«, zögerte sie. »Das ist nicht gerade ein Paradies für Feministinnen.« Ich entgegnete, dass sie vielleicht im folgenden Frühjahr umziehen könnte, wenn ihre Arbeit erledigt sei und ich mich dort eingelebt hätte. Ihr Einfühlungsvermögen hatte mir Kraft gegeben und mich durch meine schlimmste Krise geführt. Ich freute mich auf eine gemeinsame Zukunft.

Der letzte Sommer in Camp Freedom war voll von den üblichen täglichen Triumphen und Tragödien, aber auf der anderen Seite des Kontinents erwartete mich ein neues Leben. Mein Gips kam Ende des Sommers ab, und ich begann eine Reha, um mein verkümmertes Bein wieder zu kräftigen. Auf dem Weg nach L. A. übernachtete ich ein paar Tage in Columbus.

»Wie geht es dir damit, nach Los Angeles zu ziehen?«, fragte Dad hinter dem hölzernen Schreibtisch in seinem Arbeitszimmer. Er war lebhaft, aber ganz kontrolliert. »Ich habe Philosophiekollegen an der UCLA.«

»Nun, Neuengland war wirklich gut, aber das ist

jetzt wahrscheinlich eine echte Herausforderung. Ich werde ganz in der Nähe von dort sein, wo du aufgewachsen bist. Vielleicht kannst du mich ja besuchen?« Dad stimmte eifrig zu, er hätte immer gern jede Gelegenheit genutzt, nach Pasadena zurückzukehren.

Im Jahr zuvor war Onkel Harold – Dads ältester Bruder – an einer Alkoholvergiftung gestorben. Bobs gesundheitlicher Zustand war auch nicht gut, je länger seine Dialyse dauerte. Wie war ich eigentlich all dem entkommen?

Das war ich doch, oder?

Schließlich kam ich zu meiner wichtigsten Frage, zum Lithium. Dads neue Diagnose war vor über einem Jahr gestellt worden, und seit dieser Zeit lief auch seine neue Behandlung. Er antwortete, dass man ihm zu Beginn der Behandlung häufig Blut abgenommen habe und dass er wegen des leichten Zitterns seiner Hände beunruhigt sei, das auch seine elegante Handschrift veränderte. Dennoch fasste er zusammen, dass er, soweit er sich erinnern könne, noch niemals diese Art von Sicherheit gehabt hatte – nämlich vor einer weiteren Episode geschützt zu sein. Seine etwas ungeschickte Umarmung nahm mir einige Tonnen Gewicht von den Schultern.

Eine halbe Woche später nahm ich am Flughafen von Los Angeles zwei riesige Koffer vom Gepäckband. Auf der Autobahn nach Westwood war der mitternächtliche Himmel in ein seltsames Orangeschwarz gehüllt, und man sah zu beiden Seiten Millionen von Lichtern der Stadt. Ich betrat meine kleine Studiowohnung, die zwei Blocks vom Campus der UCLA entfernt war und vor deren Haustür blühende Kletterpflanzen rankten. Dann schlief ich völlig übermüdet ein.

In diesem Land, dessen Himmel schmutzig war, wo die Blumen dufteten und das Sonnenlicht gleißend war, wo gelegentlich Winterstürme tobten – hier war ich der Erkenntnis nahe. Ich fragte mich, wohin mich die Strömung ziehen würde.

10. Das Gedankenexperiment

»Wir werden das heutige Seminar mit einer Frage beginnen«, sagte Kay Redfield Jamison vom Ende des riesigen ovalen Tisches aus. »Es handelt sich um ein Gedankenexperiment.« Während meines einjährigen Praktikums nach dem vierjährigen Doktorandenprogramm erwies sich Jamison als traumhafte Mentorin und Supervisorin, sie war offen, hilfsbereit, mit großer Autorität und Energie. Solche Praktika vermitteln Klinischen Psychologen die entscheidenden Erfahrungen während der Ausbildung. Es gab keinen Zweifel an der Schärfe ihres Verstandes, jede ihrer Äußerungen war durchdrungen davon.

Alle zwanzig Psychologiepraktikanten und psychiatrischen Assistenzärzte unterbrachen ihre Gespräche. Während unserer intensiven Rotationen durch die einzelnen Abteilungen der Affective Disorders Clinic am UCLA Medical Center führten wir Aufnahmeuntersuchungen und Therapiesitzungen durch und leiteten in einigen Fällen auch Gruppen. Die Klinik hatte sich zu einem der besten Behandlungszentren an der Westküste für Patienten mit schwerer Depression oder schwer zu behandelnden Formen der bipolaren Störung entwickelt. Das wöchentliche Seminar vermittelte den theoretischen Hintergrund und brachte so Praxis und Theorie zusammen. Als Klinikdirektorin und Seminarleiterin begann Kay Jamison in der Regel mit der Diskussion einer provokativen neuen Entdeckung oder mit der Vorstellung eines klinischen Falls. Warum machte sie es heute anders?

Es sollte weitere 15 Jahre dauern, bis sie ihre eigene Geschichte mit einer lebenslangen bipolaren Störung offenlegte, durch die Veröffentlichung ihres Buches *Meine ruhelose Seele*. Doch bereits 1981 hatte sie ein feines Gespür für die unterschwelligen Implikationen, die das zunehmende Wissen über Genetik in ihrem Fachbereich mit sich brachte.

»Versuchen Sie sich einmal in die Zukunft zu versetzen«, fuhr Jamison fort. »Angenommen, Sie oder Ihre Partnerin werden schwanger – und es gibt einen neuen Screeningtest, mit dessen Hilfe man das Risiko, ob das Kind eine bipolare Störung entwickeln wird, genau einschätzen kann.« Wenn Jamison nicht vorher schon meine ganze Aufmerksamkeit hatte, dann jetzt. Selbst wenn das Risiko für eine manisch-depressive Erkrankung, fuhr sie fort, nicht von einem einzelnen Gen, sondern von Kombinationen von Genen abhängig sei, könnte die Wissenschaft eines Tages so weit sein, dass man das Risiko präzise bestimmen könne.

»Nehmen wir einmal an, dass der Screeningtest positiv ausfällt. Mit anderen Worten, es ist praktisch sicher, dass Ihr Kind eine manisch-depressive Erkrankung entwickeln wird.« Sie fügte hinzu, dass sich Familien fast immer für eine Abtreibung entschieden, wenn gängige Screeningtests positiv in Bezug auf das Downsyndrom oder andere Formen der geistigen Behinderung ausfielen.

Mir ging Moms Schwester durch den Kopf. Obwohl Ginny Ann nicht mit der chromosomalen Abweichung des Downsyndroms oder mit der schweren geistigen Behinderung geboren worden war, die sie nach ihrem katastrophalen Sturz auf der Kellertreppe entwickelt hatte, war sie mit irgendeiner Art von Entwicklungsstörung auf die Welt gekommen. Hätte man das vor ihrer Geburt erkennen können, wäre sie dann jemals geboren worden?

Jamison kam zum Schluss ihrer Erläuterungen. »Hier nun die Frage: Wie viele von Ihnen würden sich bei diesem Szenario für eine Abtreibung bei sich selbst oder bei Ihrer Partnerin entscheiden? Wir stimmen ab. Heben Sie bitte die Hand, wenn Sie sich angesichts eines solchen Untersuchungsergebnisses für die Abtreibung entscheiden würden.«

Für eine Sekunde war Schweigen im Raum. Einige Praktikanten sahen sich schüchtern um, während andere nach unten blickten. Jamison wiederholte ihre Frage und bat erneut um Handzeichen.

Eines war sicher: Meine Hand würde am Tisch kleben bleiben. Mein Arm fing tatsächlich an wehzutun, weil ich ihn so fest auf die Holzoberfläche des Tisches presste. Als ich jedoch aufblickte, waren alle Hände im Raum oben, alle Hände außer meiner und der meines besten Freundes, Jay Wagener. Er war mir ein Gefährte sowohl im Praktikum als auch als Mittlerer-Westen-Überlebender und kam aus einer begabten, aber mit Sorgen belasteten Familie. Jay und ich hatten zu Beginn des Praktikums zueinander gefunden, als wir in der Affective Disorders Clinic gemeinsam eine Gruppe für Menschen mit bipolarer Störung geleitet hatten. Außerdem waren wir uns dadurch nähergekommen, dass wir uns über die Manien, den Drogenkonsum und die Zusammenbrüche in unseren Familien ausgetauscht hatten. Freitagabends nach dem Praktikum festigten wöchentliche Ausflüge in die Bars von West Los Angeles zusätzlich unsere Verbindung.

Ungläubig fragte ich mich, ob jemand die Luft aus dem Seminarraum abgesaugt hatte. Aber es gab keinen Zweifel an der Übereinstimmung der Mitarbeiter und Praktikanten dieser erstklassigen Klinik für schwere affektive Störungen in dieser Frage. Ich unternahm eine kurze Zeitreise in die Vergangenheit: Wenn diese Art von Untersuchung sechzig Jahre vorher zur Verfügung gestanden hätte, wäre Dad nie auf die Welt gekommen. Unsere Familie, verloren im Äther.

Und was wäre womöglich mit meinen eigenen Kindern? In den letzten zehn Jahren, seit Dads erster Enthüllung, war die Idee, eigene Kinder zu bekommen, zu beängstigend gewesen. Ich begann erst seit Kurzem, noch einmal neu darüber nachzudenken. Aber wenn es einen solchen Test geben würde, wie könnte dann ein Kind von mir auf die Welt kommen? Die Literatur zu dieser Frage war absolut eindeutig: Die Erblichkeit der bipolaren Störung ist ausgesprochen hoch, sogar höher als die genetische Anfälligkeit für Schizophrenie, wobei das Risiko fast ausschließlich vom Elternteil an das Kind weitergegeben wird.

Aus der Ferne hörte ich, wie Jamison die Abstimmung kommentierte, aber ich konnte ihr kaum folgen. Als die Stunde zu Ende war, warfen Jay und ich uns über den Tisch hinweg einen verstohlenen Blick zu, bevor wir wegen unserer vollen Terminpläne getrennte Wege gingen. Unsere Augen weit aufgerissen, die Brauen hochgezogen. War das wirklich gerade passiert?

In den nächsten Tagen versuchte ich, der Geschichte eine moralisch vertretbare Seite abzugewinnen. Alle Seminarteilnehmer hatten durch einige der schwierigsten Patienten an der Westküste die verheerenden Auswirkungen kennengelernt, die oft mit schweren affektiven Störungen einhergehen. Die Affective Disorders Clinic war ein Magnet für Krisenfälle. Sie zog Menschen an, deren Manien zu unfreiwilliger Klinikeinweisung geführt hatten oder deren Depressionen gegen konventionelle Behandlungen resistent waren. Kein Wunder, dass alle so erschrocken waren. Aber alle Rationalisierungen der Welt konnten die Realität nicht kaschieren: Die zukünftigen Führungskräfte im Bereich der seelischen Gesundheit hatten gerade beschlossen, meine Familienmitglieder aus der Welt zu befördern.

Ich rief mir das Seminar noch einmal in Erinnerung und hielt im Geiste eine Rede: *Kennt ihr meinen Dad nicht? Den Menschen, der mich verstanden hat, als ich keine Hoffnung mehr hatte, und der trotz aller Schwierigkeiten durchgehalten hat? Er bekam endlich die richtige Diagnose und hat seine neue Behandlung dankbar angenommen. Doch ihr hättet ihn daran gehindert, Teil unserer Welt zu sein – und die Chromosomen unserer Familie aus dem Genpool entfernt?*

Ich hatte mit ein paar weiteren Leuten offen über meine Familie gesprochen, aber nach dem Gedankenexperiment redete ich mit den Seminarteilnehmern nicht mehr über dieses Thema. Würde dann nicht bekannt, dass ich ein makelbehaftetes Mitglied einer makelbehafteten Familie bin, weder qualifiziert oder sogar noch nicht einmal berechtigt, professioneller Psychologe oder Wissenschaftler zu werden? Eines Tages, so schwor ich mir insgeheim, würde ich diesem Berufsstand von Dads Leben und der Misere unserer Familie erzählen. Aber wie sollte ich jemals an diesen Punkt kommen?

* * *

Die letzten vier Jahre, in denen ich promoviert hatte, waren ohne auch nur eine Pause vorbeigezogen: Seminare mit umfangreichen Lektürelisten, Praktika mit Patienten, die von Paaren mit Eheproblemen bis hin zu Mitgliedern von Jugendbanden reichten, dazu nicht enden wollende Fallkonferenzen. Aber ich beschwerte mich nie. All das Wissen stillte meinen Hunger danach, mehr über Hirnforschung, Persönlichkeitstheorie, Kindesentwicklung, Gesellschaftsmodelle, Anamnese und Diagnose zu erfahren sowie über die Kombination von medikamentöser und psychologischer Behandlung bei schweren psychischen Krankheiten. Nach meinen drei Jahren als Schulkoordinator und Leiter eines Camps im Anschluss an das College – wobei jeden Tag das Leben der Kinder auf dem Spiel stand – erschien mir meine Arbeit als Doktorand eigentlich ziemlich luxuriös.

Mein ursprüngliches Ziel im Hinblick auf meine Promotion war es gewesen, weiterhin Schulen und Camps leiten zu können, dann aber ausgerüstet mit einem Doktortitel. Doch wenn ich etwas auf einer Fallkonferenz präsentieren sollte oder einen Gastvortrag halten musste, konnte ich selbst komplizierte Konzepte mit leichter Hand vermitteln: Die Worte schienen, ohne dass ich viel dafür tat, aus mir herauszusprudeln. Mir dämmerte, dass ich eventuell mehr über Psychopathologie wusste als einige meiner Professoren. Im Laufe der Zeit reifte in mir der Plan, die biologische Seite der Gleichung – Gene, Hirnfunktionen, frühes Risiko – mit der kontextuellen Seite zu verbinden, und dazu gehörten Familien, Gleichaltrige, Freunde und Schulen. Eine Professur wäre vielleicht genau das Richtige, um Wissen hervorzubringen und es zu verbreiten.

Bei all dem halfen mir kleine Energieschübe. Es ging nie bis zur Irrationalität, und mein kontrolliertes Wesen hielt mich davon ab, die ganze Nacht durchzuarbeiten. Dennoch *musste* es die DNA in meinen Zellen sein, die Wellen von submanischer Intensität erzeugte und so meinen Appetit auf große Projekte, große Ideen und das Zusammenfügen aller Aspekte eines Themas anregte – und das ist immer noch so. Wenn mir von Zeit zu Zeit der Boden unter den Füßen wegrutscht, besonders wenn ich spüre, dass ich meinen extrem hohen Erwartungen nicht gerecht werde, wird es in meiner Welt plötzlich stockfinster. Ich bin untröstlich und verzweifle darüber, dass alle meine Bemühungen umsonst waren. Diese kleinen Stimmungsumschwünge sind ein schwaches Echo von Dads Mega-Episoden.

Die späten 1970er- und frühen 1980er-Jahre waren eine großartige Zeit, um in Klinischer Psychologie zu promovieren. Genetische Modelle waren in den Vordergrund gerückt. Im Jahr vor meinem Praktikum erschien die dritte Ausgabe der Psychiaterbibel, bekannt als *Diagnostic and Statistical Manual of Mental Disorders (DSM-III)*. Diese Ausgabe ging weit über frühere hinaus, mit dem Ziel, Diagnosen präzise mit klaren Symptomlisten, die in eine netzähnliche hierarchische Organisation eingebettet sind, zu stellen. Kurz gesagt, es war ein Mammutprojekt.

Als Junge hatte ich Weltkarten geliebt, diese zweidimensionalen Orientierungshilfen durch die Welt. Als ich auf der Highschool Football spielte, war das Playbook, das ich schließlich erhielt, eine Offenbarung. Ich verschlang die komplizierten Spielsysteme, die grundlegenden Aufstellungen und Abwehrstrategien geradezu. Als Programmleiter von Camp Freedom erstellte ich das labyrinthartige Organisationsraster unseres Stundenplans mit dem Ziel, die Lern- und Verhaltensziele jedes einzelnen Kindes zu fördern. Jedes Mal war es der große Plan – die Ansicht aus zehn Kilometern Höhe –, der mich in seinen Bann zog.

Aber bei Karten gibt es nur die Vogelperspektive, nicht die Sicht auf das tatsächliche Gelände. Playbooks sagen nichts über das Knallen von Helm gegen Helm oder die lungenbrennende Panik kurz vor Ende eines harten Spiels. Der Gesamtstundenplan sagt nichts über die Frustration von Kindern aus, die Schwierigkeiten beim Lernen haben, oder über die ihrer Familien, die verzweifelt irgendwelche Anzeichen für Fortschritte suchen.

Tatsächlich fanden einige der wichtigsten Lernprozesse während meiner Zeit als Doktorand in der Praxis statt. In meinem ersten Jahr an der UCLA hatte ich begonnen, mit Kindern zu arbeiten, die ernsthafte Probleme bei der Impulskontrolle hatten. Für einen Pilotversuch zu Selbstmanagement-Interventionen arbeitete ich an einer Schule mit einer Gruppe, zu der auch ein ausgesprochen aufgeweckter Zwölfjähriger gehörte. Er war von seinen Lehrern und seiner Familie als extrem impulsiv eingestuft worden, er handelte ständig, ohne über die Folgen nachzudenken. Innerhalb der Gruppe beteiligte er sich an den Übungen und Rollenspielen und schien einen echten Nutzen daraus zu ziehen.

Ein paar Monate nach den Gruppensitzungen traf ich ihn und seine Eltern zufällig auf einer Straße in Los Angeles. An seiner rechten Hand trug er einen dicken Verband. Später erfuhr ich, dass er immer wieder in der Garage mit dem Kompressor für den Wohnwagen der Familie gespielt hatte, obwohl er genau wusste, dass das gefährlich war. Er war so versucht, das Gerät zu erkunden und daran herumzubasteln, dass er eine Druckluftexplosion ausgelöst hatte, die ihm dauerhaft drei Finger seiner rechten Hand abgerissen hatte. Ernüchtert begriff ich, dass ein wissenschaftliches und klinisches Konzept wie das der Impulsivität schwerwiegende klinische Folgen haben kann.

Ich lernte an Orten, an denen ich es gar nicht erwartet hätte. Eines Tages ging ich ein paar Straßen weiter zu einem Reisebüro in Westwood, unweit des Unicampus, um für die Semesterferien einen Flug nach Columbus zu buchen. Ich gewöhnte mich langsam daran, dass in Südkalifornien Temperaturen von 22 Grad im November normal sind.

»Okay«, sagte der Typ hinter dem Schreibtisch, der nicht viel älter war als ich. »Lassen Sie uns Ihre Reservierung eingeben. Nachname?«

»Hinshaw«, antwortete ich, »mit einem ›i‹, nicht ›e‹. Und Stephen, mit ›ph‹, nicht mit ›v‹.«

Er hielt inne. »Warten Sie mal«, sagte er und musterte mich von Kopf bis Fuß. »Hinshaw? Vor ein paar Jahren kannte ich einen Hinshaw, östlich von Los Angeles, Richtung Wüste.« Gedankenverloren nannte er einen Vornamen, der mir nicht bekannt vorkam. Da es aber nicht allzu viele Hinshaws auf der Welt gibt, musste derjenige, über den er sprach, ein entfernter Cousin gewesen sein.

»Dieser Typ war wirklich nicht ganz bei sich«, fuhr der Angestellte fort, steigerte sich immer mehr hinein und gestikulierte wild mit seinen Händen. »Mann, war der verrückt. Er war ganz weit weg, nicht zu erreichen. Er hörte und sah Dinge, die nicht da waren, er hatte die ganze Zeit über seltsame Einfälle. Was für ein komischer Vogel.« Ich hörte ihm schweigend zu und hatte nichts hinzuzufügen.

»Oh, Mann«, schloss er und schüttelte seinen Kopf, »der war ganz woanders. Was für ein Wilder! Wie auch immer, lassen Sie uns Ihr Ticket fertigmachen.«

Es war ein Gefühl, als hätte man meine Familie unter dem Mikroskop betrachtet. Ich steckte den Reiseplan und den Umschlag ein und fragte mich, wie viele verrückte Hinshaws es auf der Welt geben könnte. Wenigstens war ich einem solchen Schicksal entkommen. Das war ich doch, oder?

* * *

Tatsächlich hatte ich mich in meinem ersten Jahr im Doktorandenprogramm Kay Redfield Jamison persönlich vorgestellt. Sie hatte auf einer Fallkonferenz, an der ich teilnahm, einen Vortrag über affektive Störungen gehalten. Durch mein eigenes autodidaktisches Interesse an der bipolaren Störung war ich gefesselt von ihrem brillanten Vortrag.

Kurz darauf erhielt ich einen dringenden Anruf von Dad. Er hatte mit Bob gesprochen, dessen Nieren immer schlechter arbeiteten. Bobs Facharzt hatte an alle Verwandten, die als Spender für eine Transplantation infrage kamen, eine Aufforderung zur Nierenspende geschickt. Dad wollte helfen, wusste aber nicht, ob das Lithium, das er nahm – mit seinen potenziellen Nebenwirkungen auf die Nierenfunktion –, für Bob oder ihn selbst zu einem Risiko werden könnte.

Ich dachte kurz nach und rief ohne große Vorankündigung Kay Redfield Jamison an, eindeutig eine weltbekannte Expertin auf dem Gebiet. Ich war mir sicher, dass eine Sekretärin eingehende Anrufe filtern würde, und stellte daher erschrocken fest, dass sie nach zweimaligem Läuten selbst am Telefon war. Ich stellte mich vor, hoffte inständig, dass ich nicht zu sehr nach einem Studienanfänger klang, und trug mein Anliegen vor. Sie sagte mir, ich solle in der folgenden Woche vorbeikommen.

Es gelang mir, im Labyrinth der Flure des medizinischen Zentrums ihr Büro zu finden. Mit der ihr eigenen bedächtigen Aufmerksamkeit und ihren prägnanten Kommentaren beriet sie mich so, wie ich es mir erhofft hatte. Am Ende entschieden sich Dad und sein Arzt dagegen, dass Dad eine Niere spendete. Das Risiko wäre zu hoch gewesen. Allerdings ließ sich auch kein anderer Spender finden. Bobs Schicksal schien damit besiegelt zu sein.

Der Herbst meines zweiten Jahres als Doktorand war meinem zweiten Jahr in Harvard auf fast unheimliche

Weise ähnlich, so wie ich mit Hausaufgaben und klinischen Fällen überschüttet wurde. Ich hatte viel zu viel zu tun und viel zu wenig Zeit. Ich arbeitete wie besessen, aber meine Begeisterung verließ mich. Roberta war im vorherigen Frühjahr nach Südkalifornien gezogen, und wir überlegten, wie unsere Beziehung weitergehen sollte. Meistens hatte ich morgens das Gefühl, dass eine graue Wolke um meinen Kopf schwebte, und ich fragte mich, ob ich die Energie würde aufbringen können, um alles zu schaffen.

Als der Oktober zu Ende ging und es immer früher dunkel wurde, zog kühler Nebel vom Pazifik herüber und hielt sich die Nacht über. Unerwartet rief Bobs Frau an, um mir zu sagen, dass Bob im Cedars-Sinai Hospital sei. Nach all dem Warten hatte sich plötzlich eine Person gefunden, die für eine Nierenspende die richtige war. Es musste sofort sein, sonst wäre es zu Ende gegangen: Er war so schnell wie möglich zur Transplantation ins Krankenhaus gebracht worden. Würde alles gut gehen?

Einige Tage später fuhr ich an einem nebligen Abend in die mir nicht vertraute Gegend von Beverly Hills und West Hollywood. Vom riesigen Krankenhausparkplatz aus betrat ich die Klinik, fand den richtigen Aufzug und schließlich Bobs Zimmer. Zu meinem Erstaunen lag er strahlend in seinem Bett, fröhlich und begeistert über sein neues Leben. Seine mittlere Tochter Barbie – vom Alter her lag sie zwischen Sally und mir, vom Temperament her fast mein Zwilling – sagte im Flur, dass dies der Vater sei, den sie seit Jahren nicht mehr gesehen habe: lachend und voller Energie. Sicherlich, vielleicht war er auch aufgrund der hochdosierten Steroide bester Stimmung, die ihm verschrieben worden waren, um die Abstoßung der neuen Niere zu verhindern. Aber da war auch etwas Echtes an seiner Freude. Auch ich bekam inneren Auftrieb und empfand Gefühle, die ich seit Monaten nicht mehr gespürt hatte.

Zwei Tage danach rief Dad früh morgens vor meinen Lehrveranstaltungen an – so etwas machte er selten.

Ich war sofort in Alarmbereitschaft und erwartete schlechte Nachrichten. »Mein Sohn, es ist eine schreckliche Tragödie«, sagte er mit düsterer Stimme. »Mein Bruder Bob ist gestern Abend im Krankenhaus gestorben. Die Medikamente, die die Abstoßung bekämpfen sollten, haben ihn das Leben gekostet.« Er erzählte den makabren Witz, dass die Niere gerettet wurde, nicht aber der Patient.

Mein Gefühl von Unwirklichkeit wurde von einem Wetterumschwung begleitet, als die heißen Santa-Ana-Winde über den Kessel von Los Angeles fegten. Heulende Böen durchdrangen die Luft und bliesen den Smog zum Strand. Die Temperaturen stiegen auf fast 38 Grad. Der kleinste Funke im Unterholz am Fuß der Hügel entfachte riesige Feuer, die Luft war von Rauch erfüllt. Als Dad eine Woche später zur Beerdigung am Flughafen von Los Angeles eintraf, fiel über den westlichen Teilen von Los Angeles heiße Asche vom Himmel und hinterließ kleine Brandspuren auf Autos und Dächern.

Der Bruder, der ihm am nächsten stand, war plötzlich im Alter von sechzig Jahren verstorben. Ich musste immer wieder daran denken, wie tief man in meiner Familie fallen konnte. Das Loch war so tief, dass sich der Boden im Nichts verlor.

* * *

Im folgenden Frühling hellte sich mein Leben allmählich wieder auf. Ich beschloss, es sei an der Zeit, Dads Familie besser kennenzulernen. Ich verbrachte einige Zeit mit Barbie, die Fotografin geworden war. Sie war eine mutige Person mit einem schelmischen Grinsen, und sie hatte gerade allen mitgeteilt, dass sie lesbisch sei. Nach einem Gespräch mit Paul, Dads jüngstem Bruder, der damals Solist im Master Chorale von Los Angeles war, fuhr ich an einem warmen Nachmittag nach Long Beach, um dessen Sohn Marshall zu besuchen.

Marshall, zwei Jahre älter als ich, war ein hervorragender Schüler auf der Highschool gewesen und hatte eine Zulassung für ein Studium in Berkeley bekommen. Der einzige mögliche Auslöser für das, was dann geschehen war, war sein Marihuanakonsum in dieser Zeit. Aber wer rauchte damals nicht jede Menge Gras, besonders in Kalifornien? Im Herbst von Marshalls erstem Studienjahr erhielt Paul einen Anruf von der Uniklinik Berkeley. Man sagte ihm, dass Marshall dort Patient sei, nachdem er begonnen habe, Stimmen zu hören und wildes Verhalten zu zeigen. Er schaffte nicht mal ein Jahr an der Universität, seine psychotischen Symptome blieben bestehen und ihm wurde die Diagnose einer paranoiden Schizophrenie gestellt. Über die Jahre hatte er sich an verschiedenen Orten in Kalifornien herumgetrieben, manchmal in psychiatrischen Kliniken, aber oft auch auf der Straße. Eine Zeit lang hauste er in den heruntergekommenen Windmühlen am Ende des Golden Gate Parks von San Francisco

Er lebte jetzt in der Nähe der Innenstadt von Long Beach, in einem Board-and-Care Home, so der offizielle Name für Kaliforniens gewinnorientierte Heime, die als Reaktion auf die Schließung der meisten psychiatrischen Krankenhäuser errichtet worden waren. Das flache, heruntergekommene Gebäude erinnerte verdächtig an ein verlassenes Motel 6, mit dürren Palmen, die in dem einsamen Innenhof hin und her schwankten. Männer und Frauen ohne Hoffnung, die pausenlos Zigaretten rauchten, vegetierten in ihren Zimmern dahin oder liefen mit gesenkten Köpfen auf dem Gelände herum. Viele litten unter den entstellenden Gesichtskrämpfen einer Spätdyskinesie, einer Bewegungsstörung, die durch Grimassieren, Schmatzen oder Schürzen der Lippen und übermäßiges Blinzeln gekennzeichnet ist. Dieses Syndrom tritt manchmal infolge der langfristigen Einnahme antipsychotischer Medikamente auf. Diese Arzneimittel können oft viel bewirken und Halluzinationen und Wahnvorstellungen verringern. Aber es besteht auch ein großes Risiko für diese Nebenwirkung, die ihrerseits wegen der starken Verzerrung des Gesichtsausdrucks und der Körperbewegungen zur Stigmatisierung führt.

In den meisten dieser Einrichtungen des Betreuten Wohnens tauchte nur selten ein Psychiater auf, und die Begleitung der Medikamenteneinnahme war bestenfalls mangelhaft. So viel zur visionären Politik der Deinstitutionalisierung in Kalifornien.

Marshall hasste es, irgendwelche Medikamente zu nehmen, obwohl seine seltsamen Ideen und Wahnvorstellungen etwas abzunehmen schienen, wenn er bei seinem Haldol blieb – einem stärkeren Verwandten von Chlorpromazin und Melleril. Ich brachte ihn zu meinem Auto, und wir fuhren zu einem schönen Strand auf der anderen Seite der Stadt. Er hatte seine sonst ungepflegten Haare geschnitten und seinen Bart rasiert, aber etwas in seinen Augen deutete darauf hin, dass irgendetwas nicht ganz in Ordnung war. Wir sprachen über das Leben in seiner Einrichtung, seine Brüder und seine Schwester, über alles, was mir einfiel, doch ich war es, der das Gespräch führte. Alle paar Minuten erhob er seine Stimme zu einer Tirade. Ein schnelles Murmeln von Halbsätzen, er rollte dabei mit den Augen, und die Worte sprudelten in einer Endlosschleife aus ihm heraus: »Gott, der Heiland ... Paul, mein Vater, nicht mein Vater ... Steve hier, Steve nicht hier ... Gott, der Heiland ...« Jeder einzelne Muskel in seinem Körper war angespannt, während er sprach.

Das ist eine chronische Schizophrenie, sagte ich mir.

Wann immer ich konnte, sprach ich mit Paul. Er erzählte mir, dass er im Laufe der Jahre immer wieder nach Berkeley und San Francisco gefahren war und endlos mit seinem Auto die Telegraph Avenue oder die Market Street abfuhr, in der Hoffnung, einen flüchtigen Blick auf seinen verlorenen Sohn zu erhaschen. »Am schlimmsten war es, als er nach seiner Exmatrikulation hierher zurückkam«, fuhr Paul fort und meinte das Ende der sechziger Jahre und den Anfang der Siebziger. »›Dieses Medikament wird ihn heilen‹, sagte uns ein Psychiater. Und die Psychotherapeuten! Du wirst es kaum glauben, Steve, einer von ihnen sagte zu mir: ›Geben Sie mir einfach ein Jahr mit ihm, ein paar Sitzungen pro Woche, getrennt von seiner Familie. Ich werde ihn von jeglicher Schizophrenie heilen.‹«

Als Paul über die Dreistigkeit der Fachleute für psychische Gesundheit klagte, der er und seine Familie ausgesetzt waren, zeigte ich Mitgefühl, versteckte aber meine Wut. Warum musste man sich entweder für die Biologie oder für die Psychotherapie entscheiden? Hatte sich denn nichts geändert? Wer waren diese modernen Varianten der Besserwisser, die so sicher waren, dass Dad eine Schizophrenie hatte – oder die auf einem Schweigegebot beharrten, obgleich die psychische Störung meiner Familie jeden Tag ins Auge sprang? Immer wieder kam mir der Gedanke, dass es im Bereich der Psychiatrie eine Revolution geben müsste.

Das denke ich immer noch.

Im selben Sommer kamen Mom, Dad und Sally zu Besuch nach Los Angeles. Während ich mich an ihrem ersten Tag in der Stadt auf dem Campus als wissenschaftlicher Assistent abmühte, fuhren sie nach Pasadena, um die Gegend zu besuchen, in der Dad früher gewohnt hatte. Sally sagte hinterher, dass er wie besessen davon war, das Haus mit der Adresse 935 North Oakland zu sehen. Ich vermutete, dass er immer noch auf der Suche nach Anhaltspunkten war, nach irgendetwas, was seinen Flug im Alter von 16 Jahren erklären könnte.

Am Wochenende veranstalteten Paul und seine Frau Mary ein Familientreffen. Ich war überrascht, unter den vielen Cousins und anderen Verwandten auch Marshall zu sehen. Als ich mich auf der Suche nach etwas zu trinken in die Küche begab, beobachtete ich aus dem Fenster wie Dad mit Marshall im Garten in ein Gespräch vertieft war. Beide gestikulierten lebhaft, wenn ich auch ihre Worte nicht verstehen konnte. Marshall sah besonders aufgeregt aus. Dad lächelte leicht, schien aber, wie so oft, im Dozentenmodus zu sein.

»Marshall hat behauptet, Jesus zu sein«, berichtete mir Dad am nächsten Tag. »Anscheinend hat er diese Wahnvorstellung schon seit einiger Zeit. Aber er konnte nicht klein beigeben. Als Philosoph und gläubiger Mensch stellte ich seine Argumente infrage. ›Wo ist dein Beweis für diese Blasphemie?‹, fragte ich ihn. ›Nimm die Behauptung, der Sohn Gottes zu sein, nicht auf die leichte Schulter!‹«

Ein Kampf der Titanen! Marshalls andauernde psychotische Störung und Dads Geschichte der Fluktuation zwischen Irrationalität und zu starker Vernunftbetonung bildeten den Hintergrund. Ich hatte Dads Mitgefühl für Menschen mit gestörtem Verhalten erlebt, aber es war klar, dass seine Toleranz bei den höchsten Fragen der Religion und des Glaubens aufhörte. Seine Akzeptanz hatte ihre Grenzen.

Anfang September veranstalteten einige Verwandte eine Miss America Party. Auf die Idee dazu waren Barbie und ihre Partnerin gekommen. Zentraler Punkt war dabei der Fernseher, in dem der Moderator Bert Parks und alle fünfzig Teilnehmerinnen des Wettbewerbs zu sehen waren. Wir trugen alle Krönchen auf dem Kopf und machten konstant Witze über den albernen Wettbewerb, lachten so heftig, dass uns die Tränen kamen. In ernsteren Momenten sprach Barbie über ihren bevorstehenden Umzug nach Santa Fe, wo sie ihre Fotografie vorantreiben wollte. Ihre Koffer waren bereits gepackt und sie und ihre Partnerin wollten am nächsten Nachmittag mit zwei getrennten Autos, um alles Gepäck unterzubringen, die zweitägige Fahrt dorthin antreten.

Am Dienstagmorgen erhielt ich einen Anruf von Bobs Witwe, die ganz außer sich war und kaum sprechen konnte. Nach ihrer Abreise hatten Barbie und ihre Partnerin, so berichtete sie, die Nacht in Phoenix verbracht. Am nächsten Morgen machten sie sich früh wieder auf den Weg. Im

Rückspiegel beobachtete Barbies Partnerin noch, wie hinter ihr ein Auto in Schlangenlinien über den Mittelstreifen fuhr und frontal auf Barbies Fahrzeug prallte – es handelte sich um einen betrunkenen Fahrer. Barbie war sofort tot.

»Sie war 26, genau wie du, Steve. Ich kann es gar nicht fassen.«

Ich war fassungslos, saß nur da und konnte nichts sagen. Wie kam es nur, dass ich auf diesem Schlachtfeld zurückgelassen worden war, das mit immer mehr Leichen übersät war? Ich war nicht sicher, ob die schwarze Wolke jemals vom Himmel verschwinden würde. Das Einzige, was mir blieb, war, pflichtbewusst den Übriggebliebenen zu helfen.

Am Ende meines Promotionsstudiums erhielt ich eine Nachricht von meinem Onkel Harvey, einem weiteren Halbbruder Dads, ein virtuoser Pianist und Professor für Musik in Nebraska. Er, seine Frau und sein ältester Sohn, Harvey Jr. – genannt Chip –, würden bald zu Besuch nach Südkalifornien kommen. Roberta und ich planten, uns mit ihnen zum Abendessen zu treffen.

Harvey, ein musikalisches Wunderkind, strahlte wie immer eine nervöse Energie aus, gepaart mit Sanftmut. Seine Frau Marcy interessierte sich sehr für mein Doktorandenprogramm und Robertas gemeinnützige Arbeit. In der Pizzeria saß Chip uns gegenüber am Tisch und blickte in die Ferne. Mit seinem süßen, fast unschuldigen Lächeln schien er in einer anderen Welt zu leben. Er sprach über die Wohngemeinschaft, in der er nach seinen Psychiatrieaufenthalten gelebt hatte, und über seine Freundin, ebenfalls eine ehemalige Patientin. Ich fragte mich, ob es sein psychischer Zustand oder die Medikamente waren, die ihm so etwas Ätherisches gaben.

Bei ihm war eine schizoaffektive Störung diagnostiziert worden – eine Störung, die durch ähnliche Stimmungsschwankungen wie die der bipolaren Störung gekennzeichnet ist, aber auch durch die anhaltende Irrationalität der

Schizophrenie zwischen den Episoden. Verblüffend ist, dass meine Verwandten mit ausgeprägten Schizophreniemustern, wie Marshall und Chip, von der Seite von Dads Stiefmutter in die Familie kamen, während affektive Störungen und Substanzmissbrauch in dem Teil der Familie auftraten, der auf Eva, Dads leibliche Mutter, zurückgeht.

Es war das letzte Mal, dass ich Chip sah. Ein paar Jahre später, kurz nach seinem dreißigsten Geburtstag, erschoss er sich. Wieder einmal spürte ich, wie verheerend unsere Familiengeschichte war. Wie betäubt begann ich, mich an das Muster zu gewöhnen. Wie hatte ich es nur geschafft, psychisch einigermaßen gesund zu bleiben? Waren es meine ausgeprägte Arbeitsmoral und das Ausschalten von Gefühlen? Oder war es einfach Glück, dass es mich trotz der genetischen Veranlagung nicht getroffen hatte? Ich konnte das damals nicht beantworten. Und auch jetzt bin ich mir immer noch nicht sicher.

* * *

Auf einem internationalen Symposium, das von der Affective Disorders Clinic während meines Praktikumsjahres veranstaltet wurde, lud Kay Redfield Jamison Professor Mogens Schou ein, einen dänischen Psychiater, der seine Karriere damit aufs Spiel gesetzt hatte, dass er die Wirkung von Lithium bei bipolare Störungen gründlich überprüfte. Mogens Schou hatte mit großem Interesse Cades kleine Studien aus Australien gelesen – die von einem Großteil der Psychiater nicht zur Kenntnis genommen oder verspottet worden waren – und sie überprüft.

In einem kleinen Seminar krempelte er vor dem Publikum die Ärmel hoch und enthüllte seine Arme, die in grotesker Weise mit violetten Flecken bedeckt waren. »Zu dieser Psoriasis ist es durch die sechsmonatige Einnahme von Lithium gekommen«, sagte er uns. »Ich bestand darauf, dass meine Mitarbeiter und ich das Medikament zunächst selbst testen. Natürlich würden wir niemals einem Patienten ein Medikament geben, das wir nicht selbst ausprobiert haben.« Er zeigte mit dem Finger direkt auf die Psychiater und fragte sie, ob sie jemals ein Medikament verschreiben würden, das sie nicht zuerst selbst eingenommen hätten. Ich hatte ein solches Ausmaß an Inspiration, Offenheit und Konfrontation nicht erwartet.

In einem weiteren Vortrag beschrieb er die klinischen Studien seines Teams mit Lithium in den 1960er-Jahren. Lithium unterscheidet sich von fast allen anderen psychoaktiven Medikamenten – es ist das Element Nummer drei im Periodensystem, ein natürliches Element, das aus der Erde abgebaut wird. Seine Entdeckung als Wirkstoff, der das Risiko für bipolare Stimmungsschwankungen senken kann, hat unzählige Menschenleben vor dem Suizid bewahrt. Als einer der ersten Europäer, der sich für dieses Medikament einsetzte, wurde Schou in großen medizinischen Fachzeitschriften lächerlich gemacht, weil er eine Pille ohne vorangegangene strenge Tests propagierte. Aber solche Tests durchzuführen würde bedeuten, dass man die Patienten nach dem Zufall in zwei Gruppen einteilt: eine, die Lithium bekommt, und eine andere, der ein Placebo verordnet wird.

»Ich befand mich in einem Konflikt«, sagte er leidenschaftlich. »Das außergewöhnlich hohe Suizidrisiko einer manischen Depression war gut bekannt. Ich hätte mir selbst nicht mehr in die Augen sehen können, wenn sich der Gesundheitszustand bei jemandem unter einem Placebo so sehr verschlechtert hätte, dass er Suizid begangen hätte.« Das Forschungsdesign, das er entwickelte, war genial. Sein Team bildete, abgestimmt nach Geschlecht und Schwere der Episoden, Paare von Patienten mit bipolarer Störung. Mit einem Münzwurf wurde darüber entschieden, wer aus dem jeweiligen Paar Lithium und wer ein Placebo bekam. Jedes Paar sollte nur so lange in der Studie verbleiben, wie es unbedingt nötig war. Das hieß, dass die Studie beim ersten Anzeichen einer Verschlechterung bei einer der beiden Personen abgebrochen wurde. Das Forscherteam lüftete dann das Geheimnis und enthüllte, ob die Person, die rückfällig geworden war, das echte Medikament oder das Scheinmedikament genommen hatte. Entscheidend war, dass die Forscher genau berechnet hatten, wie viele Paare jeweils in den Gruppen »Rückfall unter Placebo« versus »Rückfall unter Lithium« sein mussten, um einen statistisch bedeutsamen Effekt zu erhalten, sodass sie so wenige Paare wie möglich testen mussten. An diesem Punkt konnte dann die gesamte Studie gestoppt werden.

»Es verhielt sich so«, schloss er, »dass fast jede einzelne Person, die von den beiden im Paar nur das Placebo nahm, einen Rückfall hatte. Wir verfügten jetzt über einen experimentellen Nachweis.« Der Rest ist Geschichte, denn Lithium wurde schnell zur ersten praktikablen vorbeugenden Behandlung gegen manische und depressive Episoden. Anfang der 1970er-Jahre wurde das Medikament nach weiteren Versuchen in den USA zugelassen.

Vorbilder wie Mogens Schou gaben mir Hoffnung. Vielleicht war es möglich, drastisch und moralisch zugleich zu sein – zu integrieren und nicht zu spalten.

Jeden Dienstagabend leiteten Jay und ich gemeinsam eine Therapiegruppe für Erwachsene mit bipolarer Störung. Die Teilnehmer führten ein Leben mit grenzenlosen Höhenflügen und erdrückenden Tiefpunkten. Sie waren begierig, etwas zu lernen und sich gegenseitig zu unterstützen, aber manchmal auch am Boden zerstört angesichts ihres zunehmenden Bewusstseins über ihre Lage. Abgesehen von den Gefühlen der Besonderheit, der Kreativität und sexuellen Kraft in den hypomanen Phasen verstanden sie nun, dass sie abstürzen und verbrennen würden, wenn sie der Realität ihrer Erkrankung nicht ins Auge blickten. Der Gruppenprozess trug dazu bei, dass sie sich als Menschen mit einer Erkrankung sahen, die einer kontinuierlichen Behandlung bedürfen. Ich fragte mich, warum es so etwas nicht im Entferntesten gegeben hatte, als Dad noch jung war.

Zu einer Sitzung im späten Herbst kam eine der Teilnehmerinnen, Deena, die Ende zwanzig war, mit einem zerfahrenen Blick, der im Laufe des Abends immer hektischer wurde. In rasch dahingeworfenen Sätzen sprach sie von ihrer sich wiederholenden Vision, dass sie in voller Fahrt aus ihrem Auto auf die Fahrbahn springen würde, sobald sich die Gruppe aufgelöst hätte. Im nächsten Moment sprach sie über den Geruch ihres eigenen Todes. Sie wurde immer irrationaler.

Die Gruppenmitglieder warfen sich Blicke zu: Alle wussten, dass da etwas Schlimmes vor sich ging. Auf Nachfrage gab Deena zu, dass sie in den letzten Tagen nicht das Bedürfnis verspürt hatte, ihre Medikamente zu nehmen. Denn die Stimmen in ihrem Kopf hätten ihr gesagt, sie solle damit aufhören. Plötzlich rannte sie ohne Vorwarnung aus dem Raum und sprintete durch die Tür zum Treppenhaus. Jay und zwei Teilnehmer liefen schnell hinter ihr her. Wir mussten sie ins Krankenhaus bringen, bevor sie erneut davonrannte und vielleicht nicht wiederzufinden wäre. Ich blieb bei den anderen, bis die Gruppe sich vorzeitig auflöste, nachdem Deena in einem nahe gelegenen Café entdeckt worden war.

Deena befand sich in einem Mischzustand und hatte jegliche Kontrolle über sich verloren. Gelegentlich hatte sie olfaktorische Halluzinationen. Sie hörte und sah also nicht nur Dinge, die nicht da waren, sondern nahm auch imaginäre Gerüche wahr. Sie erlebte die schlimmste Kombination aus der hektischen Energie der Manie und der Selbstzerstörung einer schweren Depression.

Jay und ich gingen langsam mit ihr zum Krankenhaus, einer auf jeder Seite, um sicherzustellen, dass das Personal der Notfallaufnahme erfuhr, was sich abgespielt hatte. Dass es bei unserer Arbeit um Leben und Tod ging, wurde uns bei jeder Gruppensitzung vor Augen geführt.

Jay und ich hatten Professor Schou während seines Besuchs einige Monate später zu unserer Dienstagabendgruppe eingeladen. Die Teilnehmer hatten seine Veröffentlichungen gelesen, er war ein Held für sie. Mit Mitte sechzig strahlte er Intelligenz, Fürsorglichkeit und eine tiefe Ruhe aus. Er gab sich großteils damit zufrieden, Beobachter zu sein, ließ sich aber am Ende zu einigen abschließenden Kommentaren erweichen.

»Eines Tages«, sagte er ruhig, aber nachdrücklich, »werden Gruppensitzungen wie diese hier, und nicht Medikamente allein, die Regelbehandlung von Menschen mit bipolarer Störung darstellen. Die Gruppe wird als Signalsystem dienen, da Anzeichen für eine neue Episode oder eine Eskalation von der Gruppe erkannt und im Blick behalten werden können.« Die Medikamente, erläuterte er, könnten dann in Absprache mit dem behandelnden Arzt des Patienten wieder eingesetzt oder die Dosis erhöht werden.

Seine Freimütigkeit verschlug mir die Sprache. Über bipolare Störungen sprach man zu diesem Zeitpunkt fast ausschließlich unter genetischen und biologischen Gesichtspunkten, aber hier hob der weltbekannte Experte hervor, wie wesentlich soziale Interaktionen und soziale Unterstützung waren. Ich nahm mir vor, offen zu bleiben und eher weit als eng zu denken.

Ende Januar flog Dad von Columbus nach L. A., um den letzten Teil einer einwöchigen internationalen Konferenz zu besuchen. Es war ein klassischer El-Niño-Winter mit sintflutartigen Regenfällen, die das südkalifornische Tal unter Wasser setzten. An einem Tag, an dem es sich etwas aufhellte, erkundete Dad die Strandkommune in der Nähe meiner Wohnung in Venice, in der viele unkonventionelle Typen lebten. Die Mode der Rollerskates war gekommen und wieder gegangen, und der Ort war nun eine Mischung aus schmuddelig und ultraangesagt. Einige Jahre zuvor war Marshall mit wallendem Haar und langem Bart durch die Straßen von Venice gezogen und hatte sich selbst zu Jesus erklärt. Wenn ich nach meinem ersten Jahr an der UCLA zum Strand ging und die Leute meinen Namen hörten, hielten sie die Luft an, wenn ihnen klar wurde, dass Jesus von Venice Beach mein Cousin war.

Der glitzernde blaugraue Pazifik warf hohe Wellen an den Strand, und Dad hatte den Tag für sich allein. Während meines eng getakteten Tages im medizinischen Zentrum stellte ich ihn mir immer wieder am Meer vor und malte mir die Szene aus. Als ich am späten Nachmittag eilig zu meiner Wohnung zurückfuhr, gelang es mir, die schlimmsten Staus zu umgehen. Er strahlte, als ich eintrat, und erinnerte sich daran, wie sehr er seine Kindheit in Südkalifornien genossen hatte.

»Ich bin heute stundenlang durch die Gegend gelaufen«, sagte er. »Der Ozean war großartig. Und was es auf der Strandpromenade nicht alles zu sehen gibt!« Ich antwortete, dass Venice in der Tat eine Reise wert sei.

»Ich habe ein ansprechendes Restaurant zum Mittagessen gefunden«, fuhr er fort. »Neben mir saßen einige ziemlich interessante Charaktere, das kann ich dir sagen.« Ich spitzte die Ohren.

»Ich hatte gleich einen Bezug zu ihnen. Als ich ihre Gespräche am Tisch nebenan mit anhörte, wusste ich sofort, dass einige von ihnen Zeit in psychiatrischen Kliniken verbracht hatten.«

Neugierig geworden unterbrach ich ihn und fragte, woran er das erkannt hätte.

»Steve«, erklärte er und sah mir direkt in die Augen, »wenn man so oft in einer psychiatrischen Klinik war wie ich, kann man Psychotiker, von denen man selbst einer ist, sofort erkennen.«

Ich starrte ihn an. Das Panoramafenster gab den Blick auf das überflutete unbebaute Grundstück hinter meiner Wohnung frei, einen knappen Kilometer vom Strand entfernt. Auf der Suche nach einer Antwort blickte ich auf den harten Boden, übersät von tiefen Pfützen. Hatte ich ihn richtig verstanden: die *Psychotiker*, von denen man selbst einer ist?

In meinem Kopf bereitete ich eine Erwiderung vor. *Dad, du nimmst an einer großen Konferenz über bipolare Störungen teil und hörst Vorträge über Gene und Fortschritte bei der medikamentösen Behandlung. Du hast alle wissenschaftlichen Berichte gelesen, die ich dir seit Beginn meines Studiums geschickt habe. Ist dir nicht klar, dass du ein Mensch mit bipolarer Störung bist – einer stark genetisch bestimmten Krankheit, die irrationale Höhepunkte und leere Tiefpunkte auslöst –, viel mehr als ein Verrückter, ein »Psychotiker«?*

Aber diese Worte kamen nie aus mir heraus. Wer war ich, dass ich ihm sage, wie er über sich selbst denken sollte? Alle Artikel, die ich ihm geschickt hatte, alle Erklärungen, die er in den letzten Jahren zum Thema bipolare Störungen gehört hatte, hatten nur an der Oberfläche gekratzt. Nichts davon hatte auch nur annähernd sein grundsätzliches Selbstbild erschüttern können: seine Wahrnehmung, dass er einer von denen ist, nicht einer von *uns*. Mit 16 Jahren war er brutal ins psychiatrische Krankenhaus eingeliefert worden und hatte sich eine Identität geschaffen, die auf einem Gefühl tiefer moralischer Fehlerhaftigkeit beruhte. Das Stigma war sein ständiger Begleiter gewesen.

Der Himmel draußen verdunkelte sich, da kam plötzlich eine Erkenntnis über mich. Als er in der Nervenheilanstalt als ein zum Tod Geweihter aufgegeben worden war und als Jugendlicher an sein Bett gefesselt war, nahm er um sich herum nichts als äußerste Irrationalität wahr. Er war zu dem Schluss gekommen, dass seine vermeintlich grandiosen Ideen völliger Unsinn waren. Spätere Krankenhausaufenthalte, in Byberry und im Columbus State Hospital, hatten ihn weiter erniedrigt. Nichts, was er im mittleren Alter lernen konnte, hatte eine Chance, das, was er tief im Inneren wusste, zu ändern – nämlich, dass er grundlegend anders, verrückt und nicht vollends ein Mensch war.

Bitterkeit erfüllte mich. Diagnosen und Behandlungen haben am Ende keine Chance, tief verwurzelte Identitäten zu verändern. Wir sollten uns besser anhören, was uns die Leute sagen, die wir vermeintlich behandeln.

Mein Promotionsstudium ging seinem Ende entgegen, aber mein eigentliches Lernen stand noch am Anfang.

11. Eine tiefere Schicht

Dad wurde zunehmend bewusst, dass sein Körper und sein Geist langsamer wurden, und er entschied sich für den Teilruhestand, während ich mich zur selben Zeit in den letzten Zügen meines Promotionsstudiums befand. Nach diesem Plan würde er nur ein Viertel oder höchstens die Hälfte des Jahres Lehrveranstaltungen abhalten, was der Philosophischen Fakultät Zeit gab, ein jüngeres und dynamischeres Fakultätsmitglied einzustellen. Sally, Mom und ich behielten ein Geheimnis für uns: Ich würde mit dem Flugzeug aus Kalifornien anreisen, um ihn bei seinem offiziellen Abendessen anlässlich seines Ruhestands auf dem Campus zu überraschen.

Ein warmer Maiabend neigte sich dem Ende zu, der ovale Park der Ohio State University war in goldenes Licht getaucht. Ich eilte zum Club der Fakultät und traf Dad auf den Treppenstufen vor dem Gebäude, wo er mit Kollegen sprach. Ich klopfte ihm auf die Schulter. »Was machst du denn hier!«, rief er und strahlte.

Der Abend war damit ausgefüllt, dass Reden gehalten und Telegramme mit Lobeshymnen und Briefe von Philosophen aus aller Welt verlesen wurden. Dad machte wohlwollende Bemerkungen über seine 35 Jahre an der Ohio State University und versprach, dass noch weitere hinzukommen würden. Doch kurz vor den Feierlichkeiten zog mich der damalige Dekan zur Seite und flüsterte mir zu, es sei ein Segen, dass sich Dad für den vorzeitigen Ruhestand entschieden habe. Andere Mitglieder der Fakultät hätten darauf hingewirkt, dass er vorzeitig gehe. Er beginne, eine Belastung zu werden. »Er bewundert Sie, Steve, und zwar sehr. Vielleicht können Sie ihm helfen, mit seinem neuen Status ins Reine zu kommen. Viel Glück dabei.« Mit dieser Bürde auf den Schultern sah ich dem weiteren Abend entgegen.

Mom plagte sich jeden Tag mit ihrer schweren Arthritis und bereitete sich auf Operationen vor, bei denen die Hauptknochen in beiden Händen und Füßen durch Implantate ersetzt werden würden. Anschließend sollten auch ihre beiden Knie erneuert werden. Weder ihre Energie noch ihr Aktivitätsniveau nahmen ab, aber die Schmerzen waren erbarmungslos. Und als Dads Teilruhestand bevorstand, schien er abzudriften. Ich sah, wie sich meine Eltern in getrennten Sphären bewegten, wie konnte ich da ein Stabilitätsanker sein? Der Schatten des Stigmas hatte unsere Familie schon seit jeher von dem Licht einer offenen Kommunikation abgeschirmt.

Im Anschluss an die Zeremonie blieb ich noch ein paar Tage. Die Luftfeuchtigkeit war so hoch, dass alles modrig roch. Als ich mit Dad in seinem Arbeitszimmer sprach, schien er leer und ohne Energie zu sein. War dies das Ergebnis seines nun offiziellen Ruhestands oder vielmehr die Form der Depression, die oft auf eine Manie folgt?

Während der praktischen Ausbildung ließ Frau Jamison jeden angehenden Therapeuten der Affective Disorders Clinic an einem klinischen Gespräch teilnehmen, das sie durchführte, eine althergebrachte Methode, die aber absolut beeindruckend sein kann. Der Patient, den sie in meiner Anwesenheit befragte, hatte ein Leben lang eine bipolare Störung gehabt mit wilden produktiven und manchmal destruktiven manischen Zuständen. Aber jetzt befand er sich in einer schwer depressiven Phase. Ich hatte Verzweiflung erwartet, aber stattdessen bewegte dieser vornehm aussehende Herr während der ganzen fünfzig Minuten nicht einen einzigen Muskel. Sein Gesicht war so ausdruckslos wie blanker Granit, während er mit kühler Distanz sein Leben voller großer Träume, Erfindungen, ruinierter Geschäftsvorhaben und gescheiterter Ehen beschrieb. Sein Körper war leer – ohne irgendeine Emotion. *Das* ist eine bipolare Depression, sagte ich mir mit neuem Respekt vor der Schwere einer psychischen Krankheit. Es half mir, die leeren, starren Zeiten der Traurigkeit bei Dad zu verstehen.

Wieder einmal überschritt ich die Grenze zwischen Sohn und medizinischem Berater und bat Dad darum, seinen Arzt zu kontaktieren, damit dieser ihm zusätzlich zu seiner Dosis Lithium ein Antidepressivum verschreiben würde. Es wurde immer mehr bekannt, dass Lithium besser geeignet ist, Manien zu unterdrücken als Depressionen zu lindern. Ich konnte es nicht ertragen, dass Dad vor meinen Augen immer weiter abdriftete. Aber als ich ihn anflehte, starrte er mich nur ausdruckslos an. Meine Machtlosigkeit erdrückte mich wie die übel riechende Luft um mich herum.

Als ich wieder in Kalifornien war, gab Dad schließlich nach und kontaktierte seinen Psychiater, der ein Rezept für ein neues Antidepressivum ausstellte, das noch nicht besonders gut erforscht war. Bald darauf erhielt ich einen panischen Anruf. »Ich kann nicht mehr gut sehen«, sagte Dad. »Das Autofahren wird gefährlich. Mein Augenarzt vermutet eine Makuladegeneration, und das neue Medikament könnte schuld daran sein.« Tatsächlich stellte sich heraus, dass einige der neueren Antidepressiva dieser Zeit genau diese Nebenwirkung haben konnten. Spezifische Medikamente gegen Depressionen, die auf Manien folgen, wurden erst im 21. Jahrhundert entdeckt. Das bekannteste davon ist Lamotrigin (Lamictal), das bei vielen Menschen die bipolare Depression lindert.

Bedenkliche Anzeichen häuften sich mit der Zeit. Während eines Besuchs in Südkalifornien gemeinsam mit Mom, schien Dad lethargisch und sogar verwirrt zu sein. Das Zittern seiner Hände war schlimmer als sonst. Eine der Wirkungen von Lithium besteht darin, die Nierenfunktion zu unterdrücken, darum kann der Lithiumspiegel steigen, weil der chemische Stoff nicht ausreichend ausgeschieden wird, insbesondere bei älteren Patienten. Am nächsten Morgen erzählte mir Mom, dass es immer schlimmer werde. Er schaffe es nicht einmal, einen Schlüssel ins Schloss zu stecken, und habe sich in der Nacht übergeben. Ich rief eiligst im UCLA-Krankenhaus an, wo er sofort aufgenommen wurde. Mit bitterer Resignation erkannte ich, dass sein verwirrter Zustand, seine Lethargie und seine Übelkeit allesamt Anzeichen für eine Überdosierung des Lithiums waren.

Es gibt im Bereich der seelischen Gesundheit, wenn überhaupt, nur wenige Wundermittel. Ich war auf mich allein gestellt, um mich für Dad einzusetzen, aber meine Solonummer war eine wacklige Angelegenheit. Bitterkeit und Selbstanklage nagten an mir – ätzend wie Batteriesäure. Dads bipolare Störung hatte wieder ihr Haupt erhoben und saß oft wie eine stille Dritte bei unseren Gesprächen mit am Tisch.

* * *

Nach meiner Promotion erhielt ich ein Forschungsstipendium am Langley Porter Institute an der University of California, San Francisco. Als ich dorthin kam, war der berühmte Psychoanalytiker Robert Wallerstein Leiter der Abteilung für Psychiatrie. Zwei Jahre später, als ich fertig war, gab er die Leitung an den ebenso bedeutenden biologisch ausgerichteten Psychiater Sam Barondes ab, der grundlegende zellulären Prozesse erforschte. Die Ansätze der beiden waren diametral entgegengesetzt. Wohin ich auch sah, die Gräben im Feld der seelischen Gesundheit schienen unüberbrückbar zu sein.

Roberta war bereits ins nordkalifornische Berkeley gezogen, um dort ihren Master in Sozialwesen zu machen. Wir mieteten zusammen ein Haus und beschlossen schließlich, zu heiraten. Wer sonst würde mich jemals unterstützen? Aber ich lebte weiter mit dem Persönlichkeitsmuster, das ich als Junge entwickelt hatte. Zu oft fehlte es mir an Spontaneität, um unter die Oberfläche meiner Routinen und meiner Kontrolliertheit zu gelangen. Ich hatte mich Jay und ein paar anderen Freunden gegenüber geöffnet, ich spielte Football und Basketball, so oft ich konnte, und ich suchte weiter nach dem großen Plan, mit dem sich das Rätsel der psychischen Krankheiten lösen ließe. Aber was die wichtigsten Bereiche meines Lebens anging, fühlte ich mich eher verschlossen als aufgeschlossen. Weit davon entfernt, mich emporzuschwingen, ging es langsam bergab mit mir.

Dennoch nahm mein akademisches Renommee weiter zu. Meine mittlerweile veröffentlichte Doktorarbeit hatte ergeben, dass bei Kindern mit großen Problemen in der Aufmerksamkeit und Impulskontrolle die Kombination aus einer biologisch orientierten Behandlung (Medikamente) und psychosozialen Interventionen (Verhaltens- und kognitive Therapie) am meisten bewirkte – das galt vor allem für ihre sozialen Interaktionen. Ich bewarb mich auf einige Stellen an der Fakultät und lehnte mehrere Angebote ab, weil Roberta inzwischen schwanger war. Stattdessen nahm ich eine Stelle als Gastdozent in Berkeley an. Aufgeregt ging ich im Herbst zum Campus, um Kurse zu geben und meine Forschung weiterzuführen. Ich war ein Neuling mit einem befristeten Job inmitten von Giganten des Fachs. Ich wusste, dass es nicht klug war, auf einer befristeten Position zu bleiben, also nahm ich im folgenden Frühjahr eine Assistenzprofessur an der UCLA an. Dort war ich zumindest eine bekannte Größe, und wir konnten in Kalifornien bleiben. Mit dem sieben Wochen alten Jeffrey im Kindersitz fuhren wir Ende 1986 die Autobahn Nummer fünf hinunter, zurück in die trockene südkalifornische Landschaft.

Im vorangegangenen Frühjahr waren Dad und Mom nach Palm Springs gereist, wo sie sich für mehrere Monate eine Wohnung gemietet hatten. Als die Märztage länger wurden und der frühe Sonnenaufgang ihr Schlafzimmer im Obergeschoss um halb sechs Uhr mit gleißendem Licht erfüllte, hob sich Dads Stimmung wieder. Bei meinem Besuch redete er ununterbrochen, er war nicht in der Lage, sich zurückzuhalten. In Columbus hatte sich Dr. Southwick Sorgen wegen der Nebenwirkungen des mittlerweile nur noch niedrig dosierten Lithiums bei Dad gemacht und das Medikament im Jahr zuvor ganz abgesetzt. Das ganze Frühjahr über hoffte ich, ohne einen Anlass dazu zu haben, dass seine Symptome in einer weniger extremen Hypomanie enden würden. Es stand auf Messers Schneide. Manchmal kommt es bei Menschen mit bipolarer Störung später im Leben zum Nachlassen ihrer Zyklen, aber bei anderen wird es nur noch schlimmer. Bislang kann dazu man keine sichere Vorhersage machen.

Als Dad einen Monat später wieder in Columbus war, besuchte er mit großem Interesse einen Vortrag von R.D. Laing an der Ohio State University. Dessen Buch *Das geteilte Selbst* hatte ich ihm einige Monate vor unserem ersten wichtigen Gespräch zu Weihnachten geschenkt. Laing war sowohl in psychiatrischen als auch existenzphilosophischen Kreisen einflussreich. Dad hatte seine Arbeit weiter verfolgt. Nach dem Vortrag stellte er sich vor und lud »Ronnie« zu sich nach Hause ein. Aus welchen Gründen auch immer nahm Laing die Einladung an. Sie fuhren nach Hause, und nach einer kurzen Begrüßung meiner Mutter holte Dad Gin, Bourbon und zwei Gläser aus dem Schrank. Nachdem er die Schiebetür zum Arbeitszimmer geschlossen hatte, trank er mit Laing und vertiefte sich mit ihm bis zu ziemlich später Stunde in ein Gespräch, bevor der Gast dann ein Taxi zurück zu seinem Hotel nahm.

Zu diesem Zeitpunkt hatte Laing in einem Buch offen über die eigenen psychotischen Erfahrungen berichtet, und Dad gab zweifellos viel über seine Abwege preis. Ich würde eine beträchtliche Summe für eine Tonbandaufnahme ihres Gespräches bieten.

Dad blieb mehrere Monate lang in gehobener Stimmung, kam aber an einer Eskalation in eine ausgewachsenen Manie vorbei und musste nicht ins Krankenhaus. Ohne Lithium und echte therapeutische Unterstützung schaffte er es – nur mit Glück –, bei gesundem Verstand zu bleiben.

Was die Form anging, veränderten sich zu diesem Zeitpunkt die Gespräche mit Dad. Er begann in seinem Arbeitszimmer, Briefe und handschriftliche Tagebucheinträge aus Mappen zu ziehen, die in den vollgepackten Aktenschubladen lagen, und verteilte diese auf seinem Schreibtisch. Bei einigen handelte es sich um handschriftliche Notizen auf gelben Notizblöcken, bei anderen um Dokumente, die ordentlich in großen Zeilenabständen getippt worden waren. Wie lange hatte er diese Schriftstücke bereits aufbewahrt? Wer hatte sie jemals gesehen?

In vielen Aufzeichnungen konzentrierte er sich auf seine Kindheit. In einem Eintrag wurde beschrieben, wie seine Stiefmutter sich nach ihrer Heirat mit Virgil Sr. die Erlaubnis holte, sich um Juniors Erziehung zu kümmern. Die anderen Jungen wurden immer älter, und sie sah in ihm einen Jungen, der klein und noch biegsam genug war, dass sie ihn unter strenger Kontrolle halten konnte. Dad erinnerte mich daran, dass sie Missionarin in Lateinamerika gewesen war und dort eine religiöse Schule geleitet hatte. Er erzählte mir, dass sie ihn vor den Gästen des Hauses für seine schulischen Fähigkeiten und seinen religiösen Glauben lobte, aber auch, dass sie eine hohe Messlatte bei ihm ansetzte.

Es konnte mit einer kleinen Regelverletzung beginnen, etwa dass er den Toilettensitz nicht heruntergeklappt oder dass er etwas Freches gesagt hatte. Dann konfrontierte sie ihn damit und wies ihn an, in sein Zimmer zu gehen, um auf ihre strenge Strafe zu warten. Dad hatte einen Brief abgeheftet, den sie 1925 an ihre Schwester geschrieben hatte:

> Diese Woche war ich an einem Tag vor dem Haus und kaufte Gemüse vom Gemüsemann, als ich sah, wie die Kinder von der Schule die Straße herunter nach Hause kamen. Da hörte ich, wie Junior mit grober Stimme laut sagte: »Halt die Klappe! Putz dir nicht so laut die Nase. Ich geb dir Saures!« Ich kam zu dem

Schluss, dass das für einen Fünfjährigen ziemlich rau und heftig war. Also fragte ich ihn, als er hereinkam: »Junior, hast du all diese Dinge zu dem kleinen Jungen auf der Straße gesagt, mit dem du manchmal spielst?« Er sah ein wenig ausdruckslos aus, schüttelte dann den Kopf und sagte: »Nein, das habe ich nicht zu ihm gesagt.« Dann fragte ich: »Zu wem hast du es dann gesagt? Es waren ziemlich grobe Worte, egal, zu wem du das sagst.« Dann sagte er: »Ich habe es zu niemandem gesagt.«
Und dann fing er an zu weinen ... und schluchzend sagte er: »Ich habe es zum Wind gesagt.«
Würde dir das nicht zu schaffen machen? Der Wind! Wie auch immer, selbst gegenüber des Winds wären es keine netten Worte, die man laut auf der Straße herumschreien sollte.

Am Rand des Briefes hatte Dad eine handschriftliche Notiz hinzugefügt:

Als ich mit Weinen fertig war, wurde ich aufgefordert, auf die Toilette zu gehen, mich in die Ecke zu stellen und mein Gesäß zu entblößen, um geschlagen zu werden. »Sag nie wieder zu jemandem oder zu etwas: ›Halt die Klappe!‹«, sagte meine Stiefmutter.
Es folgte eine heftige Tracht Prügel.

Viele von Dads maschinengeschriebenen Tagebucheinträgen konzentrierten sich auf die Schläge, die mit zunehmendem Alter heftiger wurden. Er begann einen Eintrag mit einer Erinnerung an die erste Klasse:

Gewöhnt an die strenge Disziplin zu Hause empfand ich die offene Atmosphäre im Klassenzimmer an der fortschrittlichen Schule als willkommene Abwechslung. Bald nutzte ich diese Freiheit und verhielt mich so ..., wie ich es zu Hause vor meiner Stiefmutter nie gewagt hätte. Kurz gesagt, ich wurde bald ein vor-

lauter Typ. Eines Tages, als ich immerzu mit meinen Sitznachbarn sprach und lachte (in der Französischklasse, in der eher strukturiert als offen unterrichtet wurde), wurde unsere Lehrerin ärgerlich und sagte:
»Je n'aime pas ton attitude.«
»Et mon altitude?«, antwortete ich.
(»Mir gefällt dein Verhalten nicht.« »Und was sagen Sie zu dieser Höhe?«)
Daraufhin stand ich blitzschnell auf, kletterte auf meinen Schreibtisch.
Die Schüler lachten, und mitgerissen von meinem spontanen, frechen Auftreten war ich mir meiner Ungezogenheit oder zumindest ihrer möglichen langfristigen Folgen nicht bewusst. Ich konnte nicht ahnen, was dann geschah ...

Dad wurde ins Büro des Direktors geschickt, der zu Hause bei der Familie anrief, um das Fehlverhalten zu melden. Die Stiefmutter war am Telefon.

Als ich nach Hause kam, war alles plötzlich anders ... Niemand sonst war zu Hause, also ergriff sie die Gelegenheit für eine reinigende Bestrafung. Diese Tracht Prügel war sicherlich die ausgiebigste, die ich je bekommen habe. »Wir werden das einmal pro Woche machen, bis du deine Lektion gelernt hast«, sagte sie leise, aber streng. »Rechne für die nächsten drei Wochen damit, dass du einmal pro Woche genau wie heute versohlt wirst. Du kannst dir den Wochentag und die Tageszeit aussuchen.«
Und so sollte es auch sein: Ich habe sie noch dreimal um eine Tracht Prügel gebeten.

In der Fortsetzung des mit einer Schreibmaschine geschriebenen Aufsatzes las ich Folgendes:

Geringfügige Vergehen wurden zunächst einfach verbal korrigiert, nach einem oder zwei harten Schlägen auf jede Wange. Wenn sich solche Vergehen wiederholten, wurde ich angewiesen, auf die Toilette zu gehen und zu warten. Meine Mutter nahm ein Stück Seife und ein feuchtes Waschtuch heraus und spülte meinen Mund kräftig mit Seife aus. Die eigentliche Wäsche war nicht so schlimm, aber ihre selbstgerechte Empörung und ihre Körpergröße (etwa 1,63 m groß, aber über 90 kg schwer) ließen sogar eine solche Bestrafung beängstigend werden ... Als ich etwas älter war, ersetzte sie die Seife durch Rizinusöl ... Auf schwerere Vergehen folgten immer Prügel, immer entblößt, zuerst im Badezimmer des Erdgeschosses und später in meinem Zimmer im Obergeschoss ... Die Prügel waren immer heftig und taten immer weh (anfangs waren es etwa 15 bis 20 Schläge), aber selbst als Fünfjähriger weinte ich während oder nach einer solchen Disziplinierung nicht. Das war eine Sache von Stolz, Trotz und von Masochismus ...

Dad schrieb in einem seiner Tagebucheinträge, dass er, auch wenn der Begriff damals nicht verwendet wurde und obwohl Nettellas Absicht darin bestand, sein moralisches Verhalten zu formen, zu dem Schluss gekommen sei, dass er ein Opfer dessen war, was heute als Kindesmisshandlung bezeichnet wird.

Ich bezog das alles schnell in meine Überlegungen mit ein: Es war nicht nur der Verlust seiner Mutter, als er drei Jahre alt war; es war nicht nur die Zusammensetzung seiner DNA. Es war auch etwas an diesen Bestrafungen, was sein Selbst- und Weltbild geprägt hat. Besonders behielt er in Erinnerung, dass seine Stiefmutter ihn im Anschluss an einen Regelverstoß nach oben gehen und auf die unvermeidliche Strafe *warten* ließ.

Manchmal war das Warten im Bett kurz, manchmal lang (eine Stunde oder mehr), aber normalerweise schien es lange zu dauern. Ihre Augen und ihr Gesicht

> sahen dann immer sehr finster aus, aber ihre Art war die einer Schulleiterin, die ein Mädchen der zehnten Klasse dafür bestrafen will, dass sie gegen Regeln verstoßen hatte ... Sie redete ruhig, aber mit moralischem Eifer, in der Überzeugung, dass keine Verletzung von Regeln, die sie festgelegt hatte, ungestraft bleiben sollte ... Am Ende stellte sie immer dieselbe Frage: »Glaubst du, du solltest bestraft werden?« Dem stimmte ich dann demütig zu ... Ich kletterte dann auf den Knien (in Strafposition) aufs Bett ... Mit selbstgerechten, empörten Gesten tat sie das Unvermeidliche – sie schlug mich rhythmisch und heftig. Ich kann die Schläge immer noch lebhaft hören und spüren! Schlag! Schlag! Schlag! Diesen und viele weitere Schläge, die noch folgen sollten ...
> ... Ich glaube, es war das erste Mal, dass ich mit einem Streichriemen für Rasiermesser geschlagen wurde, als sie vorschlug, es sei besser, wenn ich dabei festgebunden wäre, um Verletzungen durch unfreiwillige Bewegungen zu vermeiden, während ich gepeitscht werde ... Wie ihr Vater, ein gradliniger deutsch-amerikanischer Methodist, sie geschlagen hatte, so musste auch sie mich jetzt schlagen. Ich bin überzeugt, dass sie mich sehr geliebt hat und dass sie dachte, das Schlagen sei notwendig, um aus mir einen guten Menschen zu machen.

Wenn sie mit den Bestrafungen begann, rief sie, sich dabei an ihre Zeit als Missionarin in Lateinamerika erinnernd, laut auf Spanisch, um das Ritual einzuleiten.

> »Presentame, por favor, tus naglas desnudas para zurrarte« oder »Bitte zeig mir dein nacktes Gesäß, damit ich dich hauen (oder auspeitschen) kann.«
> »Immediatamente, Madre« oder »Sofort, Mutter«, erwiderte ich dann.

Schon von früh an wurde sein älterer Bruder Bob gelegentlich neben ihm bestraft. Dad beschrieb ihren unterschiedlichen Umgang damit so:

> Als ich jung war, zeigte sie sich erstaunt darüber, dass ich, als ich abwechselnd mit meinem nächstälteren Bruder geschlagen wurde, nie weinte oder schrie, obwohl er es tat. Später lobte sie mich dafür, dass ich nicht weinte, als sie mich heftiger schlug, als sie es bei den älteren Mädchen in ihrer Schule getan hatte. Sie mag über meine frühe stoische Ruhe erstaunt gewesen sein, doch sie lobte mich häufig dafür, hauptsächlich, glaube ich nun, weil mein Schweigen mehr Ungestörtheit garantierte, da das dann ablaufende Ritual ... mit geringerer Wahrscheinlichkeit belauscht würde.

Gleich nach besonders heftigen Schlägen oder Peitschenhieben rieb sie ihm, berichtete Dad mir, Olivenöl in die Wunden und sorgte so für eine gewisse Linderung der Schmerzen. Dies verwandelte sich in ein sinnliches Vergnügen, als er in die Pubertät kam, und er begann, sexuelle Erleichterung damit zu verbinden, dass er von seiner Stiefmutter gefesselt und bestraft wurde – und seine Schmerzen dann von ihr gelindert wurden.

Wichtige Forschungsarbeiten haben gezeigt, dass bei bipolaren Störungen trotz ihrer außergewöhnlich hohen Erblichkeit auch Misshandlungen ein wesentlicher Faktor sein können. Bei Personen mit einem Risiko für manische Depression, die dazu noch ein Trauma erleiden, setzt die Krankheit oft früher ein und sie haben häufigere und schwieriger zu behandelnde Episoden. Bei solchen Erfahrungen lässt sich ein schwererer Verlauf der Krankheit vorhersagen. Einfache Antworten und Wundermittel sind nicht in Sicht. Integration vielmehr als Spaltung ist vonnöten.

* * *

Als frischgebackener Vater konnte ich mich nicht satt daran sehen, wie sich bei Jeffrey manchmal fast unendlich oft der Gesichtsausdruck innerhalb von nur einer Stunde änderte – und erst an einem Tag. An der UCLA gab es eine Kindertagesstätte direkt in der Psychologieabteilung, ein Stockwerk unter meinem Büro, so konnte ich ihm während meiner Arbeitszeit das Fläschchen geben. Doch Roberta, die nun in einem Masterprogramm im Bereich Gesundheitswesen eingeschrieben war, sehnte sich danach, nach Nordkalifornien zurückzukehren. Ich war gespalten. Die University of California in Los Angeles war gut ausgestattet, und ich hatte dort ein hervorragendes Renommee. Gleichzeitig behandelten mich mehrere Mitglieder der Fakultät trotz bester Absichten weiter wie einen Lehrling. Nichts schien einfach zu sein.

In den späten 1980er-Jahren sah es so aus, als ob man in der Forschung kurz davor sei, die spezifischen Gene zu entdecken, auf die sich Schizophrenie und bipolare Störung zurückführen lassen. Aufregung war zu spüren, aber es sollte noch mehrere Jahrzehnte dauern, bis sich die ernüchternde Wahrheit herauskristallisierte, dass es kein einzelnes Gen gibt, das für irgendeine Form von psychischer Krankheit verantwortlich ist. Es sind komplexe Genkombinationen in Interaktion mit der Umwelt, die zur Anfälligkeit für bestimmte psychische Krankheiten führen. Das wachsende Wissen über die Art und Weise, wie Gene epigenetisch – durch chemische und andere Umweltsignale – aktiviert werden, hat der in der Geschichte der Psychiatrie und Psychologie so beliebten Sichtweise »nature vs. nurture«, Veranlagung oder Umwelteinflüsse, den Boden entzogen. Das ultimative Argument gegen eine solche simple Dichotomie könnte durchaus sein, dass die genetische Anfälligkeit für bestimmte Formen psychiatrischer Krankheiten tatsächlich eine hohe Sensibilität für die Auswirkungen von Misshandlungen, Stress oder anderer Formen von Kontexteinflüssen ist. Wenn man diese Fakten im Hinterkopf behält, ergeben

Entweder-oder-Argumente keinen Sinn mehr. Kurz gesagt: Um die Ursachen von psychischen Störungen zu verstehen und Stigmen zu überwinden, müssen wir alles Mögliche berücksichtigen und multidisziplinär denken.

* * *

Nachdem ich Ende der 1970er-Jahre mit dem Doktorandenprogramm an der UCLA angefangen hatte, begann Mom, im Winter Reisen nach Palm Springs zu unternehmen, die ihr in Bezug auf ihre schwere rheumatoide Arthritis halfen. »Die Wärme wird Ihnen guttun«, hatte ihr Rheumatologe gesagt. Wenn Dad ein paar Wochen später seine Lehrveranstaltungen im Wintersemester beendet hätte, würde er hinterherfahren. Mom mochte die Wüste, ihre indigofarbenen Sonnenuntergänge und die Kunst der indigenen Bewohner des Landes sehr. Wann immer möglich, unternahm ich die zweistündige Fahrt von Los Angeles, um sie am Wochenende zu besuchen. Auf unseren nachmittäglichen Spritztouren außerhalb der Stadtgrenzen öffnete sie sich mir gegenüber. Die riesigen Sanddünen am Fuß der rundum aufragenden Gipfel boten dafür den richtigen Kontext.

In meiner Zeit als Assistenzprofessor an der UCLA sagte sie mir eines Nachmittags, dass sie ein besonders schwieriges Thema zur Sprache bringen müsse. Während sie über die ersten Jahre ihrer Ehe mit Dad sprach, wurde sie zunehmend zögerlich. »Es gab da ein frühes Anzeichen«, sagte sie, »für das, was später kommen würde.« Sie hielt inne. »Es fällt mir schwer, darüber zu sprechen, Steve.«

Im ersten Jahr ihrer Ehe lebten sie unweit des Campus in einem angemieteten Haus auf der anderen Seite des Olentangy Rivers. Sie mochte dieses Haus sehr, sagte sie, weil es für sie die Hoffnung auf ihr gemeinsames Leben symbolisierte. Sie freuten sich darauf, eines Tages eine Familie zu gründen. Mit dem Blick auf die Autobahn und die riesigen Sanddünen um mich herum hörte ich aufmerksam zu.

»Aber, Steve, dein Vater hatte eine, wie könnte man es nennen, nun, eine perverse Seite. Eines Nachts kam Virg kurz vor dem Schlafengehen mit einer Bitte zu mir. Er bat mich, ihn zu fesseln, bevor wir uns lieben würden.«

Zuerst wusste sie nicht recht, was sie von seiner Bitte halten sollte, aber seine Augen sagten ihr, dass er es völlig ernst meinte. »›Genau, wie es meine Stiefmutter mit mir gemacht hat‹, sagte er, ›als ich erwachsen wurde und sie mich bestrafte.‹« Kaum zu glauben, was Mom da sagte. Ich erstarrte.

Mom fuhr fort. »›Dich fesseln?‹, fragte ich ihn. Steve, ich wusste nicht, was ich davon halten sollte. Ich hatte ja keine Ahnung, auf was ich mich da eingelassen hatte, ein Mädchen aus dem Mittleren Westen wie ich. Die meisten meiner Freunde hatten ihre Liebsten von der Highschool geheiratet. Hier befand ich mich nun bei diesem Philosophen aus Kalifornien mit einer magnetischen Anziehungskraft und einer Vergangenheit, von der ich nichts wusste.«

Für einen kurzen Augenblick war nur das Summen der Reifen auf dem glatten grauen Asphalt zu hören.

»Ich habe mir schnell meine Antwort zurechtgelegt. Ich wusste, dass ich etwas klarstellen musste. Ich habe es ihm deutlich gesagt: ›Virgil, ich bin nicht deine Stiefmutter, ich bin nicht deine Wärterin, und ich bin nicht deine Geliebte. Ich bin deine Frau. Ich werde dich nicht fesseln.‹«

Im Stillen schätzte ich die Situation so ein: Seine Stiefmutter hatte ihn an sein Bett gefesselt, um ihn seiner Strafe zuzuführen. So hatten es auch die Pfleger in Norwalk gemacht, um sein nächtliches Umherwandern zu verhindern. Mitinsassen in Byberry hatten ihn an ein Seitpferd geschnallt, bevor sie ihn schlugen.

Das Bild wurde klarer. Gab es einen anderen Weg für Dad?

Jahrzehntelang hatte auf Moms Schultern eine lähmende Last gelegen – Dads Wahnsinn, das von der Gesellschaft auferlegte Stigma und das Schweigen über alles, was mit psychischen Krankheiten zu tun hatte, die Notwendigkeit, besonders wachsam zu bleiben, um unser Überleben als Familie zu sichern. Die Anstrengung hatte ihr Immunsystem in höchste Alarmbereitschaft versetzt, und dies war der Ursprung ihrer lähmenden Arthritis. Aber ihre Zuversicht hat sie nie verloren.

Sie beendete ihre Geschichte. »Genau in diesem Moment, Steve, wurde mir klar, dass die Dinge in unserer Ehe nie so sein würden, wie ich es mir vorgestellt hatte.«

Die Stille im Auto war allumfassend.

12. Fortschreitender Verfall

An einem nebligen Abend las ich im März 2009 in Berkeley aus meinem kurz zuvor veröffentlichten Buch *The Triple Bind.* Vor den zahlreichen Zuhörern erläuterte ich die zentrale Annahme des Buches, dass der kulturelle Einfluss Mädchen im Teenageralter immer anfälliger für Depressionen, Essattacken und Selbstverletzungen macht, insbesondere Mädchen, die genetisch anfällig sind oder Misshandlungen erlebt haben. Da sie immer stärker der Botschaft ausgesetzt sind, dass sie sowohl fürsorglich und hilfsbereit als auch im schulischen und sportlichen Bereich konkurrenzfähig sein müssen – und dabei noch souverän sein und »heiß« aussehen sollen –, kommt es häufig zu Hilflosigkeit und zur Internalisierung fremder Werte und Normen.

Als die Diskussion über das Buch begann, gehörte ein älterer Herr, der hinten saß, zu den Ersten, die ihre Hand hoben. Er stand wackelig auf. Die Menge bemühte sich, seiner gut artikulierten, aber stockenden Stimme zu lauschen. »Ich möchte, dass das Publikum weiß«, sagte er, »dass ich gerade ein Déjà-vu-Erlebnis hatte. Vor vielen Jahren war ich Schüler von Professor Hinshaws Vater, dem angesehenen Virgil Hinshaw von der Ohio State University.« Ein hörbares Murmeln ging durch die Reihen.

Ich versuchte, meine Überraschung zu verbergen, und beantwortete seine sowie einige andere Fragen. Am Ende der Veranstaltung kam der ältere Herr langsam zum Podium und stellte sich als Joel Fort vor – er war ein prominenter Psychologe aus der San Francisco Bay Area mit großem Interesse an rechtlichen und ethischen Fragen sowie an der Erforschung des Substanzmissbrauchs. Er hatte sein ganzes Leben lang für eine progressive Politik gekämpft und sogar in den 1970er-Jahren im Fall Patty Hearst gegen die

Behauptung der Verteidigung ausgesagt, es habe nach ihrer Entführung eine »Gehirnwäsche« gegeben. Das Thema, über das er vor allem mit mir reden wollte, war jedoch Dad. Am Ende haben wir uns schließlich mehrere Male getroffen, bevor er im Jahr 2015 starb. Über die Jahre überschritt Joel die Achtzig und zeigte fortschreitende Anzeichen eines körperlichen Verfalls. Doch er schwelgte immer noch begeistert in seinen Erinnerungen.

Im Jahr 1946, so erfuhr ich, war Joel Fort als 16-Jähriger Überflieger zur Schüleruni der Ohio State University in seiner damaligen Variante zugelassen worden. Es zog ihn hin zur Philosophie und zur Psychologie. Besonders fesselnd fand er einen neuen Professor am Philosophischen Institut mit ungeheurer Anziehungskraft, Virgil Hinshaw Jr., bei dem er ein Einführungsseminar besuchte. Er besuchte den Professor in dessen Büro und das junge Fakultätsmitglied und seine Kollegen luden ihn und andere Studierende zu Vorträgen ein. Für ihn öffneten sich neue Welten. Joel schätzte die Betreuung durch seinen Mentor sehr, zumal er unter den Studenten auf dem Campus keine echten Freunde hatte.

Im nächsten Jahr meldete er sich für einen weiterführenden Kurs an, eine lehrreiche Tour durch die Wissenschaftstheorie. Der vollgepackte Lehrplan, gedruckt auf leuchtend violettem Papier, warf die ganz großen Fragen auf: Auf welche Weise bilden sich wissenschaftliche Theorien? Kann Ethik auf einem Fundament aus Logik beruhen? Wie kann man den Fortschritt im menschlichen Denken erfassen? Während Joel in einem Restaurant in Berkeley saß, zitterte seine Hand wegen einer Lähmung, die sich bei ihm entwickelte. Er erzählte mir, dass eine Vorlesung verlockender gewesen sei als die andere. Die philosophische Fakultät sei dabei gewesen, sich zu wandeln, sagte er, angeregt durch den neuen Kollegen verschrieb sie sich sowohl dem logischen Positivismus des 20. Jahrhunderts als auch den Klassikern.

Gegen Ende des Herbstes 1947 knarrten die Stühle, während die Studenten ins kleine runde Auditorium strömten. Joel, der begeisterte Zehntklässler, staunte über sein Glück. Das Flüstern und das Gewusel hörten auf, als Professor Hinshaw den Vorlesungssaal betrat. Die schwarzen Haare hingen ihm in die Stirn, sein Blick war ausdrucksvoll. Welche neuen Perspektiven würden sich heute eröffnen?

Doch schon bei den ersten Worten vom Podium wusste Joel, dass etwas nicht stimmte. Der Professor sah über die Köpfe seiner Zuhörer hinweg, mit einem Blick der weit in die Ferne ging. Stolz und selbstbewusst sprach er, ohne dass er zwischendurch auf seine Notizen blickte, seine Stimme hatte einen seltsamen Befehlston.

»Heute wollen wir einmal über unseren Ursprung nachdenken«, verkündete er. »Sehen wir uns die Urzeit an – voller Dinosaurier, Höhlenbewohner und Urformen der Liebe. Das Geheimnis der Menschheit liegt hier!«

Die Studierenden starrten in ihre Unterlagen, aber im Lehrplan fanden sie keinen Zusammenhang zwischen dem vorgesehenen Thema und diesen unbesonnenen Äußerungen. Nahezu ohne Luft zu holen erzählte ihr Professor von den Anfängen des modernen Menschen und von der Entstehung des Mitgefühls in den Höhlen, wobei sich Mann und Frau in einem ewig andauernden Freudentaumel befänden.

»Im Kampf gegen die Elemente«, rief er nun, »hat sich die Menschheit durchgesetzt, die Raubtiere bezwungen und ihren Weg gefunden. Kooperation entstand durch harten, brutalen Wettbewerb! Primitive Lust verwandelte sich in sinnliche, tiefgehende Liebe! Die menschliche Art stieg zu neuen Höhen auf!«

»*Sollte das etwa ein Witz sein?*«, hatte sich Joel zunächst gefragt. Aber die Überzeugtheit in der Stimme seines Professors machte deutlich, dass, was auch immer da gerade geschah, nicht zum Lachen war.

Professor Hinshaw kam mit seinem Stegreifvortrag zum Ende. »Die Entwicklung unserer Art stand unter der Aufsicht des Herrn. Der neu herausgebildete menschliche Geist wird sich nie brechen lassen!«

Als er diese Geschichte erzählte, war Joels Gesicht von einer Mischung aus Mitgefühl und Entsetzen erfüllt. Während des Vortrags war ihm klar geworden, dass Hinshaws Eingebung auf den 1940 gedrehten Film *Tumak, der Herr des Urwalds* mit Victor Mature, Carole Landis und Lon Chaney Jr. beruhte: Eine Sage, die vom Elend der frühen Menschen handelt. Der Film ist in erbärmlicher Weise ungenau, Höhlenmenschen lebten darin zur gleichen Zeit wie Dinosaurier. Dennoch war er für zwei Oscars nominiert worden. Fehlerhaft und melodramatisch, handelte es sich um genau die Art von Film, die Dad bei klarem Verstand scharf kritisiert hätte.

Wo waren eigentlich der rote Faden in der Lehrveranstaltung und der Bezug zum Hollywoodepos? Die Verbindungen, das war klar, existierten ausschließlich in der Fantasie des Professors. Verzweifelt erkannte Joel, dass sein Mentor, den er so sehr mochte, während der Vorlesung eine voll entwickelte Psychose durchlebte.

Nach der rätselhaften Tirade erhoben sich die Studierenden mit abgewandtem Blick schweigend von ihren Stühlen. Joel dachte kurz nach und entwickelte eine Strategie. Als er wieder in seinem Zimmer war, holte er das Telefonbuch der Universität hervor. Er nahm den schwarzen Hörer ab und wählte die Nummer des Dekans der Psychologischen Fakultät, Professor Julian Rotter, eine bekannte Persönlichkeit und Klinischer Psychologe. Zu Joels Überraschung stellte ihn die Sekretärin direkt durch, und er erzählte, was gerade im Vorlesungssaal geschehen war. Der Dekan war mitfühlend und offen und versicherte, dass er die notwendigen Schritte einleiten werde. Tatsächlich waren, seit er sein Promotionsstudium in Princeton abgeschlossen hatte, Gerüchte über die psychische Instabilität des neuen Professors aufgekommen, obwohl niemand genau sagen konnte, was da eigentlich passiert war. Wenn Krankheiten stigmatisiert werden, haben Geheimnisse und Andeutungen Vorrang vor jeder Wahrheit.

Ein Gastprofessor hielt die letzten Vorlesungen. Aber was würde aus Professor Hinshaw werden? Es war die Plötzlichkeit, die ihm im Kopf geblieben sei, klagte Joel, die völlige Überraschung, solch eine Irrationalität in einem so bewundernswerten Verstand miterleben zu müssen. Die ersten Erfahrungen, die Joel mit einer schweren psychischen Störung machen musste, hatten ihm die Sprache verschlagen.

Im folgenden Jahr ging Joel an die University of Chicago, um sein Bachelorstudium abzuschließen, bevor er ein Masterstudium in Psychologie begann. Doch was er von der Ohio State University mitnahm, war die Erinnerung, wie sich der übliche Intellekt und das gewohnte Verhalten seines Professors über Nacht aufgelöst hatten.

Innerhalb weniger Tage nach dem Vorfall, so nehme ich an, wurde Dad erstmals ins Columbus State Hospital eingewiesen, die riesige psychiatrische Einrichtung im Westen der Stadt. Dies war seine dritte Zwangseinweisung: nach Norwalk, wo er als Jugendlicher gewesen war – und er keinerlei Behandlung erfahren hatte –, und Byberry, wo er als frischgebackener Doktor Insulinschocktherapie und Schläge bekam. Diesmal wurden seinen wilden Gedanken und abstrusen Äußerungen mit Beruhigungsmittel und erstmals mit Elektrokrampftherapie begegnet. Warum, fragte er sich, muss ich meine Kleidung wieder einmal mit einer tristen Anstaltsuniform tauschen, bei der kein Gürtel über der schlabbernden Hose zugelassen ist, damit sich die Insassen nicht erhängen? Der Tagesablauf wurde regelmäßig durch Schreie der Verzweiflung und Wut aus irgendeiner Ecke der Station unterbrochen. Wer würde heute wieder in die Einzelzelle gesteckt werden?

Irgendwie klang die Episode innerhalb weniger Wochen ab und er wurde entlassen. Zum Wintersemester war er wieder auf dem Campus, doch er sprach nie von seinem Abstecher in den Wahnsinn. Er hatte gelernt, alles wieder in den Griff zu bekommen und weiterzumachen. Sollte irgendjemand davon erfahren, hätte er nur erfahren, dass Dad zu einem Vergessenen geworden war – weniger als ein Mensch und kaum mehr als ein Tier.

Auch wenn Dad es so nicht ausgedrückt hätte, erlebte er zu diesem Zeitpunkt eindeutig das *antizipierte Stigma*: die Angst vor dem, was passieren könnte, wenn die Welt von seinem Makel, seinem Brandmal, erfahren würde. Diese Erwartung ist von besonderem Belang bei Gruppen mit versteckten oder potenziell zu verheimlichenden Stigmen, wie bei psychischen Krankheiten. Wenn jeder leicht erkennen kann, dass man »anders« ist, wie etwa aufgrund der Hautfarbe oder weil jemand auf einen Rollstuhl angewiesen ist, muss man kein Geheimnis wahren. Aber wenn das Problem im Verborgenen besteht, ist man immer mit der Entscheidung konfrontiert, ob man offen dazu stehen soll oder nicht. Welche Freunde wird man verlieren? Welche Jobs wird man nicht bekommen? Würde man jemals eine intime Beziehung eingehen können? Das antizipierte Stigma verhindert nicht nur die Offenbarung, sondern hält Menschen auch davon ab, sich wichtigen Herausforderungen im Leben zu stellen. Wenn Trauma und Misshandlung noch dazukommen, spitzen sich Stigmatisierung und Scham typischerweise zu, denn die Opfer neigen dazu, sich selbst die Schuld zu geben und derartige Erfahrungen geheim zu halten.

Wie so viele andere in dieser Zeit tat Dad alles in seiner Macht Stehende, um zu verbergen, was sich in diesen Phasen seines Lebens ereignet hatte, als sein Verstand außer Kontrolle geraten war. Er rechnete mit dem Schlimmsten, wenn die Menschen davon erfahren sollten – aus gutem Grund angesichts der damals üblichen unbarmherzigen Stigmatisierung. Wie viel anders hätte sein Leben verlaufen können, wenn er seiner zukünftigen Frau, seinen Kollegen und Freunden ohne Risiko von seinen lebenslangen Kämpfen hätte erzählen können? Wie viel freier hätte er sich gefühlt, wenn er durch andere Menschen in seiner Lage unterstützt worden wäre, die genau wie er auf Irrwege geraten waren?

Später in diesem Jahr wurde er einer bemerkenswerten Masterstudentin der Geschichte, Alene Pryor, vorgestellt. Nach ihrem Blind Date waren sie sehr voneinander angetan, lernten sich immer besser kennen und verlobten sich schließlich. Sein Aufsatz über Einsteins Sozial- und Moralphilosophie sorgte für Aufsehen, ebenso wie die Veröffentlichungen, die er während seines Promotionsstudiums in Princeton verfasst hatte. Wieder einmal ging es bergauf.

Wenn er sich nur auf der rationalen Seite der Existenz halten könnte. Wenn er nur das absolute Schweigen über das Chaos aufrechterhalten könnte. Niemand dürfte je davon erfahren.

* * *

Ich war selbst dabei, die akademische Karriereleiter zu erklimmen. Ich führte staatlich geförderte Sommerprogramme für Kinder mit Verhaltensstörungen durch, verfasste empirische und theoretische Arbeiten über die Entwicklung psychischer Probleme bei Kindern und hielt Vorträge auf nationalen und internationalen Konferenzen. An der UCLA war ich der Goldsohn. Dort hatte im Jahr meiner Rückkehr ein Zentrum für Kinderforschung eröffnet, eine hervorragende Ausgangslage für meine Arbeit. Doch mir wurde immer mehr klar, dass ich von meinen Kollegen immer als der junge Aufsteiger, als besserer Bote und nicht als echter Erwachsener oder als unabhängiger Wissenschaftler angesehen werden würde.

Dennoch fragte ich mich, ob ich es irgendwo anders zu etwas würde bringen können. Während meines zweiten

Jahres zurück in Südkalifornien schrieb die University of California in Berkeley schließlich die Stelle eines Assistenzprofessors aus. Ich konnte mir allerdings zunächst nicht vorstellen, so schnell meine Wurzeln zu kappen, und ließ die Gelegenheit verstreichen. Wie durch ein Wunder blieb die Stelle jedoch unbesetzt, und im folgenden Herbst erhielt ich bittende Anrufe von Fakultätsmitgliedern in Berkeley, die mich zu einer Bewerbung aufforderten. Die Frist war fast abgelaufen und ich musste mich beeilen, um meine Unterlagen noch per Eilbrief verschicken zu können. Dass ich bis zur letzten Minute gewartet habe, verriet, wie unentschlossen ich war.

Roberta und ich führten strategische Diskussionen darüber, wo ich als Professor und Vater am besten zurechtkäme. Aber abgesehen von dem Hin und Her mit Roberta über eine mögliche Rückkehr in die Bay Area gab es noch einen tiefer gehenden Grund für meinen inneren Konflikt. Als Dad Anfang dreißig war – also im gleichen Alter wie ich jetzt –, hatte bei ihm bereits der langsame, unaufhaltsame Abstieg begonnen, befeuert durch seine katastrophalen Episoden und seine brutalen Krankenhausaufenthalte, die ihn immer wieder zurück in die Steinzeit katapultierten, wo doch seine Karriere gerade erst begonnen hatte. In der ersten Phase seiner Ehe verbrachte er, nachdem er eine unbefristete Stelle als Professor ergattert hatte, während wilder und unberechenbarer Episoden viel Zeit in Krankenhäusern und verlor allmählich jeglichen beruflichen Vorsprung. Während viele Philosophen, Mathematiker und Physiker ihre bahnbrechenden Arbeiten verfassen, wenn sie in den Zwanzigern sind, hatte die falsch diagnostizierte und falsch behandelte psychische Krankheit bei Dad den Abstieg eindeutig beschleunigt.

Wie konnte ich es nur wagen, Dad in den Schatten zu stellen? *Er* war derjenige, der sich auf den Weg gemacht hatte, um den grundlegenden Fragen des Lebens nachzugehen. *Er* war derjenige gewesen, der mich gerettet hatte, als ich verloren war. Ihn zu übertreffen, fühlte sich wie Verrat an. Im Nachhinein verstehe ich, dass ich die Schuld des Überlebenden empfand, die aufkommt, wenn es jemand schafft, eine Katastrophe zu überleben, während andere ihr erliegen. Die Folgen sind Selbstbeschuldigung, Schuldgefühle und die Ansicht, dass das eigene Leben bedeutungslos ist. Vielleicht war es kein Flugzeugabsturz, den ich überlebt hatte, aber es fühlte sich an, als würde ich Trümmer einer anderen Art durchkämmen, und es belastete mich, dass ich es gewagt hatte, das Vermächtnis der Familie zu überwinden.

Im Winter war ich in Berkeley in der letzten Runde der Bewerber und hatte mein Bewerbungsgespräch während der jährlichen sintflutartigen Februarstürme. Es waren drei Tage voller Präsentationen und Sitzungen, an deren letztem Morgen ich am Krankenhausbett von Shelly Korchin, dem ehemaligen Leiter des Studiengangs Klinische Psychologie, saß. Er war der Psychologe, der die Astronauten des Raumschiffs Mercury Jahre zuvor befragt hatte, der die moderne Klinische Psychologie in Berkeley begründet hatte und mich in seinen letzten Jahren, während meines Gastprofessorenaufenthalts, sehr gemocht hatte. Er hatte schon viele Jahre Krebs und war durch einen Rückfall akut erkrankt, bestand aber darauf, Mitglied der Berufungskommission zu sein. Er gab seine Stimme für mich gerade noch rechtzeitig ab und lebte nach meinem Besuch und den entscheidenden Treffen nur noch wenige Wochen. Obwohl es ein halbes Jahr dauerte, bis ich das formelle Angebot erhielt, räumte ich im folgenden Herbst mein Büro an der UCLA.

Nach den Qualen im Zusammenhang mit dieser Entscheidung geschah etwas Seltsames, als ich auf dem Campus von Berkeley eintraf. Vom ersten Morgen an fühlte ich mich so, als würde mich der Jetstream vorwärtstreiben. Ich wusste sofort, dass dies meine Chance war, etwas Eigenes zu erreichen. Ich wäre nach der Highschool fast in Columbus geblieben, weil mich unausgesprochene Schuldgefühle zurückhielten. Ich hätte mich fast entschieden, meine akademische Karriere an der University of California in Los Angeles totlaufen zu lassen, wo ich mir meiner Sache sicher war. Doch jedes Mal schubste mich etwas, damit ich vorankam. Manchmal muss man einfach auf sein Bauchgefühl vertrauen.

Das Psychologiegebäude in Berkeley ist nach Edward Tolman benannt, dem berühmten Wissenschaftler, dessen klassisches Werk der 1930er- und 1940er-Jahre aufzeigte, dass selbst primitive Nagetiere, die ein Labyrinth durchlaufen, mentale Landkarten verwenden, um ihr Verhalten zu steuern. Er war ein wesentlicher Begründer der modernen kognitiven Psychologie. Doch Tolman verließ Berkeley in den 1950er-Jahren, um nicht den neu formulierten Loyalitätseid für Mitarbeiter des Staats Kalifornien ablegen zu müssen, ein Erbe der McCarthy-Ära. Nachdem sein Protest dagegen weit und breit bekannt geworden war, kehrte er einige Jahre später triumphierend nach Berkeley zurück, wo er seine Karriere später auch beendete. Als ich ankam, fühle ich mich, als wäre die Luft hier dünner.

Indessen war ich oft einsam. Ich war der einzige Assistenzprofessor in der Abteilung, und für den Großteil der Woche war ich Alleinerziehender, weil Roberta zum Doktorandenprogramm der UCLA im Fach öffentliche Gesundheit zugelassen worden war und jede Woche nach Südkalifornien pendelte, um für ihren Abschluss zu arbeiten.

Durch die Hügel direkt oberhalb des Campus und die Bucht in Sichtweite war die Luftqualität bemerkenswert gut. Der nordkalifornische Frühling, der Ende Januar beginnt und sich bis Juni erstreckt, lässt alle paar Wochen andere Blüten sprießen, so als würde der Frühling immer wieder von Neuem erwachen. Ich entwickelte einen Bachelorkurs zur Entwicklungspsychopathologie, in dem es um das kontinuierliche Zusammenspiel von Biologie und Kontext bei der Herausbildung einer Störung und der Entwicklung von Resilienz ging. In Bezug auf meine Karriere entwickelte sich alles gut weiter. Als einem von sechs Wissenschaftlern wurden mir für eine standortübergreifende Studie größere finanzielle Mittel bewilligt. Es ging um eine klinische Studie zu Medikamenten, verhaltenstherapeutischer Behandlung und deren Kombination, mit dem Ziel, den Verlauf der schulischen und Verhaltensprobleme von Kindern mit schweren Aufmerksamkeitsdefiziten und starker Impulsivität zu beeinflussen. Die Überprüfung meiner Befristung, die durch meinen Umzug hinausgezögert worden war, bestand ich spielend, und ich bekam einige Jahre später eine Stelle als Professor. Ich war durchgestartet.

* * *

Um Ordnung im Chaos zu finden, suchen Wissenschaftler nach Mustern. Um die Unmengen von Rohmaterial, mit dem sie konfrontiert sind, zu organisieren, schaffen sie Schemata und Hierarchien. Sie klassifizieren.

Das funktionierte beim Periodensystem der Elemente, wo geordnete Reihen Einblick in die atomaren Mechanismen geben, die der Materie zugrunde liegen. Es funktionierte – mit Anpassungen, um die moderne Genetik zu berücksichtigen – bei der Klassifizierung des Pflanzen- und Tierreichs durch Carl von Linné in immer neue Unterkategorien bis hinab zu den Arten. Es funktionierte auch in Bezug auf Äonen, Zeitalter, Perioden, Epochen und Zeitabschnitte der geologischen Erdgeschichte, bei denen das Alter der Erde nach Schichten und Streifenbildung der Gesteine strukturiert wird (man denke zum Beispiel an die Kreidezeit und den Jura). Medizinische Klassifikationen, bei denen es um Symptome, Zeichen, Syndrome und Krankheiten geht, haben dazu beigetragen, unzählige Menschenleben zu retten.

Sollte das nicht auch für die beeinträchtigenden menschlichen Probleme im Verhalten und bei den Emotionen gelten, die heute als psychische Störungen bezeichnet werden? Wenn wir nur dieses riesige Spektrum an Leidenszuständen strukturieren und klassifizieren könnten, würden wir vielleicht das dunkle Zeitalter der Ungewissheit, der

Rätsel und der Angst hinter uns lassen. Kein Rätselraten mehr, kein Stigma mehr. Die *Internationale Klassifikation der Krankheiten*, die in einem Großteil der Welt verwendet wird, enthält einen Abschnitt über psychische Störungen. In den Vereinigten Staaten ist das *DSM* (Diagnostisches und Statistisches Manual psychischer Störungen) die Bibel der Psychiater. Dessen dritte Auflage prägte während meines klinischen Praktikums meine Ausbildung.

Als ich die Welt der wissenschaftlichen Psychologie betrat, war ich überzeugt davon, dass man schon bald Antworten finden würde. Psychische Erkrankungen sollten Teil der rationalen Wissenschaft sein. Durch die Einordnung der ungewöhnlichen und belastenden Symptome einer Person in ein psychiatrisches Klassifikationssystem sollte sich der Fortschritt beschleunigen. Die Aufgabe würde natürlich nicht einfach zu lösen sein angesichts der unendlichen Vielfalt, in der Menschen mit der Welt interagieren, angesichts der ungeheuren Komplexität des Gehirns und des beunruhigenden Fehlens jeder »neuronalen Signatur« für spezifische Krankheitszustände. Und doch könnte eine Diagnose den Betroffenen die persönliche und familiäre Schuld nehmen, indem sie das Problem in einem geordneten System verortet. Behandlungsstrategien würden daraus abgeleitet, wobei jede einzelne jeweils mit einer Diagnose innerhalb der Klassifizierung verbunden wäre. Das Problem der psychischen Krankheit könnte endlich gelöst werden!

Aber wie viele andere im Fachgebiet kam ich langsam zu einer anderen Erkenntnis. Ein solcher Leitfaden für die Architektur der Psyche verschleiert die Realität der Gefühle, Konflikte, Bewältigungsstrategien und die Realität des Lebens der Menschen. Mehr noch, unterschiedliche Menschen mit gleicher Diagnose, etwa schwere Depression oder bipolare Störung, können ganz verschieden sein: Hinter ihren ähnlichen Symptomen können ganz andersgeartete Anfälligkeiten, Risiken und Entwicklungswege stecken. Viele Wege können nach Rom führen, aber diese so unterschiedlichen Muster werden durch die traditionellen Diagnosen verschleiert.

Mehr noch, die Umwelt prägt das Verhalten zum selben Zeitpunkt, zu dem Personen ihren jeweiligen Kontext auswählen und interpretieren, sodass ständig *reziproke* Prozesse im Gange sind. Im Laufe der Zeit führen wiederholte reziproke Muster zu *Transaktionen*, bei denen sie sich spiralförmig entwickeln und festigen. Schließlich kommt es, wenn auch nur eine kleine Änderung in den *Transaktionen* eine neue Konfiguration hervorbringt, zu *Transformationen* – etwa, wenn ein schwieriges Lebensereignis bei einer dafür anfälligen Person zu einer schweren Dysfunktion führt. Wenn man solche komplizierten Prozesse diagnostisch in einem Kasten anordnet, kann die lebende, atmende Person, um die es geht, aus dem Blick geraten.

Im Gegensatz zu leblosen Gegenständen reagieren Menschen auf ihre Klassifizierung. Wenn bei ihnen eine psychische Störung diagnostiziert wird, kann das zur Befreiung, zur Entlastung von Scham und Ungewissheit und zur Motivation für eine Behandlung führen, aber es kann auch Demoralisierung und Dehumanisierung Vorschub leisten, wenn das Wesen einer Person verloren geht – und wenn eine psychische Krankheit weiterhin als etwas Beschämendes angesehen wird. Als ich zu dieser Einsicht kam, erschütterte das meine Gewissheiten. Damit das alles einen Sinn ergäbe, wusste ich, dass ich die Komplexität der Transaktionen erfassen und die Erfahrungen der Menschen hinter den Diagnosen verstehen musste. Um Transformationen zu verstehen, musste ich mich transformieren.

* * *

Dad war 1945, also in dem Jahr, in dem er seine Dissertation abschloss, studentischer Vertreter der Doktoranden in Princeton. Bei Besuchen zu Hause sah ich, wie er pflichtbewusst die Geschichten mit den Erinnerungen abtippte, die seine ehemaligen Kommilitonen ihm für den

Alumni-Newsletter schickten. Jeden Juni reiste er nach Princeton zur Abschlussfeier für die neuen Absolventen. Manchmal begleitete ihn Mom, damit sie zusammen ein Wochenende dort verbringen konnten.

Auf einer Reise in den späten 1980er-Jahren verbrachten sie die Nacht in Philadelphia, bevor sie nach Columbus zurückkehrten. Am nächsten Morgen, so erzählte es mir Dad ein paar Monate später in seinem Arbeitszimmer, sei er wie besessen davon gewesen, das Philadelphia State Hospital – Byberry – zu besuchen, wo er fünf lange Monate im Frühjahr und Sommer des Jahres 1945 verbracht hatte. Dad sagte, dass er nach Karten gesucht und schließlich herausgefunden habe, wie man dorthin kommt, auch wenn die Gegend durch die Ausweitung der Vorstädte fast nicht mehr wiederzuerkennen gewesen sei. Als sie schließlich den Ort gefunden hatten, kratzte sich Dad am Kopf: Die einzigen Gebäude, die dort noch standen, waren verlassene Ruinen mit Wohnungen, Bürogebäuden und Einkaufszentren rundum. Ihm wurde klar, dass man gerade dabei war, den monumentalen Gebäudekomplex dem Erdboden gleichzumachen.

Waren die Ereignisse dort wirklich passiert? Hatten seine Erinnerungen an das Grauen, die Schläge und die Insulinschocktherapie eine reale Grundlage? Oder hatte er sich die ganze Sache nur eingebildet? Er brauchte Belege, aber der Nachweis dafür verschwand vor seinen Augen von der Bildfläche.

* * *

Mit dem Material aus Dads Aufzeichnungen, das mir jetzt zur Verfügung stand, fühlte ich mich wie ein Astronom mit einem leistungsfähigeren Teleskop. Eines Nachmittags beschäftigte ich mich eingehender mit einem nicht datierten gelben Notizblock, der sich unter den vielen Unterlagen befand. Die eilig gekritzelten Buchstaben standen in deutlichem Kontrast zu seiner ansonsten eleganten Schreibweise. Dad schilderte in den Aufzeichnungen jene Monate um seinen 17. Geburtstag herum im Norwalk County Hospital, nachdem er mit seinem erfolglosen Flugversuch die Welt vor dem Faschismus hatte retten wollen.

- Eins mit der Welt – »in, aber nicht von dieser Welt«.
- Himmlische Sphärenmusik, die ganze Nacht lang, weil ich so wenig geschlafen habe.
- Im Vorhof der Hölle, mit Mikro- und Makrozephalie ...
- Ich habe versucht, meine eigene Säuglingszeit und Kindheit oder die frühe Kindheit von Vergil, dem römischen Dichter, erneut zu durchleben, besonders was das Erlernen der Sprache anging. Ebenso, um den Ursprung aller Sprachen zu untersuchen, aus den ersten Worten des Babys Vergil/Virgil. Sind viele der lateinischen Wörter von ihrem Ursprung her echoähnlich, und hängen sie mit dem Atemmuster eines Babys zusammen? War ich in gewisser Hinsicht der Vergil der Äneis? Gibt es eine Seelenwanderung? Eine Reinkarnation?

Keine Erwähnung davon, dass er sich in der Einrichtung geweigert hatte, Essen zu sich zu nehmen – das seiner Vorstellung nach vergiftet war –, sodass er schließlich nicht mehr als Haut und Knochen war und beinahe gestorben wäre, doch es gab viele weitere Belege für seine herausragenden Gedanken.

In anderen Notizbüchern kamen eng beschriebene Passagen zum Vorschein, in denen seine Notizen an den Rändern verwirrenderweise durch eine Reihe von wilden Pfeilen in irgendeinem wirren Geheimcode miteinander verbunden waren. Obwohl er sich darin an frühere Zeiten der Bewusstseinserweiterung erinnerte, musste Dad, als er diese Zeilen damals schrieb, ebenfalls ziemlich überschwänglich gewesen sein:

Im Wahnsinn und bei großer Begeisterung wird das bizarre Verhalten durch die Anwesenheit einer mysteriösen Kraft in der Welt erklärt, die in den Menschen eindringen und ihn zu seinem Instrument machen kann. Im Alten Testament nennt man diese Kraft Ruah oder Atem. Daher Simsons Stärke oder der Wahnsinn von Saul ... Es wurde ein Zeitalter erwartet, in dem Gott seinen »Geist über alles Fleisch ausgießen« würde ... vgl. Anwendungen auf Gefühle, Grimassen, Gesten usw., die, wenn auch subtil, an irgendeine frühere Geste in einer ähnlichen Situation »erinnern«: eine Hand, um eine Träne wegzuwischen, jetzt, wo keine Träne da ist ... ein scheinbar brennendes Gesäß, wenn man jetzt daran denkt oder überlegt, etwas zu tun, wofür man, wenn man eine solche Handlung als Jugendlicher oder als Kind begangen hätte, gründlich bestraft worden wäre.

Warum habe ich so lange dafür gebraucht? Dad nahm seine Krankenhausaufenthalte vollständig vorweg; sie waren für ihn genauso unvermeidlich wie die Schläge, die seine Stiefmutter Jahrzehnte zuvor ausgeteilt hatte. Psychische Krankheit und Krankenhauseinweisungen waren eine verdiente Abfolge von Folterungen und Bestrafungen, die er durch seinen Mangel an Glauben und seine Charakterfehler selbst verursacht hatte.

In einem Text nahm Dad auf Goffman Bezug. Für einige der zentralen Bücher des Soziologen – wie *Stigma* und *Asyle* – hatte der Autor selbst Monate in einer psychiatrischen Klinik verbracht, um die Erfahrung zu verstehen. Er prägte den Begriff der »totalen Institution«, um die Entmenschlichung zu beschreiben, die darin besteht, einem Gefängnis, einem Krankenhaus oder einem Todeslager seine vollständige Identität zu überantworten. In seinem maschinengeschriebenen Tagebuch verglich Dad den Akt des Verzichts auf seine eigene Kleidung und das Erwarten der

Beurteilung in Norwalk, Byberry oder im Columbus State Hospital mit seiner Situation als Kind, wenn er mit heruntergezogener Hose auf seine Bestrafung wartete, über deren Art, Zeitpunkt und Strenge er selbst entscheiden musste. In Dads Kopf waren diese Vorgänge ein und dasselbe.

* * *

Als Jeffrey und ich Anfang der 1990er-Jahre während eines Feiertags in Columbus waren, nahm uns Mom in das Wohnheim der Gemeinde mit, in der ihre ältere Schwester Virginia – Tante Ginny Ann – untergebracht war. Die Räume waren schön und hell, das genaue Gegenteil einer traditionellen staatlichen Institution. Ginny Ann war jetzt in ihren Siebzigern und hatte ihre weißen Haare zu einem Bob geschnitten. Wir bemerkten, dass sich das Personal der Einrichtung ihr wirklich widmete, auch wenn sie seit ihrer Kindheit nicht mehr gelaufen war oder gesprochen hatte und aus ihrem leeren Gesichtsausdruck klar ablesbar war, dass sie es nie wieder tun würde. Dennoch wurden ihre Verhaltensziele im Hinblick auf größtmögliche Unabhängigkeit jede Woche öffentlich ausgehängt, damit alle Mitarbeiter sie sehen konnten. Jahre später erzählte mir Jeffrey, wie viel Angst er vor dieser Einrichtung mit den Rollstühlen, Grunzlauten und undefinierbaren Gerüchen von Desinfektionsmitteln aus den Toiletten hatte. Stille Tragödien waren zum Vermächtnis nicht nur von Dads Seite der Familie geworden, sondern auch von Moms. Dennoch gab mir diese Einrichtung erneut Hoffnung, dass die Entwicklung hin zur Humanisierung fortschreiten würde.

Weil Mom und Dad die Wüste so sehr mochten, beschlossen sie, ein Reihenhaus in Palm Springs zu kaufen. Es lag ein paar Häuserblocks von der Wohnung entfernt, die sie jeden Winter gemietet hatten. Der Pool war eine Oase, umrahmt von blühenden Bäumen und Palmen, und direkt dahinter ragte der Berg San Jacinto mit mehr als 3.000

Metern aus der sich auf Meereshöhe befindenden Wüste auf. Während meiner Besuche fanden Dad und ich oft Zeit, miteinander zu reden. Wie immer enthüllten die Gespräche eine andere Realität, die lebhafter schien als die meisten, von denen ich je erfahren hatte.

Als Dad eines Morgens am Pool saß, bevor sich jemand anders nach draußen gewagt hatte, sah ich seinen melancholischen Gesichtsausdruck. Seine Augen waren nach oben gerichtet, ein Zeichen dafür, dass er eine Art höheren Sinn suchte. »Ich habe mich mein ganzes Leben lang nach einer Möglichkeit gesehnt, meine schwierigen Erfahrungen zu verstehen«, sagte er. »Ich habe eine Erklärung für das gesucht, was mit mir geschehen ist.«

Er atmete tief durch. »Es gab Zeiten, in denen ich mir gewünscht hätte, Krebs zu haben.«

Ich war fassungslos und hörte ihm schweigend zu.

»Krebs?«, wiederholte ich schließlich. War Dad dabei, vor meinen Augen seine Rationalität zu verlieren?

»Krebs ist eine reale Krankheit«, fuhr er ruhig fort. »Aber jede meiner Erfahrungen hing mit einer *Geistes*krankheit zusammen. Denk einmal genau über den Begriff nach: eine Krankheit des Geistes.« Er betonte, was es für einen Philosophen bedeutete, eine solche Krankheit zu haben: Vielleicht war alles, was er erlebt hatte, frei erfunden, nur ein Hirngespinst seiner Fantasie.

»Wie sehr habe ich mich danach gesehnt, eine reale Krankheit zu haben«, fasste er zusammen.

Ich war mittlerweile klug genug, nicht dagegen zu protestierten, etwa indem ich die Realität einer psychischen Krankheit klarstellte oder an den aktuellen Stand der Wissenschaft erinnerte, was die Rolle der Gene in Bezug auf bipolare Störungen angeht. Die Bedeutung dessen, was Dad gesagt hatte, war klar: Wenn Menschen mit psychischen Störungen davon überzeugt sind, dass das eigentliche Problem in ihrem eigenen fehlerhaften Charakter liegt – und dass ihre Symptome nur eingebildet sind –, ist es kein Wunder, dass ihre Motivation für eine Behandlung gering und ihre Selbststigmatisierung hoch ist. Wenn in den prägenden Jahren eine brutale »Fürsorge« stattgefunden hat, wie es bei Dad in Norwalk geschah, hat jeder spätere Erwerb neuen Wissens aus Büchern keine Chance, die eigene Kernidentität zu verändern.

Seit seiner ersten Episode mit manischen Größenideen auf den Straßen von Pasadena als Teenager hatte Dad geraucht. Wie es sich für einen Philosophen gehört, fühlte er sich zunächst zu Pfeifen hingezogen, machte dann aber mit Zigaretten weiter. Ende der 1980er-Jahre gewöhnte er sich einige Monate vor seinem siebzigsten Geburtstag das Rauchen ab, weil er genau wusste, welche Gesundheitsrisiken er eingegangen war. Er posaunte das nicht überall herum, aber er war trotzdem stolz. Doch schon nach wenigen Monaten setzten bei ihm Probleme mit der Stimme ein. Er konnte die Lautstärke nicht halten, seine Worte klangen rau. Wenn wir am Telefon miteinander redeten, musste ich ihn immer wieder bitten, lauter zu sprechen. Sein Arzt dachte zunächst, es handele sich um eine Halsentzündung, aber mit Medikamenten ließ sich keine Besserung erzielen. Dies war das erste Anzeichen. Tatsächlich ist mittlerweile bekannt, dass das Nikotin im Zigarettenrauch das Auftreten von Bewegungsstörungen wie bei der Parkinsonkrankheit überdecken kann.

Als er und Mom im Herbst 1990 nach Nordkalifornien zu unserer ersten Thanksgivingfeier in Berkeley flogen, beobachtete ich, wie er versuchte, aufzustehen oder die Richtung zu ändern. Immer wieder erstarrte er und war vorübergehend bewegungsunfähig. Obwohl er sehr stolz und glücklich war, dass ich an der Universität in Berkeley arbeitete, sah er zerbrechlich aus, und er hatte, trotz gleicher Ernährung, einige Kilos abgenommen.

Im nächsten Frühjahr erhielt er eine Einladung zu den renommierten Gordon Research Conferences, die jährlich in Neuengland stattfinden. Er bereitete einen Vortrag mit dem Titel »Die Dialektik der Kontrolle« vor, in dem er die Gedanken von Aristoteles, Plato, Hume, Marx und Engels sowie von R.D. Laing miteinander verband. Mom reiste mit und besuchte seinen Vortrag. Sie erzählte mir später, dass es ihm nicht gelang, die Seiten seiner Notizen richtig umzublättern, und er dadurch den Faden verlor. Traurig stellte sie den großen Unterschied zu seinen faszinierenden Vorträgen viele Jahre früher fest, als er am Anfang seiner Karriere stand.

In dieser Zeit umarmte mich Dad steif zur Begrüßung. Das war etwas ganz anderes als der feste Händedruck, den er mir sein Leben lang hatte zuteilwerden lassen. Im Herbst reiste er in die Bay Area, wo das Klassentreffen des Jahrgangs 1941 der Universität Stanford stattfand, aber seine Gesichtsmuskeln machten den Eindruck, als seien sie vergipst. Ehemalige Mitstudenten und Freunde bemerkten sein verändertes Verhalten und seine verminderte Kraft.

Im Sommer des nächsten Jahres reiste ich mit Jeffrey, der damals fünfeinhalb Jahre alt war, nach Columbus, um seine Großeltern zu besuchen. Dad und ich gingen mit ihm eines Nachmittags auf einen Spielplatz, als die Luftfeuchtigkeit am höchsten war und alle erschlaffen ließ. Wir beobachteten Jeffreys übermütiges Spielen auf den Schaukeln und Balken. Dad bekam einen eifrigen Gesichtsausdruck, es war zu erkennen, dass er zu dem riesigen hölzernen Klettergerüst gehen wollte, um sich seinem Enkel anzuschließen. Doch in dem Moment, als ich versuchte, ihm die kleinen Stufen zur Plattform hinaufzuhelfen, verlor er in meinen Armen jegliche Körperspannung. Dann zog er sich in Babyschritten wieder zurück.

»Was ist los, Dad?«, fragte ich sachte.

»Es ist der ›Angsthase‹«, antwortete er, nachdem er wieder festen Stand gefunden hatte. »Als ich ein kleiner Junge war, nannte ich das ›Angsthase werden‹, wenn mich etwas erschreckt hatte.« Angst zu haben, war jetzt mit seiner wachsenden Bewegungsunfähigkeit verbunden. Fest im

Sand stehend beobachteten wir, wie Jeffrey durch das Gerüst turnte.

Wieder einmal übernahm ich die Rolle des Vermittlers. Dad war bei einem leitenden Neurologen an der Ohio State University in Behandlung, also verfasste ich die aussagekräftige Lebensgeschichte seiner Episoden, Behandlungen und Krankenhausaufenthalte, um sie nach Columbus zu schicken. Was herauskam, war keine Überraschung: Die Begutachtung ergab den Ausbruch einer parkinsonähnlichen Krankheit, die einherging mit Verlangsamung, motorischer Starre, schleppendem Gang, Gleichgewichtsproblemen und Gewichtsabnahme sowie einem Tremor, der aber anders aussah als sein früherer, der durch das Lithium hervorgerufen worden war. Mehr noch beunruhigte mich, dass es im weiteren Verlauf zu einer Lewy-Körperchen-Demenz kommen konnte, einer komplexen Variante der Parkinsonkrankheit, von der nicht nur die motorischen Bereiche des Gehirns befallen sind, sondern auch Regionen und Nervenbahnen, die der Kognition zugrunde liegen. Dad wurde zunächst L-DOPA verschrieben, genau wie meinem Großonkel Ezra vor all den Jahren. Doch es gab kein Wundermittel, und sein Verfall schritt langsam fort.

Im folgenden Jahr entdeckte ich in Berkeley ein Plakat mit der Ankündigung einer Konferenz, die in ein paar Monaten stattfinden sollte und in der es um Wissenschaftsgeschichte ging. Historiker und Philosophen von der University of California und der Stanford University würden Vorträge über Epistemologie, Erkenntnistheorie und den Fortschritt des wissenschaftlichen Denkens halten. Vielleicht, so hoffte ich, könnte Dad im April von Palm Springs herfliegen, bei uns zu Hause übernachten und daran teilnehmen. Aber konnte er allein fliegen? Mom und ich waren der Meinung, dass er vielleicht in der Lage wäre, die Reise zu schaffen, wenn Mom ihn so nah wie möglich an den Flugsteig bringen und die Flugbegleiter informieren würde. Am Telefon schien Dad erpicht auf die Reise zu sein.

Am Ankunftstag fuhr ich mit Jeffrey zum Flughafen Oakland, um uns dort mit Grandpa zu treffen. In dieser Zeit vor dem 11. September 2001 konnten wir direkt am Flugsteig stehen und ihn in Empfang nehmen, sobald er langsam die Fluggastbrücke hinabstieg. Sein Gesicht war eingefallen, und beim Gang zur Gepäckausgabe machte er den Eindruck, als befände er sich auf einer Beerdigungsprozession. An der Rolltreppe, die nach unten führte, bewegte er sich zentimeterweise zum Anfang der Rolltreppe und begann, seinen Fuß anzuheben, hielt aber plötzlich inne, als ob er einen Schlag bekommen hätte. Die Leute, die hinter uns warten mussten, waren offensichtlich verärgert. Ich bat um Nachsicht, wir drei drehten uns langsam um und gingen zum Aufzug. »Ich wusste einfach nicht, wie ich meinen Fuß mit der sich bewegenden Treppenstufe abstimmen sollte«, sagte Dad auf dem kurzen Weg nach unten. »Es tut mir leid.«

Am nächsten Morgen im überfüllten Hörsaal konnte ich gar nicht darüber hinwegkommen, wie viele Redner und Tagungsteilnehmer Dad kannten. Alle kamen in den Pausen auf ihn zu, um ihn zu begrüßen. Wenn sie bemerkten, wie sehr er sich verändert hatte, war dies an ihrem Gesichtsausdruck deutlich erkennbar. Die Vorträge waren beeindruckend: Wie kam es im 17. und 18. Jahrhundert zur ersten experimentellen Wissenschaft? Welche Probleme gibt es weiterhin beim Verständnis dessen, wie das Wissen voranschreitet? Sind Kuhns Vorstellungen von den wissenschaftlichen Paradigmen stichhaltig? Dad dämmerte in regelmäßigen Abständen weg, bemühte sich aber, den Vorträgen zu folgen, wenn er wach war.

Gegen Ende des Nachmittags gingen wir langsam auf die andere Seite des Campus zum Empfang. Dad war begeistert, aber etwas verwirrt. Als ich auf der Terrasse des Fakultätsclubs in der unvergleichlichen Frühlingsdämmerung mit ihm einen Gin Tonic trank, wurde mir klar, dass er an seiner letzten wissenschaftlichen Konferenz teilgenommen hatte.

* * *

Ein Jahr später an einem Abend in Palm Springs sah der Himmel so aus, als wäre er aus schwarzem Samt. Der Swimmingpool war von innen beleuchtet und völlig ruhig. Dads Zustand hatte sich weiter verschlechtert. Er konnte kaum das Gleichgewicht halten, wenn er aufstand. Etwas über Philosophie zu lesen, gehörte nun der Vergangenheit an. Aber seine Fähigkeit, über die Vergangenheit nachzudenken und darüber zu sprechen, war noch intakt.

Es war ein guter Tag gewesen. Grandpa genoss die Zeit mit Jeffrey, dessen fröhliches, aber sprunghaftes Temperament ihn daran erinnerte, wie er selbst als Junge gewesen war. »Ich wünschte mir, ich könnte wieder barfuß gehen«, sagte er wehmütig. In freien Momenten erinnerte er sich an seine Kindheitserlebnisse: wie er mit der Straßenbahn in die Innenstadt von Los Angeles gefahren war, wie er Spielführer seiner Sportmannschaften auf der Junior-Highschool war und wie er sich mit seinen Brüdern über die ökonomischen Strategien während der Wirtschaftskrise gestritten hatte.

Nach neun Uhr abends, als Jeffrey nach dem Abendessen auf der Terrasse fest schlief, gingen Vater und Sohn nach draußen, dabei achtete ich sorgfältig auf den Weg und die Treppe. Überall waren Sterne zu sehen. Wir hielten inne, um auf das gewaltige Bergmassiv im Westen zu schauen.

»Ich habe nachgedacht«, sagte Dad schließlich und hielt sich an der Lehne eines Stuhls fest, um das Gleichgewicht zu halten. Ich bemühte mich, seine undeutlichen Worte zu verstehen. »Was für ein wunderbares Leben ich doch hatte. Stell dir vor, welche Leute ich getroffen habe, welche Studenten ich unterrichtet habe, welche Ideen ich ihnen vermittelt habe. Einige Erfahrungen waren erschreckend, besonders die Zeiten in den psychiatrischen Kliniken. Aber jede Erfahrung war für sich genommen aufschlussreich.«

Ich war erstaunt über seine Haltung. Viele seiner Erfahrungen hätte ich selbst jahrelang qualvoll versucht, abzuwehren.

Er nahm Fahrt auf. »Tatsächlich würde ich keine Erfahrung, die ich je gemacht habe, eintauschen wollen. Nicht eine einzige!« Ich schwieg. »Was für ein reiches Leben ich doch hatte!«

Wenn ich über sein Leid nachdachte, empfand ich hauptsächlich Erschütterung, Bedauern und Wut, besonders auf den ignoranten und doch so völlig selbstherrlichen Berufsstand, der ihn angeblich therapiert hatte. Wie könnte ich jemals auch nur einen Bruchteil der philosophischen Einstellung erlangen, die Dad hatte, seinen Sinn für das Staunen?

Wir betrachteten noch einige Augenblicke das weiche Blaugrün des Pools, bevor es Zeit war, zurück ins Haus zu gehen. Ich führte ihn am Arm durch die Dunkelheit, und wir machten uns ganz, ganz langsam auf den Weg zum Hauseingang.

13. Das Ende und der Anfang

Mit meinem ausgeprägten Gefühl, eine Mission zu haben, war bei mir auch eine immer stärker werdende Motivation verbunden, das Stigma zu verstehen. So hockte ich mich an einem grauen Wintermorgen des Jahres 2003 in mein Arbeitszimmer. Meine Hauptlektüre war an diesem Tag ein Buch des bekannten Medizinhistorikers Gerald Grob mit dem Titel *The Mad Among Us: A History of the Care of America's Mentally Ill*. Es hinterfragt provokant und bestimmt Einstellungen und Praktiken in Bezug auf psychische Krankheit von der Kolonialzeit bis heute. Perioden der Reform und der Hoffnungslosigkeit, so Grob, wechseln sich eher zyklisch ab, als dass sie linear aufeinanderfolgen, wobei das soziale Handeln der einen Epoche allzu oft zur Unterdrückung in der nächsten Epoche führt. Das im Buch dargestellte Material ist überzeugend und motiviert zur Suche nach einer Veränderung in der Psychiatrie, die wirklich Bestand haben könnte.

Während ich konzentriert las, spürte ich, wie meine Augen am späten Morgen zu ermüden begannen. Um eine Pause zu machen, wandte ich mich den Abschnitten mit Illustrationen und Fotografien in der Mitte des Buches zu. Sie waren chronologisch geordnet und schon für sich genommen faszinierend. Eine davon war eine frühe Lithografie des McLean Hospital außerhalb Bostons, das offiziell »Irrenhaus« hieß. Andere zeigten Reformversuche, mit immer größer und unmenschlicher werdenden staatlichen Krankenhäusern im späten 19. und 20. Jahrhundert. Als ich den letzten Abschnitt der neueren Fotos durchblätterte, fiel mir eine Bildunterschrift auf. Dort stand, dass das Bild einen Schlafraum für Männer im Philadelphia State Hospital, bekannt als Byberry, in den 1940er-Jahren zeige.

Aber Moment mal! Dad war doch zu diesem Zeitpunkt in Byberry gewesen. Plötzlich war ich voll da, alle Müdigkeit war verflogen.

Maßgebliche Quellen belegen, dass Byberry stark überfüllt war und weithin als das schlimmste psychiatrische Krankenhaus in den Vereinigten Staaten galt. Es war Gegenstand eines Artikels in der Zeitschrift *Life* mit dem Titel »Bedlam 1946«. Das Buch und der Film *Die Schlangengrube* waren teilweise davon inspiriert. Der Film schärfte in den späten 1940er-Jahren das Bewusstsein der Nation über das Elend der Menschen in solchen Anstalten. Meine Augen sprangen zum Foto oben auf der Seite: ein nüchternes Schwarz-Weiß-Bild von einem großen Raum, der von Wand zu Wand voller Betten war – ganz und gar steril, ganz und gar entmenschlichend. Das Foto auf der gegenüberliegenden Seite zeigte in die Ferne blickende, verzweifelte Frauen, die ziellos in einem der schrecklichen Räume von Byberry umherwanderten. Es waren so viele Menschen dort, dass es keinen Platz mehr gab, um sich irgendwo hinzusetzen.

In den folgenden Jahren sah ich mir neu erstellte Websites an, die die Geschichte des Gebäudekomplexes von Byberry dokumentieren, der in seiner Hochzeit 7.000 Insassen beherbergte – weit mehr, als zugelassen war. In den letzten Jahren des Zweiten Weltkriegs wurden Fotos herausgeschmuggelt, die von Menschen gemacht worden waren, die den Kriegsdienst verweigert hatten und zur gleichen Zeit in Byberry untergebracht waren, als Dad dort Insasse war. Es waren drastische Bilder von nackten, hageren Männern in leeren Aufenthaltsräumen ohne irgendwelche Möbel. Das Abwasser floss ungefiltert durch die Gänge. Zeugenaussagen aus den 1940er-Jahren dokumentierten Prügel und Todesfälle, die sowohl von Mitarbeitern als auch von Mitpatienten ausgingen. Von offizieller Seite vertuscht, sind diese Berichte heute Teil des schrecklichen Vermächtnisses der Institution. In Byberry hatte das Äußerste der Stigmatisierung ein Zuhause gefunden.

An diesem Wintermorgen kamen mir die Bilder aus einer anderen berühmt-berüchtigten Ausgabe der Zeitschrift *Life* in den Sinn, die bei der Auflösung der Konzentrationslager im Frühjahr 1945 entstanden. Auf diesen eindringlichen Fotos wenden sich abgemagerte Häftlinge aus Doppel- und Dreifach-Etagenbetten der Kamera zu, ihre Augen leer und der Hungertod nur Stunden oder Tage entfernt. Die Szenen waren allzu ähnlich: die gleichen Räume voller Urin und Kot, die gleichen ausgemergelten Gesichter jenseits der Verzweiflung, das gleiche Beraubtsein jeglicher Würde. Die gleiche äußerste Hoffnungslosigkeit, versteckt vor den Blicken der Gesellschaft. Mir sträubten sich die Nackenhaare.

In seinem 1948 erschienenen Buch *The Shame of the States*, das die abscheuliche Realität in US-amerikanischen Anstalten für psychisch Kranke aufdeckte, beschrieb Albert Deutsch die von ihm beobachteten Zustände:

> Als ich durch einige Stationen von Byberry ging, wurde ich an die Bilder der nationalsozialistischen Konzentrationslager erinnert. Ich betrat ein Gebäude, in dem es vor nackten Menschen nur so wimmelte; sie wurden wie Vieh herumgetrieben, und man kümmerte sich nur wenig um sie. Alles war durchdrungen von einem stinkenden Geruch, der so heftig, so ekelhaft war, dass er fast eine eigene körperliche Existenz zu haben schien.

Ich hatte mich lange gefragt, ob Dads Berichte über Byberry übertrieben waren. Wurde er wirklich von Mitinsassen geschlagen, während Mitarbeiter den Zugang zum Physiotherapieraum blockierten? War der Schauplatz so verkommen und unmenschlich, wie er es mir gegenüber angedeutet und in seinen Tagebüchern festgehalten hatte? Vielleicht hatte ihm sein psychotisches Denken die Berichte diktiert. Aber die Fotos, Bildunterschriften und Texte vor meinen Augen waren keine Wahnvorstellungen. Immerhin war es Hitlers Ziel gewesen, die Erde nicht nur von Juden, sondern auch von Roma, schwulen Männern und lesbischen Frauen, von »Schwachsinnigen« – Personen mit geistigen Behinderungen – und von Menschen mit schweren psychischen Krankheiten zu befreien. Weil sich Dad mit Geschichte beschäftigt hatte, wusste er davon. Als Patient konnte er Zeugnis ablegen.

Als Dad damals mit seinem Bruder Randall im Auto saß und die Verkehrsschilder ins Deutsche übersetzte, war er da tatsächlich in Europa auf der Flucht aus einem Konzentrationslager gewesen? Natürlich nicht. Aber er hatte sich seit seiner Jugend fast zwanghaft mit den Nazis beschäftigt. Seine Besessenheit, angeheizt von seiner Manie mit Größenwahn und der zugrunde liegenden Verzweiflung, hätte beinahe dazu geführt, dass er im Alter von 16 Jahren gestorben wäre. Aufgrund einer nationalsozialistischen Verschwörung in Norwalk, von der nur er wusste und wegen derer er nicht aß, glich er, nachdem er sechzig Pfund abgenommen hatte, selbst einem Überlebenden eines Konzentrationslagers, der von den Wachen für tot erklärt worden war. In Byberry trug er schmutzige Anstaltskleidung und zwängte seinen Körper jede Nacht in die schmale Koje, um sich ein paar Stunden lang von den täglichen Peinigungen zu erholen.

Unweigerlich ging mir das Ende von *Der verlorene Horizont* durch den Kopf. Conway war mit einer kleinen Gruppe aus Shangri-La geflohen, erkannte aber, dass er damit seine Chance auf Unsterblichkeit verloren hatte. Er wollte unbedingt zurückkehren, aber eine Frage blieb bestehen: War das Geschehen im Kloster echt oder nur eine Erfindung seiner überbeanspruchten Vorstellungskraft gewesen? In seiner Zeit im Kloster hatte er sich in Lo-Tsen verliebt, eine junge und schöne Cembalistin. Sie hatte Shangri-La mit seiner Gruppe verlassen und Conway bald zu einem Arzt gebracht, weil er krank geworden war. Andere Romanfiguren, die Conways fantastische Geschichte über Shangri-La und die damit verbundene Beinahe-Unsterblichkeit bestätigen wollten, fanden später diesen chinesischen Arzt, der in gebrochenem Englisch enthüllte, dass die Frau nicht jung und schön, sondern alt war – die älteste von allen Menschen, die er je gesehen hatte.

Seine Worte waren die Bestätigung: Nachdem sie Shangri-La verlassen hatte, war Lo-Tsen schnell zu ihrem wahren Alter zurückgekehrt. Sie war weitaus älter als alle anderen Menschen. Der oberste Lama hatte die Wahrheit gesagt: Shangri-La war etwas Reales.

Die Enthüllungen dieses Februarmorgens dienten mir selbst als Bestätigung. Dad hatte nicht gelogen. Hinter seinen psychotischen Gedanken und Überzeugungen lag die Realität dessen, was sich in Byberry ereignet hatte. Das Stigma der psychischen Krankheit war alles andere als ein kleines, nebensächliches Problem. Stattdessen handelte es sich um eine Frage von Leben und Tod.

Mein Projekt, zu verstehen, was Stigma bedeutet, so wurde mir jetzt klar, würde viel tiefer gehen, als ich es mir je vorgestellt hatte.

* * *

Zehn Jahre zuvor, nachdem mir ein klinisches Forschungsprojekt in Zusammenarbeit mit einer Reihe von Behandlungszentren genehmigt worden war, befand ich mich gemeinsam mit einer großen Gruppe von Psychologen und Psychiatern aus sechs ausgewählten Forschungszentren aus dem ganzen Land auf einer weiteren, nicht enden wollenden Sitzung in Washington, D.C. Unser Ziel war es, eine Studie zu planen, aufgrund derer man sagen könnte, ob eine Behandlung wirkt oder nicht. Eine zentrale Anforderung war, dass jedes Team jeden Monat zum National Institute of Mental Health (NIMH) zu Planungssitzungen anreisen musste. Diese interdisziplinären Treffen waren eine prägende Zeit in meiner frühen Karriere.

Aber diese Sitzungen konnten ewig dauern.

Einer der Wissenschaftler vom NIMH, die die Untersuchung betreuten, war der brillante Entwicklungspsychologe John Richters. John war ein wenig anders: Er wanderte oft während der Besprechungszeit durch die im Kreis stehenden Tische und machte in jeder Pause des Verfahrens das Zwitschern und Trällern von Vögeln nach. Sitzenbleiben gehörte nicht zu seinen Stärken, später wurde bei ihm ADHS diagnostiziert. Doch wenn es galt, bei den Forschungsdesigns oder Messstrategien konzeptionell auf den Punkt zu kommen, trafen sein scharfer Intellekt und seine präzisen Kommentare genau ins Schwarze.

Wenn außerhalb des Besprechungsraums etwas Zeit war, erzählte er mir aus seiner Biografie und von Erziehung, in der harte Disziplin und Misshandlungen im Vordergrund standen. »Denk an *Den großen Santini*«, sagte er, als er seinen Vater beschrieb, der beim Militär gewesen war. John hatte in jungen Jahren Autos gestohlen und später eine gewisse Zeit in Jugendstrafanstalten verbracht. Sein Leben verlief fast ständig auf Abwegen, aber in einem Alter, in dem die meisten jungen Erwachsenen das College abgeschlossen hatten, begann er schließlich – ohne auch nur die neunte Klasse abgeschlossen zu haben – mit dem Studium. Er machte sein Examen mit Auszeichnungen und wurde anschließend ein herausragender Doktorand. Seitdem wurde er für seine prägnanten Analysen von Entwicklungsaspekten in der Kinder- und Jugendpsychiatrie ausgezeichnet. Angriffslustig, herausfordernd, aufmüpfig und mit beißendem Witz machte die gemeinsame Zeit mit John einfach Spaß.

Wenn hitzig Argumente über Auswahlstrategien für Familien, die richtigen Bewertungsinstrumente und über den Wert von Medikamenten im Unterschied zu psychologischen Behandlungen ausgetauscht wurden, gingen die Sitzungen manchmal bis spät in die Nacht. Wir diskutierten darüber, wie zu gewährleisten sei, dass die Interventionen mit hoher Qualität und Genauigkeit durchgeführt wurden, dass die Behandlung an jedes einzelne Kind angepasst wurde und gleichzeitig die Integrität einer randomisierten, experimentellen Studie gewahrt blieb. Es ging hier um viel, denn die Untersuchung war – und ist – die größte Behandlungsstudie für Kinder mit psychischen Problemen in der Geschichte des NIMH.

Wenn es im Sitzungssaal zu hitzig wurde, schlichen John und ich uns manchmal auf den Hotelflur hinaus. Jedes Mal, wenn wir miteinander sprachen, zündeten die Ideen wie ein Buschfeuer, Funken sprangen von Ast zu Ast. Eines Nachmittags fragte er mich nach meinem Leben. Mit müden Augen, noch in der Zeitzone der Pazifikküste und unsicher, ob wir vielleicht in den Sitzungssaal zurückkehren sollten, für den Fall, dass eine entscheidende Abstimmung bevorstünde, wagte ich den Sprung. Ich erzählte von Dad, Pasadena, Russell und Einstein, Krankenhausaufenthalten, sprach über Schizophrenie kontra bipolare Störung und von den Gesprächen, die während meiner ersten Frühjahrssemesterferien eingesetzt hatten. Ich machte es kurz, ließ aber nichts aus.

Als ich fortfuhr zu sprechen, bekam John große Augen. Schon bald nickte er, gestikulierte und neigte sich mit jedem Satz zu mir herüber. An einem Punkt machte er einen Schritt zurück, erhob seine Hände und langte dann nach vorn, um mich an den Schultern zu packen.

»Steve, weißt du, was du mir da erzählst?«, schrie er fast, seine Stimme klang extrem eindringlich. »Verstehst du nicht, wie wichtig die Geschichte deines Vaters ist?« Er war direkt vor meinem Gesicht. »Schreib darüber und rede darüber!«

Ich nickte. Dies war mein erstes öffentliches Bekenntnis, auch wenn mein Publikum zu diesem Zeitpunkt nur aus einer einzigen, äußerst aufgeregten Person bestand.

Während meines Rückflugs über den Kontinent hinweg nach Hause begann ich, meine Gedanken zu sammeln. In freien Momenten entstanden die ersten Umrisse. Während der folgenden Jahre begann ich, öffentlich über Dad, unsere Familie und mich selbst zu sprechen, schließlich hatte ich die Unschlüssigkeit, Geheimhaltung und Scham überwunden, die zum Kernlehrplan meiner Kindheit gehörten. Im Jahr 2002 veröffentlichte ich eine Monografie, die am Beispiel von Dads Leben die klinische Realität der bipolaren Störung hervorhob.

Bei der Analyse unserer Familiengeschichte beeindruckte mich das schreckliche Konzept des Stigmas mehr denn je. Ich hatte es mir vorher nicht eingestanden, doch genau dieser Begriff verströmt Gift. Wenn man ihn laut ausspricht, kommt man nicht umhin, die Laute dabei zu bemerken – die Verschlusslaute »t« und »g« –, die man ausspuckt und die sich trotzdem dort festsetzen. Die Bedeutung des Wortes Stigma ist ähnlich schlimm, da die Personen in der degradierten Gruppe als Ausgestoßene gebrandmarkt werden: schändlich, abstoßend und nicht ganz menschlich. Unter der giftigen Wolke des Stigmas lauern Ablehnung, Unterdrückung und Verbannung. Für viele stigmatisierte Menschen ist die damit verbundene Isolation gleichbedeutend mit Einzelhaft. Es gibt vielleicht keine schlimmere Empfindung, als von der Gesellschaft ausgeschlossen zu sein und keine Gemeinschaft oder soziale Unterstützung zu haben.

Nach dem Zusammenbruch des Faschismus Ende der 1940er-Jahre glaubten viele Sozialwissenschaftler, dass nur eine bestimmte Gruppe von Menschen – solche, die strafenden Erziehungspraktiken ausgesetzt waren – zu Stigmatisierern oder Eiferern würde. In der Tat wurde ein Hauptwerk zu diesem Thema, *Die autoritäre Persönlichkeit*, damals von Psychologen und Soziologen der University of California in Berkeley geschrieben. Im Laufe der Jahre hat sich die zentrale Prämisse jedoch grundlegend verändert. Vorurteile und Stigma werden heute als Produkte der alltäglichen sozialen Kognition angesehen.

Mit anderen Worten: Jede Interaktion mit einer Gruppe bringt eine Flut von sozialen Informationen mit sich, sodass man seine Mitmenschen, um den Datenstrom zu verringern und einen Sinn in der sozialen Welt zu erkennen, schnell kategorisieren muss – als jung oder alt, als klug oder dumm, als groß oder klein. Die zentrale Kategorisierung besteht jedoch darin, zu entscheiden, wer zur Eigengruppe gehört (Familie und enge Kontakte) im Gegensatz zur Fremdgruppe der potenziell bedrohlichen Fremden. Stereotype in Bezug auf »Unterschiede« sind oft negativ und verwandeln sich, wenn den Mitgliedern der Fremdgruppe grundlegende Rechte verweigert werden, in Vorurteile und Diskriminierung.

Stigmatisierung beschränkt sich also nicht auf eine kleine Gruppe von vorurteilsbehafteten Menschen, sondern ist nahezu universell und wendet sich insbesondere gegen Untergruppen, die als bedrohlich und irrational angesehen werden, wie Menschen mit psychischen Krankheiten. Tatsächlich kommt es in allen Kulturen und Gesellschaften, die je daraufhin untersucht wurden, zum Stigma gegen Menschen mit psychischen Störungen. Die Überwindung des Stigmas, so verstand ich jetzt, wäre ein gewaltiges Unterfangen, das einen grundlegenden Wandel in Bezug auf Geisteshaltung und Einfühlungsvermögen der Menschheit beinhalten würde.

* * *

1994 wurde mir in Berkeley ein Sabbatjahr genehmigt. Für mich keine Gelegenheit für Reisen in exotische Winkel der Welt, da Jeffrey in der zweiten Klasse war und ich die Zeit brauchte, um mich meiner Forschung zu widmen. Aber die Auszeit von der Lehre erlaubte es mir, mich auf meine Projekte zu konzentrieren und gelegentlich nach Columbus zu reisen. Die Parkinsonkrankheit war bei Dad inzwischen weiter fortgeschritten und sie schränkte seine körperlichen und geistigen Funktionen ein.

Ich flog Anfang September nach Hause. Wie immer schien Ohio Welten von Kalifornien entfernt zu sein. Unser Garten war wunderschön, die Wärme des Spätsommers durchdrang den weichen blauen Himmel voller Zirruswolken. Gänse, die gewaltige V-Formationen bildeten, zogen nach Süden. Dad und ich saßen am Gartentisch im Schatten der mittlerweile ausgewachsenen Bäume. Sie unterschieden sich deutlich von den zerbrechlichen Schösslingen von damals, als wir vor über drei Jahrzehnten hier einzogen, bevor Dad dann insgesamt für fast ein ganzes Jahr verschwand.

Er begann damit, dass er leise feststellte, dass es der 6. September war, genau jenes Datum, an dem er 58 Jahre zuvor vom Verandadach in Pasadena gesprungen war. Ich war verblüfft, weil ich ausnahmsweise den Überblick über meinen inneren Kalender verloren hatte. Fast ein Vierteljahrhundert nach unserem ersten Gespräch katapultierten mich seine Worte wieder in seine persönliche Geschichte und die Geschichte unserer Familie.

Ich flog Anfang Januar wieder hin. Glitzernder, vereister Schnee bedeckte den Boden, mit Temperaturen weit unter null. Mom und ich führten Dad zum Mittagessen im German Village aus, einem restaurierten Teil von Columbus mit roten Backsteinhäusern, Kopfsteinpflaster und Gebäuden aus dem vorigen Jahrhundert, die nun zu neuem Leben erwacht waren. Nachdem Mom einen Parkplatz gefunden hatte, half ich Dad aus dem Auto und führte ihn die kurze Treppe zum Restaurant hinauf. Für einen Augenblick hielt er auf halbem Weg an, sein Körper war starr wie Eis. Als er zu mir hinüberblickte, waren Resignation und Verzweiflung in seinem steifen Gesicht zu erkennen. Wir gingen zurück.

»Ich hätte nicht im Traum gedacht, dass es so weit mit mir kommen würde«, sagte er leise und ungläubig. »Schaut mich an, aufgeschmissen, wie ich bin. Wer hätte je gedacht, dass ich so enden würde?« Er bemitleidete sich eigentlich gar nicht selbst, sondern brachte nur seinen Unglauben zum Ausdruck.

Am folgenden Nachmittag begann ich in seinem Arbeitszimmer ein Gespräch mit ihm. Ich hatte mich innerlich schon seit einiger Zeit darauf vorbereitet. Das war vielleicht meine einzige Chance. Ich schloss die Schiebetür hinter uns. Das golden schimmernde Holz und die farbigen Buchumschläge bildeten einen scharfen Kontrast zu den kahlen, mit Eis bedeckten Zweigen hinter den Fenstern.

Wie oft hatten wir seit meinem ersten Jahr am College hier gesessen? Wenn ich in den Frühjahrsferien zu Hause war, waren wir von den rosa und weißen Blüten im Hof in der kurzen Zeit ihrer Existenz wie geblendet. Während unserer Gespräche im Sommer waren die Blätter und der Rasen in ein majestätisches Grün gehüllt. Im Herbst trafen wir uns kaum: Ich konnte nicht oft fort, wenn die Vorlesungszeit begonnen hatte. In den Weihnachtsferien waren die Farben in der Außenwelt verschwunden, während zugleich unsere Verbundenheit im warmen Zimmer zunahm.

Mein Plan war klar: Ich brauchte Dads Erlaubnis, um seine Geschichte auf eine andere Ebene zu bringen. Mein Gespräch mit John Richter im Jahr zuvor hatte meinen Entschluss gefestigt. Aber es war keine leichte Aufgabe, Dads Aufmerksamkeit zu gewinnen.

»Ich muss dich etwas fragen«, sagte ich vom kleinen Sofa aus, das von seinem Schreibtisch aus gesehen am anderen Ende des Zimmers mit all seinen Ablenkungen stand. Doch zu meinem Erstaunen versuchte er aufzustehen. Mit quälender Langsamkeit taumelte er zu seinem Aktenschrank hinüber und versuchte ungeschickt, ein Schubfach zu öffnen. Nach einer gefühlten Ewigkeit blickte er in das Durcheinander der Lehrpläne und der anderen Materialien dort. Seine Hände zitterten, er durchsuchte die Ordner und griff sich den heraus, den er haben wollte. Er kehrte steif zu mir zurück und hielt ihn mir entgegen.

Als ich ihn aufschlug, wurde mir sofort klar, dass es sich hier um die zusammenfassende Darstellung seiner Erfahrungen handelte. Auf den getippten Seiten, die er in der dritten Person über sich selbst geschrieben hatte, verwies er noch einmal auf Goffman, der die These vertreten hatte, dass die Institutionalisierung einen völligen Identitätsverlust mit sich bringe:

> Man ist ein Büßer, ein »entwerteter« Mensch. Wofür man früher nur einen Morgen brauchte, das dauert jetzt bis zu fünf Monate des eigenen Lebens. Was früher eine momentane Demütigung war (die hinausgezögerten Schläge, die unweigerlich erfolgten), dauert heute Monate. Was früher die erste Stufe des Strafrituals war, in der die Schuld festgestellt wurde ..., wird heute als psychiatrische Untersuchung oder »Erniedrigungszeremonie« bezeichnet, in der man seiner bürgerlichen Freiheiten beraubt wird und in Wirklichkeit in einer totalen Institution, der sogenannten psychiatrischen Klinik, eingesperrt ist.

Angesichts des Bogens seines Lebens verstand ich nun vollständig, dass Dad Strafe und Stigma als seine zentralen Themen ansah.

Doch ich konnte es nicht zulassen, dass ich vom eigentlichen Punkt abgelenkt wurde. Ich dankte ihm, wiederholte aber, dass wir miteinander reden müssten. Nachdem er seinen Körper wieder in eine sitzende Position gebracht hatte, sah ich ihn direkt an. »Ich habe über die Jahre viel über unsere Gespräche nachgedacht«, erklärte ich. »Ich möchte, dass du dir einmal etwas überlegst.«

Aber konzentrierte er sich wirklich auf meine Worte? Seine nahezu gelähmten Gesichtsmuskeln verrieten nichts. Ich fuhr fort, dass ich über sein Leben schreiben wolle und dass ich dabei das, was wir besprochen hatten, und die Tagebucheinträge, die er mir gezeigt hatte, als Leitfaden benutzen wolle. Ich sagte ihm, dass ich glaubte, viele andere Menschen könnten aus seinem Leben etwas lernen.

»Also, Dad«, fragte ich so prägnant, wie ich es konnte, »darf ich etwas über dich und dein Leben schreiben?«

Er sah auf. Er war zunächst unbeweglich, erteilte mir dann aber langsam nickend seine Zustimmung.

Aber hatte er wirklich zugehört? Ich wiederholte die Frage noch einmal. Diesmal war seine Antwort eindeutig. »Auf jeden Fall, mein Sohn«, antwortete er schwach, aber direkt, so förmlich wie er immer sprach, wenn er etwas betonen wollte. Bei allem, was ich seitdem zu diesem Thema geschrieben habe, ist Dad der Co-Autor.

Es war das letzte Gespräch, das wir in seinem Arbeitszimmer miteinander geführt haben.

* * *

Irgendwie schaffte es Mom, Dad im März nach Palm Springs zu bringen. Ich sollte in der folgenden Woche dorthin kommen, aber eines Abends während ihres Aufenthalts gab es einen Zwischenfall. Weil Dad glaubte, dass eine Nachttischlampe in ihrem Schlafzimmer in Flammen stand, warf er einen Becher Wasser in diese Richtung, löste damit einen Kurzschluss aus und erzeugte eine Menge Rauch und Funken. Es muss schlimm gewesen sein. Mom brach die Reise ab.

Neurologische Untersuchungen in Columbus belegten, dass die als Parkinson diagnostizierte Krankheit im Fortschreiten begriffen war und mit einer Lewy-Körperchen-Demenz einherging. Die Parkinsonkrankheit beginnt mit einem Dopaminmangel in jenen Nervenbahnen im Gehirn, die etwas mit willkürlichen motorischen Bewegungen zu tun haben, aber im Laufe der Zeit können sich abnorme Proteinablagerungen an wichtigen Nervenbahnen in höhere Regionen des Gehirns ausbreiten und zur Demenz führen. Ende Mai schaffte Dad es kaum noch aus dem Bett, um auf die Toilette zu gehen. Es bestand keine Möglichkeit, ihn weiter zu Hause zu versorgen. Da Mom ihn nicht mit einem Krankenwagen in Panik versetzen wollte, richtete sie es so ein, dass ein alter Freund und ihr Bruder Buddy ins Haus kamen, ihn die Treppe hinunterhoben und ins Krankenhaus fuhren.

Im Juni war ich auf einer Konferenz in New York City und reiste sofort ab, nachdem ich meinen Vortrag beendet hatte, um mich auf den Weg nach Columbus zu machen. Mom und Sally fuhren mich direkt ins Krankenhaus, sie sagten mir, dass es mit Dad geistig rapide abwärts gehe. Ich näherte mich seinem Bett, um mir seinen geschwächten Körper und sein gezeichnetes Gesicht anzusehen. Doch er war wach. Als er bemerkte, dass ich da war, lächelte er strahlend. »Was machst du denn hier?«, rief er so laut, wie er konnte. »Ich freue mich so, dich zu sehen!« Ich umarmte ihn ungeschickt, weil er ja im Bett lag. Er konnte sein Glück darüber, dass ich plötzlich erschienen war, kaum fassen.

Es war bald Zeit für eine weitere Blutdruckmessung. Die Krankenschwester bat uns alle für ein paar Minuten aus dem Zimmer. Als wir nach der kurzen Unterbrechung wieder eintraten und Dad mich erblickte, schreckte er erneut auf. »Was für eine Überraschung! Es ist unglaublich schön, dich zu sehen!«

Er hatte offensichtlich keine Erinnerung daran, dass ich zehn Minuten zuvor im Zimmer gewesen war. Das war ein unheilvolles Zeichen.

Ich spürte jeden Psychiater und Neurologen auf, den ich finden konnte. Unverwechselbare Anzeichen für Delirium, Demenz und allgemeinen Hirnabbau waren düstere Zeichen. Am nächsten Tag, während sich der Himmel über Ohio von strahlend blau zu milchig weiß verfärbte, fuhren Mom und ich zu mehreren Pflegeheimen. Er konnte nicht mehr lange im Krankenhaus bleiben. Vielleicht, nur vielleicht, wenn wir eine gute Einrichtung finden würden, wäre er in der Lage, aus dem momentanen Krisenzustand herauszukommen und einen Teil seiner Funktionsfähigkeit wiederzuerlangen.

Dann reiste ich zurück nach Kalifornien, um meine Forschungsprogramme für das Sommersemester durchzuführen – es waren dieses Jahr zwei. Ich rief Mom jeden Tag an, nachdem Dad in eine der nahegelegenen Einrichtungen entlassen worden war, die wir angesehen hatten. Zwei Wochen später hatte sie schlechte Nachrichten. Nach einer Infektion hatte Dad Fieber bekommen, Antibiotika hatten es nicht senken können. Trotzdem sollte ich bleiben, wo ich war. Aber ein paar Tage später war ihre belegte Stimme bei ihrem Anruf untrüglich. Dads Körperfunktionen stellten ihren Dienst ein. Ich musste sofort kommen.

Es war zu spät, um in dieser Nacht in den Osten des Landes zu reisen, also buchte ich einen Flug für den nächsten Tag, einen Samstag. Weil es keine Flüge ohne Zwischenstopps nach Columbus gab, musste ich in Denver umsteigen. Ich rief Sally während der Zwischenlandung an. Ich erreichte sie zwischen ihren Besuchen in der Pflegeeinrichtung zu Hause und sie sagte mir, dass Dad gerade gut schliefe. »Du wirst ihn morgen sehen können, Steve. Ich weiß, es ist frustrierend, auf das nächste Flugzeug zu warten, aber es besteht kein Grund zur Sorge.«

In der überraschend warmen Nacht des 22. Juli kam ich schließlich um halb elf, nach der langen Reise durch zwei Zeitzonen, an. Ich hatte geplant, ein Taxi nach Hause zu nehmen, und war überrascht, als ich sah, wie Mom und Sally in der Nähe der Gepäckausgabe ihre Hälse reckten, um mich zu finden. Aber in ihren Gesichtern konnte ich erkennen, dass etwas passiert sein musste.

»Dad ist vor anderthalb Stunden gestorben«, sagte Sally. »Ich war in der Einrichtung und saß bei ihm. Mom war nach Hause gegangen, um zu duschen. Als ich seine Hand hielt, spürte ich, wie seine Atemzüge immer kürzer wurden. Ein paar Minuten später atmete er zum letzten Mal.«

Mom sah erschöpft aus und fühlte sich schuldig, weil sie nicht bei ihm gewesen war. Ihr war aber die Unvermeidlichkeit dessen klar, was geschehen war. Wir fuhren über die Nebenstraßen von Columbus direkt zum Pflegeheim. Durch das geöffnete Autofenster sah ich die Gebäude der Ziegelfabrik, die nun für immer geschlossen war, von draußen waren zirpende Grillen und etwas Autoverkehr zu hören.

Vorneweg, vor Mom und Sally, eilte ich durch die mit Linoleum belegten Gänge der Pflegeeinrichtung in sein Zimmer. Ich hatte ein irreales Gefühl, öffnete die Tür und näherte mich Dads Bett. Ich blickte auf seinen starren Körper und sein friedliches Gesicht. Er sah geschwächt aus, buchstäblich ausgezehrt von den letzten Jahren. Dennoch war sein Haar bis zu seinem siebzigsten Lebensjahr fast tiefschwarz geblieben, selbst jetzt, fünf Jahre später, war er nur halb ergraut.

Konnten wir nicht noch ein einziges Mal miteinander reden?

Den nächsten Tag habe ich nur verschwommen in Erinnerung. Als wir im Beerdigungsinstitut waren, um die Beerdigung und das Grabmal zu planen, sah ich noch einmal auf Dads Leichnam im offenen Sarg, und mich traf die Verlassenheit wie eine Flutwelle. Auf dem Friedhof am nächsten Morgen war es bereits um zehn Uhr schwül, und der Schweiß tropfte von den Schläfen aller Anwesenden – eine kleine Gruppe von Familienmitgliedern und Kollegen, die unter den Bäumen saß. Starr beobachtete ich, wie der Sarg mechanisch in die Erde gesenkt wurde.

Ich flog wegen meiner Forschungsprojekte zurück in den Westen des Landes, kehrte aber am folgenden Wochenende zum Gedenkgottesdienst in die Kirche zurück, in der Dad so viele Jahre lang im Chor gesungen hatte. Hunderte waren gekommen: Freunde, Universitätskollegen, die Familie. Es begann mit einem leisen Solo für Oboen und mit Kammermusik einer kleinen Gruppe von Musikern des Symphonieorchesters von Columbus. Der Chor sang, bevor Randall mit warmen Worten über seinen jüngeren Bruder sprach, über Kindheitsereignisse, das Doktorandenprogramm in Princeton und die letzten Familientreffen. Paul, der zu ergriffen war, um im Gottesdienst zu singen, sprach über die warmherzige Zuwendung, die ihm als Junge von seinem älteren Halbbruder zuteilwurde, sowie über den Sport, den sie gemeinsam betrieben hatten.

Dann war ich an der Reihe. Von der Kanzel aus sah ich Mom und Sally direkt unter mir. Ich begann damit, Dads Leben zu beschreiben – seine frühen Jahre, den Verlust seiner Mutter, als er drei Jahre alt war, den Umzug der Familie nach Pasadena, seine schulischen und akademischen Erfolge, seinen Sprung vom Dach, um die Welt vor dem Faschismus zu retten, seine Krankenhauseinweisungen und seine Liebe zur Ohio State University. Ich erzählte die beiden Geschichten zur Zahl Hundert: meine Kindergartenfrage zur Bevölkerung Russlands und Chinas sowie meine Schlaflosigkeit und Verzweiflung in der vierten Klasse, die durch Dads Worte gelindert worden waren: dass ich durch die Wunder der modernen Medizin hundert Jahre alt werden würde. Ich sprach davon, wie er sein Leben lang die unbeschreiblichen Rätsel unserer alltäglichen Existenz erforscht hatte. Ich sagte den in der Kirche versammelten Menschen, dass er trotz seiner falsch diagnostizierten psychischen Erkrankung ein warmer und fürsorglicher Vater gewesen war.

Schließlich sagte ich, dass, obwohl Dad in seinen letzten Jahren im Wesentlichen ein Geist geworden sei, sein Geist in mir weiterlebe. Ich wiederholte ein kurzes Zitat von Bertrand Russell, das Dad ans Ende der Selbstbeschreibung seiner eigenen Person im Nachschlagewerk *Who's Who* platziert hatte. Mit fast achtzig Jahren schrieb Russell über die Liebe und das Mitgefühl:

> Wenn man dies empfindet, besitzt man einen Daseinsgrund, eine Richtschnur des Handelns, einen Grund, mutig zu sein, und die geistige Rechtschaffenheit wird zum unabdingbaren Erfordernis.*

* Bertrand Russell: Wissenschaft wandelt das Leben. München: List 1953, S. 113.

Ich spürte ganz und gar die vertraute Mischung von Emotionen: Trauer über das unverwirklichte Potenzial in Dads Leben, Wut über die Unwissenheit des Berufsstands der Psychiater und Dankbarkeit darüber, dass ich sein Sohn war.

Auf dem Weg zum Flughafen am nächsten Morgen bat ich Mom, mit mir einen Abstecher zum Friedhof zu machen. Wir stiegen aus und nahmen den Weg zur Grabstätte, wo Dads Name und seine Lebensdaten frisch in den Grabstein gemeißelt waren.

In liebevoller Erinnerung an Virgil G. Hinshaw Jr.,
1919 – 1995

Eine Stunde später umarmte ich Mom am Flughafen, stieg ins Flugzeug und reiste zurück, um die Forschungsprogramme aus dem Sommer mit mehr als hundert Kindern abzuschließen, die Hilfe brauchten, in der Hoffnung, dass unsere Ergebnisse halfen, zu verstehen, was ihren psychischen Problemen und Störungen zugrunde lag. Dads Worte ein Vierteljahrhundert zuvor – und in den Jahren dazwischen – hatten die Tür geöffnet und den nötigen Funken entfacht.

14. Der Rest meines Lebens

Alle paar Wochen besuche ich meinen Cousin Marshall in seiner Wohnung in der Innenstadt von Berkeley. Es handelt sich eher um eine Zelle als um eine Wohnung, etwa 2,5 mal 3 Meter, die Wände vom Nikotin mittlerweile gelbschwarz geworden. Eine Doppelmatratze, die mit einem Jahrhunderte alten Laken auf einem Metallrahmen liegt, ein winziger Kühlschrank, ein alter Fernseher, ein neuerer Computerbildschirm, der nur gelegentlich Bilder überträgt, und ein einzelner Stuhl sind die einzigen Einrichtungsgegenstände des Zimmers. Das Fenster ist stets geschlossen, wodurch die Luft im Raum vom Zigarettenrauch so trüb ist, dass es schwer ist, Marshall zu erkennen, geschweige denn zu atmen. Das Gemeinschaftsbad liegt ein paar Meter weiter den immer verlassenen Gang hinab.

Er wohnt in einem Haus mit kleinen, günstigen Studioapartments für eine Person, zwei Blocks vom Campus von Berkeley entfernt. Statt einer Institution, in der er zweifellos den Rest seines Lebens verbracht hätte, wenn er ein halbes Jahrhundert früher geboren worden wäre, ist das Wohnhaus ein Labyrinth von isolierten Räumen. Abgesehen von der geselligen und warmherzigen Hausmeisterin Cathy, die manchmal am Wochenende vorbeikommt, um den Bewohnern selbst gekochtes Essen vorbeizubringen, und von ein paar Nachbarn, die Marshall kennen, ist es einer der trostlosesten Orte, an denen ich je gewesen bin.

Marshall ist jetzt Mitte sechzig und hat nur noch vier Zähne im Mund. Er wäscht seine schulterlangen grauen Haare und seinen zotteligen Bart ausgesprochen selten. Genauso wie vor vier Jahrzehnten, als ich während meiner Studienzeit mit ihm sprach, weichen seine zunächst enthusiastischen Worte bald mit rauer Stimme gesprochenen Tiraden, die durch den Lärm des Fernsehers kaum zu verstehen sind. Als ich ihm vor Kurzem erzählte, dass ich zu einer Konferenz nach Chicago fahren würde, sagte er mir, dass ich nach Chicago, Mississippi, nicht Chicago, Illinois, reisen würde, bevor er zu einem sich im Kreis drehenden Diskurs über versteckte geografische Verbindungswege anhob. Ein geplanter Besuch in unserem Haus, um mit uns draußen im Freien zu essen, wird für ihn zu einer Reise durch ein Zeitportal in eine andere Dimension. Seine innere Logik ist rätselhaft, aber sie wird immer weiter verfeinert.

Seit 48 Jahren hat Marshall mit seiner Schizophrenie zu tun, die in seinem Fall ein unerbittliches Muster von Visionen und Stimmen ist, mit einer Logik, der nur er folgen kann, und einem jenseitigen Stil der Interaktion mit der sozialen Welt. Nur ein kleiner Teil der Menschen mit Schizophrenie weist das absolut chronische Muster auf, das bei ihm vorliegt. Wenn er in einen MRT-Scanner gelegt würde, würden die Bilder sicherlich große Freiräume zeigen, wo eigentlich Hirngewebe sein sollte. Die antipsychotischen Medikamente der neueren Generation, die er einnimmt, helfen ein wenig: Wenn er sie regelmäßig einnimmt, dauern die Zeiten, in denen er klar spricht, etwas länger an, und ich spüre seine Präsenz deutlicher.

Vor all den Jahren, als ich in der Schule war, gab es drei Personen, die Referenzen zu Dad waren bei meinem Versuch, schwere psychische Krankheiten zu verstehen: Marshall, mein anderer Cousin Chip, dessen schizoaffektive Störung ihn kurz nach seinem dreißigsten Geburtstag dazu brachte, sich das Leben zu nehmen, und mein Highschool- und College-Kamerad und Freund Ron, dessen hartnäckige Psychose dazu führte, dass er aus Harvard und dem Rest der bekannten Welt verschwand. Doch heute, wenn ich Lebensmittel mitbringe, die Marshall mag – frische Milch, Weißbrot, Hotdogs, Erdnussbutter, Wurst, Schnittkäse und so viel Instantkaffee, wie ich tragen kann –, grinst er von einem Ohr zum anderen. Er drückt mir etwas zu kräftig die Hand, umarmt mich und denkt auch daran, mich beim

Abschied durch die Gänge zu geleiten. Wie er sagt, ist es die Pflicht des Gastgebers, dies zu tun. Jedes Mal bin ich überwältigt davon, wie stark sein Wunsch nach Kontakt ist.

Wofür sollen wir uns entscheiden: für die überfüllten staatlichen Institutionen der Vergangenheit mit ihrer Entmenschlichung und ihrem Gewaltpotenzial? Oder für die isolierten Zimmer eines ehemaligen Hotels, in denen Menschen wie Marshall den ganzen Tag über hocken – oder in seinem Fall zweimal pro Woche zwei Kilometer zur öffentlichen psychiatrischen Klinik gehen, um Medikamente und ein paar Dollar an Zahlungen für Behinderte zu erhalten? Sollten wir uns für *damals* entscheiden, für die wie Schlangengruben aussehenden Anstalten, deren Abbau so lange gedauert hat? Oder für *heute*, für die abgenutzten, trostlosen Zimmer, in denen die Isolation der Hauptbegleiter ist? Marshall sehnt sich so nach menschlichem Kontakt, dass es dem kältesten Menschen das Herz bricht. Jeder, der behauptet, dass der Fortschritt der gemeindenahen »Behandlung« schwerer psychischer Störungen etwas Aufgeklärtes an sich hat, kann nicht gesehen haben, was ich gesehen habe.

Mein Familienerbe der psychischen Krankheiten begleitet mich überallhin. Es ist mein ständiger Gefährte und erinnert mich an das Los, dem ich entkommen bin, und an das, dem ich noch entgegensehe.

* * *

Nach Dads Tod im Jahr 1995 haben Roberta und ich uns zu einer dauerhaften Trennung entschlossen. Was mich davor zurückschrecken ließ, war die Angst, nicht jeden Tag bei Jeffrey sein zu können. Schließlich war Dad immer bei uns geblieben und hatte mich unterstützt, als ich klein war, außer in den Zeiten, als er in einer Nervenheilanstalt untergebracht war. Was war meine Entschuldigung? Dass meine eheliche Beziehung nicht mehr das war, was sie einmal gewesen war? Ich fand ein neues Haus in gut einem Kilometer

Entfernung, und die Scheidung war gegen Ende des Jahrzehnts abgeschlossen. Ich sah Jeff weiterhin täglich.

Jetzt als Erwachsener entwickelt er sich prächtig und widerlegt die Bedenken, die mich in meinen Zwanzigern umtrieben: dass Kinder zu haben, nur die dunkle Seite der Familiengeschichte endlos fortsetzen würde. Es ist wichtig, sich daran zu erinnern, dass trotz der hohen genetischen Anfälligkeit für bipolare Störungen und anderer Formen schwerer psychischer Krankheiten die überwiegende Mehrheit der Nachkommen nicht die gleichen Störungen entwickelt. Bei aller Arbeit, die damit einhergeht, ist Elternschaft ein Glaubensakt.

In den 1990er-Jahren habe ich weiterhin im Sommer Forschungsprojekte für Kinder mit Schwierigkeiten durchgeführt, insbesondere eine Reihe von Camps für Mädchen mit erheblichen Problemen bei der Aufmerksamkeit und Impulskontrolle. Für ein Projekt stellten wir Kelly Campbell, eine Kunstlehrerin aus San Francisco, ein. Ihre Lebendigkeit, ihr Tiefsinn und ihre Hingabe an die Kinder waren von Anfang an offensichtlich. Ein halbes Jahr später nahm sie wegen ihres neuen Jobs Kontakt mit mir auf, weil sie eine Empfehlung für einen Studenten benötigte, und wir begannen, uns zu unterhalten. Vom ersten Moment an waren wir ehrlich und offen, was zu dem Zündfunken beitrug, den wir beide empfanden. Wir haben 2001 im Faculty Club der University of California in Berkeley geheiratet, auf den Tag genau sechs Jahre nach Dads Tod. Zwei Jahre später kam Evan Robert Hinshaw zur Welt.

Was das Temperament angeht, sind wir ziemlich unterschiedlich: Kelly ist künstlerisch begabt, lebendig, ausgeglichen und meditativ, während ich analytisch, ehrgeizig, manchmal jähzornig und unglaublich zielgerichtet bin. Dennoch hat sich unsere Verbindung im Laufe der Jahre nur noch vertieft. Früh half sie mir in einer Krise, von der ich glaubte, dass ich sie nie überwinden würde. Ich hatte damit begonnen, Beschreibungen von Dads Leben zu verfassen, aber Mom stellte klar, dass es für sie das Äußerste an Scham bedeuten würde, wenn ich damit an die Öffentlichkeit ginge. Doch wie könnte ich behaupten, das gesellschaftliche Klima rund um das Stigma zu verändern, wenn ich die wesentlichen Botschaften unserer Familie verheimlichte? Kelly hörte unvoreingenommen zu und meinte, dass sich Mom natürlich für die Vergangenheit schäme, aber sie betonte, dass Alene, wenn sie verstehen würde, was das Projekt für mich bedeutete, letztendlich einlenken würde.

In den nächsten Jahren fing ich an, Vorträge über unsere Familie zu halten und die Monografie über bipolare Störungen am Beispiel von Dads Lebensgeschichte zu verfassen. Zu meiner Überraschung hörte ich, dass einige von Moms ältesten Freundinnen und Freunden – aus der lange zurückliegenden Schulzeit in Bexley – das, was ich geschrieben habe, gelesen hatten. Das Geheimnis war nun gelüftet, und sie lobten sie für die Tapferkeit, die sie in ihrem Eheleben gezeigt hatte. Am Ende änderte Mom ihre Einstellung grundlegend, bat mich um zusätzliche Exemplare des Buchs und wunderte sich, warum nicht mehr Rezensionen darüber geschrieben wurden. Es drängte sie tatsächlich, die Familiengeschichte weiterzuverbreiten.

Jahrzehntelang hatte ich gezögert, die Vergangenheit unserer Familie und meine eigene zu enthüllen. Doch indem ich dies tat, befreite ich mich nicht nur selbst, sondern brachte auch Mom entgegen meiner anfänglichen Einschätzung dazu, in ihrer letzten Lebensphase zu einem offeneren Dasein zu finden. Niemand hatte sich je die Mühe gemacht, ihr zuzuhören: Der Berufsstand der Ärzte hatte sie ausgeschlossen und der gesellschaftliche Sittenkodex hüllte die Kämpfe unserer Familie in Schweigen. Endlich hatte Mom eine Stimme. Wenn Scham und Stigma abgebaut werden, kann wahrhaft Hoffnung aufkommen.

Ein Jahr nach Evans Geburt flog ich nach Las Vegas, um einen ganztägigen Workshop über Verhaltensstörungen bei Kindern abzuhalten. Ich war so angewidert von dem

Luxus der Suite, in der ich untergebracht war, ebenso wie von der 38-Grad-Hitze über dem Wüstenboden, die von der übermäßig kalt eingestellten Klimaanlage draußen gehalten wurde, dass mir ganz elend zumute war. Beim Reisen fühle ich mich oft destabilisiert, da mir meine vertrauten Routinen fehlen. Ich hatte außerdem das Gefühl, dass ich in meinem Buch nicht genug offengelegt hätte, sodass es mir nicht gelungen war, zu vermitteln, wie es wirklich war, in unserem verschwiegenen Zuhause aufzuwachsen.

Nach dem Workshop, den ich quasi per Autopilot durchführte, kam mein Cousin Jim auf einen Drink ins Hotel. Er war der älteste Sohn von Onkel Harold, Dads ältestem Bruder – derjenige, der sein Leben lang mit Alkoholismus zu kämpfen hatte. Jim lebte etwas außerhalb von Las Vegas und war ein faszinierender Mensch. Er hatte die Technik für die glitzernden Lichter entwickelt, die das moderne Las Vegas so aussehen lassen, wie es jetzt nachts aussieht.

»Ich habe gelesen, was du geschrieben hast, Steve«, sagte er, während wir einen ersten Cocktail tranken. »Ich kann mir vorstellen, dass du dafür einiges an Kritik einstecken musstest.« Ich war mir nicht ganz sicher, worauf er hinauswollte, deshalb hörte ich genau zu. »Lass dir von niemandem sagen, dass du zu hart warst, was die Stiefmutter meines und deines Dads angeht. Ich glaube dir jedes Wort darüber, was sie deinem Dad angetan hat.« Er erzählte, dass die Alkoholprobleme seines Vaters zu einem Leben geführt hatten, das sich stark von den akademischen Karrieren der anderen leiblichen Brüder Randall, Bob und Virgil Jr. unterschied. Nettella sei wirklich entsetzt darüber gewesen, wie sich Harold entwickelt hatte. Sie mied ihn und später seine Frau und seine Kinder.

»Sie erlaubte nicht einmal, dass meine Mom uns zum Haus in der North Oakland Avenue brachte. Wir waren nicht gut genug, unsere Familie war unmoralisch.« Er sagte mir, er wisse, wie es sei, ein Ausgestoßener zu sein.

»Verbreite weiterhin die Wahrheit«, meinte er am Ende. »Die Leute sollten wissen, was wirklich passiert ist.« Seine Worte stärkten meine Motivation, weiterhin darüber zu sprechen, was in meiner Familie geschehen ist.

Es liegt auf der Hand, dass Wissenschaftler bei der Prüfung von Hypothesen und Theorien leidenschaftslos und objektiv sein müssen, damit ihre Erwartungen und Vorurteile den Erkenntnisgewinn nicht beeinträchtigen. Doch in der *Findungsphase* des wissenschaftlichen Vorhabens – bevor irgendwelche Hypothesenprüfungen und statistische Analysen durchgeführt werden – können Inspiration, Einsicht und Leidenschaft dorthin weisen, wohin es mit der Forschung gehen soll, und sogar dazu beitragen, dass die richtigen Fragen gestellt werden. Vor allem in der Medizin und im Bereich der psychischen Gesundheit können erzählende Darstellungen viel bewegen.

Zugleich müssen solche Erzählungen wahr und präzise sein. Jeder kann sich eine Geschichte mit Anfang, Mitte und Ende ausdenken. Aber kommt darin auch die darunterliegende Wahrheit zum Ausdruck? Entscheidend war: Ich hatte gelernt, dass Dads Erfahrungen in Norwalk, Byberry und im Columbus State Hospital nicht einfach reine Erfindungen seiner überspannten Vorstellungskraft waren. Seine Krankenhausaufenthalte waren so brutal, wie er sie dargestellt hatte. Wenn man den Diskurs voranbringen will, setzt dies voraus, dass man über seriöse Geschichten *und* die beste wissenschaftliche Methode verfügt.

* * *

Im Jahr 2004 wurde ich von unserem Dekan gebeten, den Fachbereichsvorsitz zu übernehmen. Ich bekam dieses Amt als erstes Mitglied des klinischen Bereichs der Psychologie, seit sich die Psychologie Anfang der 1920er-Jahre von der Philosophie getrennt hatte. Mein Hauptziel bestand darin, den großen Graben zu überwinden: den Graben zwischen den biologischen, neurowissenschaftlichen und kognitiven Bereichen der Psychologie und den entwicklungsbezogenen, sozialen, kulturellen und klinischen Bereichen. Ich wollte versuchen, die Kluft zu überbrücken, die nicht nur unser Department, sondern auch einen Großteil der Psychologie in den letzten fünfzig Jahren geplagt hatte. Dadurch, dass ich ein tiefer gehendes Verständnis von Dads frühen Erfahrungen entwickelt hatte, inklusive der primitiven Behandlungen, denen er ausgesetzt war, hatte ich auf die harte Tour gelernt, was geschieht, wenn eher Fragmentierung als Integration das Bild bestimmt.

Ich verbrachte jede freie Minute mit dem Versuch, zu verstehen, was Stigma eigentlich bedeutet. Um mein Wissen darüber zu vertiefen, begann ich, evolutionäre Sichtweisen zu erkunden. Die ihnen zugrunde liegende Prämisse lautet: Die natürliche Selektion hat beim Menschen einerseits ein hohes Maß an sozialem Kontakt begünstigt, da Kooperation für das Überleben unserer körperlich wenig beeindruckenden Art von zentraler Bedeutung ist. Andererseits kann blindes Vertrauen in andere Menschen katastrophale Folgen haben, weil es Möglichkeiten für Krankheiten, Ausbeutung und Unterwerfung eröffnet. Mit anderen Worten: Der Mensch muss sich auf einem schmalen Grat zwischen sozialen Kontakten und der Vorsicht bei Interaktionen bewegen. Durch die natürliche Selektion sind daher Signale sozialer Bedrohung in unseren Köpfen und Gehirnen fest verankert, also bildlich gesprochen verdrahtet. Dies geschieht in Form spezifischer »Exklusionsmodule«, Programme, die uns im zwischenmenschlichen Leben bremsen.

Über die Geschichte und die Kulturen hinweg gibt es drei universelle Anzeichen für soziale Bedrohung. Erstens lösen Signale, die auf Parasiten oder Krankheiten hinweisen (wie zerzaustes Aussehen, »krankes« Verhalten oder ständiges Kratzen), Ekel und Vermeidung aus. Zweitens führen Hinweise darauf, dass jemand nicht gut kooperiert – in Form von Unberechenbarkeit, eines extrem niedrigen sozialen Status oder eines betrügerischen Verhaltens –, zu Wut und Verbannung des Täters. Drittens kann ausgeprägte körperliche oder kulturelle Verschiedenheit (und dazu gehören eine andere Hautfarbe, andere Sitten oder religiöse Überzeugungen, die alle auf eine Machtübernahme durch ein rivalisierendes Bündnis hindeuten könnten) Hass, Ausbeutung und sogar Vernichtung hervorrufen.

Das Meiden von Personen, die diese Anzeichen aufweisen, ist so universell, dass die Vorstellung von tieferen, durch natürliche Selektion entstandenen Wurzeln der sozialen Ausgrenzung naheliegt. Tatsächlich lassen sich solche Muster über die Menschheitsgeschichte hinweg nachweisen. Mehr noch: Auch Mitglieder anderer Arten meiden »Ihresgleichen«, die kranke oder übermäßig abweichende Verhaltensweisen zeigen.

Ganz ohne den Hintergrund der Evolutionstheorie wies der Soziologe Goffman in seinem Buch aus dem Jahr 1963 über das Stigma eine unglaubliche Weitsicht auf. Er stellte fest, dass »Gräuel des Körpers«, »Charakterfehler« und Unterschiede zwischen »Stämmen« die universellen Auslöser für Stigmatisierung seien. Seine Intuition deckt sich fast perfekt mit den Modulen des evolutionären Ansatzes: Ansteckung, soziale Bedrohung und Bündnis.

Was psychische Krankheiten angeht, so sind die ersten beiden Tendenzen – Vorsicht in Bezug auf Ansteckung oder Verseuchung und Ausschluss von Menschen mit unberechenbarem Verhalten – besonders relevant. Personen mit chronischen psychischen Störungen können den Eindruck erwecken, sie seien von Krankheiten geplagt, und irrationales Verhalten kann zum Schluss führen, dass die Person ein nicht vertrauenswürdiger Sozialpartner ist. Andererseits scheint die mit »Stammeszugehörigkeit« begründete Ablehnung, die mit dem Aussehen und dem kulturellen Unterschied im Zusammenhang steht, viel spezifischer mit Rassismus oder Hass auf eine Ethnie einherzugehen.

Evolutionäre Modelle können reduktionistisch, ja sogar fatalistisch sein: Denken Sie an den Sozialdarwinismus oder die Eugenikbewegung des frühen 20. Jahrhunderts. Auch lassen sich für diese Modelle experimentell nur schwerlich Belege finden. Dennoch sind die Auswirkungen geradezu unheimlich, da die stigmabezogenen Reaktionen auf Personen mit psychischen Krankheiten automatisch und unbewusst erfolgen könnten. Obwohl tief verwurzelte Formen des Stigmas schwer zu überwinden sein mögen, sind sie nicht unvermeidlich, denn der Mensch kann solche Reaktionen erkennen und überwinden – insbesondere wenn das fundamental Menschliche an Personen, die psychische Turbulenzen erleben, hervorgehoben wird. Humanisierung zu fördern ist wohl die wichtigste Waffe im Kampf gegen das Stigma.

* * *

Vor einigen Jahren begann ich, einen Therapeuten aufzusuchen, zum Teil, um meine regelmäßig auftretenden Abstürze zu überwinden. Ich sprach über meine Geschichte des Dinge-für-mich-Behaltens und über mein Misstrauen gegenüber Gefühlen. Sich von jemandem zu verabschieden hat sich für mich schon immer so angefühlt, als ob ich den Kontakt für immer verlieren würde. Schon ein Hauch von Traurigkeit konnte ein Abrutschen in die Verzweiflung auslösen. Wenn ich das Gefühl hatte, mich nicht genug angestrengt zu haben, so konnte das regelrechten Selbsthass auslösen. Aber wenn man Gefühle tatsächlich mitteilt, sind sie, wie ich allmählich gelernt habe, vielleicht doch nicht tödlich. Mit der Zeit begann ich, auf den Planeten der Realität zurückzukehren und den Hirngespinst-Asteroiden zu verlassen, auf dem übermenschliche Anstrengungen und die Unterdrückung von Gefühlen der einzige Weg zum Überleben zu sein schienen.

Als ich vor 25 Jahren nach Berkeley zog, ging ich eine Zeit lang zu einem anderen Therapeuten, der objektive Testverfahren nutzte, um die Behandlung zu planen. Zu Beginn bat er mich, einen weitverbreiteten Persönlichkeitstest, das Minnesota Multiphasic Personality Inventory (MMPI), zu machen. Trotz meiner Selbstquälerei im College und in der Zeit danach, trotz meiner winzigen Stimmungsschwankungen, trotz der Wut, die nie ganz aus mir herauskam, und trotz des Selbstzweifels, der mit meinem Selbstvertrauen koexistierte, lag mein Persönlichkeitsprofil im normalen Bereich. Aber es gab einen Wert, der leicht erhöht war, und zwar auf der Paranoiaskala des MMPI. Ich war mir sicher, dass da ein Irrtum vorlag, da ich normalerweise übermäßig vertrauensselig bin – und das steht im Gegensatz zu einer Paranoia. Doch es gibt eine Unterform der Paranoia, für die es eine kürzere Subskala gibt, die Sensitivität heißt. Sie ist durch ein Übermaß an Sensibilität und Subjektivität und durch das Gefühl gekennzeichnet, missverstanden zu werden. Diese Subskala war es, auf der meine Punktzahl besonders hoch war.

Personen, die Antworten ankreuzen, wie ich sie gegeben habe, haben einen intensiven, stark emotionalen Zugang zur Welt und glauben, dass allen Bestrebungen und Interaktionen verborgene Bedeutungen zugrunde liegen. Sie fühlen sich oft missverstanden und tatsächlich ziemlich einsam. Es ist wahr: Ich durchdringe alles in meinem Leben mit Emotionen und bin auf der Suche nach einem zentralen Sinn. Trotz der streng reglementierten Lebensweise, die ich als Junge entwickelt habe, bin ich, seit ich mich erinnern kann, auf der Suche nach zugrunde liegenden Strömungen, nach einem versteckten Weg zur Aufklärung, auf dem ich mich häufig alleine abmühe, etwas herauszufinden. Täglich gehen mir ungebetene Erinnerungen durch den Kopf, die mich direkt zurück zu den wichtigsten Scheidewegen und Kämpfen meiner früheren Jahre führen. Ich mag es vielleicht nicht so nach außen zeigen, aber mein Hintergrundgeräusch ist von einer hohen Intensität. Es mag ein blasses Abbild von Dads weitaus heftigeren Umschwüngen sein, geht aber gleichwohl mit heftigen Gefühlen einher.

Dennoch habe ich im Laufe der Jahre gelernt, die

kleinen, aber entscheidenden Freuden des Lebens zu genießen: dieses Lied oder jene Symphonie im Autoradio, die so wunderbar ist, dass ich dann immer weiterfahre, nur um sie bis zum Ende zu hören, das Geräusch eines Dreipunktewurfs beim Basketball, der auf nichts als auf das Netz trifft, während der Ball durch den Korb rauscht, der Anblick von Kelly, die auf wunderbare Weise aus jedem in ihrer Umgebung das Beste hervorlockt. Auf irgendeine Weise bin ich aus meinem Panzer herausgekommen.

* * *

Im Jahr 2010 wurde ich von einem Mann namens Philippe Fontilea kontaktiert, der in Südkalifornien lebte. Er sei überzeugt, sagte er, einen Weg gefunden zu haben, das Stigma psychischer Krankheit zu überwinden, und er wolle, dass Experten ihm dabei helfen. Phils Hintergrund war faszinierend. Er war Tänzer am Broadway gewesen, Investor, Kletterer und seit Neustem Kletterlehrer. Er war zu der Erkenntnis gekommen, dass man mit dem Kampf gegen Stigmatisierung früh beginnen muss. Der Weg, um das in Angriff zu nehmen, so glaubte er, war die Gründung von Highschool-Clubs, in denen die Jugendlichen – ohne die Hilfe von Fachleuten aus dem Gesundheitswesen – ihr natürliches Einfühlungsvermögen und ihren Aktivitätsdrang zum Ausdruck bringen könnten, indem sie über Wege zur Verhinderung von Diskriminierung und Vorurteilen diskutierten. Ohne starre, von Erwachsenen gestellte Handlungsanweisungen würden die Schüler Wege finden, Barrieren zu überwinden, über »Unterschiedlichkeit« zu sprechen und auf ihre Interessen und Motivationen zurückzugreifen.

Die Idee war äußerst einfach und tiefgründig. Er nannte das Programm »Let's Erase the Stigma«, »Lasst uns das Stigma auslöschen«, kurz LETS. Phil organisierte ein Treffen von mehreren Hundert Highschool-Schülerinnen und -Schülern aus dem Gebiet von Los Angeles. Sie kamen im Frühjahr 2011 wild lärmend und umgeben von Rapmusik und Breakdance zusammen, um etwas über das LETS-Modell zu lernen. Zurück an ihren Schulen gründeten sie im folgenden Herbst Clubs. Solange ein Lehrer einwilligte, die Funktion eines Clubberaters zu übernehmen, fanden wöchentliche Treffen statt. Es entstand ein Leitfaden für die Clubaktivitäten. Ein Schüler zeichnete jede Woche die Aktivitäten des Clubs auf, damit man besser verstehen konnte, was da wie wirkte.

Unser Forschungsteam in Berkeley führte eine Evaluation durch und stellte fest, dass die Mitglieder nach einem Semester Clubteilnahme einige Fortschritte in ihrem Wissen über seelische Gesundheit machten. Eine noch größere Verbesserung gab es jedoch bei ihren Einstellungen und ihrem Wunsch nach mehr Kontakt sowie bei ihrer Absicht, das Stigma im alltäglichen Leben zu verringern.

Andere Programme zum Abbau von Stigma verfolgen das Ziel, in den Gesundheitskursen der Highschool sachliche Informationen über psychische Krankheiten zu vermitteln. Durch diese Art der Intervention verbessert sich das Wissen der Schüler deutlich. Aber gewöhnlich werden die Einstellungen gleichzeitig schlechter und der Wunsch nach sozialer Distanz kann sogar *zunehmen*. Mit anderen Worten, das bloße Wissen um die Fakten in Bezug auf psychische Krankheiten lässt gewöhnlich all die falschen Vorstellungen und tief verwurzelten Stereotype zunehmen. Stattdessen sind Kontakt, Empathie und Handeln erforderlich, um Verständnis für die menschliche Seite von psychischen Erkrankungen zu entwickeln. Wenn junge Menschen die Möglichkeit haben, im Sinne des Abbaus von Barrieren zwischen den Menschen aktiv zu werden und ihrem Wunsch nach Verbindung mit anderen freien Lauf zu lassen, besteht wahre Hoffnung.

Im April 2012 bekam ich einen unerwarteten Anruf von Glenn Close, die sich zu dieser Zeit als begeisterte Aktivistin für den Abbau von Stigmata engagierte, als Folge der intensiven Erfahrungen ihrer Familie mit psychischen

Störungen. Sie bat mich, in ihrem wissenschaftlichen Beirat mitzuwirken. Während unseres Gesprächs lud ich sie nach Los Angeles ein, um auf dem zweiten LETS-Gipfel eine Rede zu halten und mit der Vernetzung zu beginnen. Als Phil 2014 nach Übersee zog, übernahm die Anti-Stigma-Organisation von Glenn Close, »Bring Change 2 Mind« (BC2M), die Aufsicht über die LETS-Clubs. Unsere Forschungsgruppe ist nun gerade dabei, eine statistisch abgesicherte Studie über die Wirkung der Clubs in mehreren Highschools durchzuführen. Die Hoffnung ist, dass sich LETS BC2M erfolgreich entwickeln wird.

Könnte es sich wirklich in den kommenden Jahrzehnten so entwickeln, dass es nicht mehr als beschämend angesehen wird, eine Vergangenheit mit psychischen Störungen einzugestehen oder eine Behandlung aufzusuchen, die Symptome und Beeinträchtigungen verringern kann? Es stand noch nie mehr auf dem Spiel.

* * *

Nicht lange, nachdem Kelly und ich geheiratet hatten, wurde Sally von einem Auto angefahren, als sie im Sommer eine lange Fahrradtour in Columbus machte. Sie stürzte mit dem Gesicht voran durch ein geschlossenes Autofenster und starb fast aufgrund des Blutverlusts, während der Notfallwagen in wilder Fahrt ins Krankenhaus raste. Es stand Spitz auf Knopf. Nach mehreren Operationen erholte sie sich wieder.

Sie arbeitet jetzt am Medizinischen Zentrum der Ohio State University und an anderen Krankenhäusern in der Patientenaufklärung und Ärzteausbildung. Sie widmet sich ganz ihrer Sache und ist äußerst engagiert. Sie weiß mehr über Medizin als die meisten anderen, mit denen sie zusammenarbeitet, und ist zu einem Angelpunkt der wachsenden Bewegung zur Verbesserung der Wissensbasis und der klinischen Fähigkeiten bei den Angehörigen der Gesundheitsberufe geworden. Sie war Moms langjährige Betreuerin in der Zeit, als deren rheumatoide Arthritis fortschritt, und sie ist stets engagiert geblieben für eine fortschrittliche Politik, viel mehr, als ich es je war. Sie sorgt weiterhin dafür, dass ihr Leben Sinn und Bedeutung hat. Sally und ich sind uns nur allzu ähnlich: ungeduldig, routinebetont und intensiv bemüht. Sie vergibt sich selbst weniger, als ich mir, und ich wünsche ihr mehr Flexibilität und Selbstakzeptanz. Wir sind uns nach wie vor unglaublich nah und sprechen weiterhin – zumindest im metaphorischen Sinne – dieselbe private Sprache, die uns vor all den Jahren gemeinsam war.

Vor ein paar Jahren im Frühling schmiedeten wir beide den Plan, dass ich auf dem Rückweg von einer Reise nach Washington, D.C., einen Abstecher nach Columbus machen sollte, um Mom an ihrem 84. Geburtstag zu überraschen. Ich kam in einer warmen Nacht Ende Mai mit dem kleinen Flugzeug vom Washingtoner Flughafen Dulles an, buchte einen Mietwagen und fuhr über die Autobahn zu meinem alten Elternhaus. Mom wollte ihren Augen nicht trauen.

Am nächsten Abend führten Sally und ich sie zum Abendessen aus, und Mom strahlte während des gesamten Geburtstagsessens. Mit einem zärtlichen Blick rief sie aus: »Was für ein Leben du gehabt hast, Steve: deine Leistungen, die Orte, die du gesehen hast, deine Familie. Du bist der beste Sohn, den eine Mutter haben kann!« Zwei Tage später fuhren wir an Großmutters altem Haus in Bexley vorbei und erinnerten uns an die Zeit, die unsere Familie innerhalb dieser Mauern verbrachte.

Aber an meinem Geburtstag im Dezember 2014 rief Sally an, um mir zu sagen, dass Mom mit schrecklichen Schmerzen aufgewacht sei, mit brennend heißen Schauern, die ihren Rücken hinunterliefen. Innerhalb von drei Tagen war sie im Krankenhaus. Zwei Tage später flog ich die ganze Nacht hindurch nach Columbus, wo Sally und ich am Sonntagmorgen Moms Hände hielten, als sie auf der Intensivstation langsam aufhörte, zu atmen. Es war ein paar Monate vor ihrem neunzigsten Geburtstag.

Bob Knight, ein Neurologe und Freund aus Berkeley, hatte mich gewarnt, bevor ich geflogen war: Mom habe zweifellos ein akutes Problem im Bereich des zweiten Halswirbels, sagte er, bei dem der chronische rheumatoide Prozess eine plötzliche Entzündung des zweiten Halswirbelknochens auslöst, die Druck auf das Rückenmark ausübt. Die Symptome, die mit einer solchen Entzündung einhergehen, sind brennende Schmerzen, die die Wirbelsäule hinunterschießen. Der Tod tritt innerhalb einer Woche ein, weil die mit dem Hirnstamm zusammenhängenden neuronalen Schaltkreise, die die Atmung regulieren, ausfallen.

Vielleicht war ihr plötzlicher Tod ein Segen angesichts der enormen Schmerzen und Behinderungen, denen sie zweifellos aufgrund der anhaltenden Arthritis ausgesetzt gewesen wäre, wenn sie ihre Neunziger erreicht hätte. Dennoch vermisse ich sie schrecklich. Eine Quelle des Trostes ist, dass wir, wie bei Dad, die nötigen Gespräche geführt haben, als sie noch am Leben war. Es blieb nicht viel übrig, worüber wir hätten reden müssen.

Seitdem war ich so oft wie möglich in Columbus, um bei der Auflösung von Moms Haushalt mitzuwirken und mich eingehender mit Sally über die Misere unserer Familie zu unterhalten. Nach mehreren Gläsern des dunklen Starkbiers, das Sally so sehr schätzt, musste ich einige schmerzhafte Dinge erfahren. Während ich mich im Glanz von Dads Weisheit und Großzügigkeit sonnte, wenn es ihm gut ging – und seine lange geheim gehaltenen Niederschriften über die Episoden des Wahnsinns erhielt –, erlebte sie einen Dad, der nie so stolz auf sie war, wie er es eigentlich hätte sein sollen. Einmal in den 1970er-Jahren, als sie zu Hause war und von einem alten Kollegen eine Nachricht für Dad entgegennahm, hielt der Anrufer inne und sagte, er habe gar nicht gewusst, dass Virgil eine Tochter habe. Kein Wunder, dass Sally sich so stark mit Mom identifiziert hat, die sie immer unterstützte. Ich wurde nur aus dem Grund vorgezogen, dass ich männlich war.

Ich hätte mir gewünscht, dass sich Dad selbst besser hätte akzeptieren können und dass er Mom und Sally mit all seiner Verletzlichkeit näher an sich herangelassen hätte – wenn nur die Scham und das internalisierte Stigma hinsichtlich psychischer Krankheiten und Gewalt weniger fest in seinem Inneren zementiert gewesen wären. Es muss schwer für Sally sein, sich diese Hommage an Dad anzuhören, die ich niederschreibe, während er ihr nie einen Funken von Interesse entgegengebracht hat. Dennoch weiß sie, wie sehr ich sie schon immer geliebt habe. Und in ihrem Leben dreht sich alles um die Befähigung anderer, insbesondere von Patienten mit einer ganzen Reihe von körperlichen und psychischen Störungen. So viele Jahre, nachdem uns, als wir jung waren, der Mantel des Schweigens umgab, arbeiten wir beide daran, ihn wieder loszuwerden – jeder auf seine Weise.

Wie viel offener *bin* ich nun? Können wir mit unseren Jungen – Jeff, der es in die Welt der Forschung und Finanzen geschafft hat, John, Kellys begabter und musikalischer Sohn, der den Beruf des Edelsteinschleifers in Übersee erlernt, Evan, der jetzt zum Teenager heranreift – nach anderen Normen leben, als nach denen, mit denen ich aufgewachsen bin? Veränderung ist schwierig: Ich würde immer noch lieber glauben, dass sich schwierige Probleme durch irgendeine Art von Magie einfach ohne Diskussion lösen lassen. Schweigen erzeugt Schweigen, Scham erzeugt Scham. Und dennoch: Wenn Mom – die ihr ganzes Leben lang im langen Schatten des Stigmas lebte – am Ende eine Gezeitenwende in ihrer Fähigkeit, sich zu öffnen, erleben durfte, warum sollte ich das nicht können?

Als Jeff noch keine zehn Jahre alt war, ging ich eines Tages ein Risiko ein und sprach mit ihm über seinen Opa, der im Jahr zuvor gestorben war. Nachdem ich mit ihm über Philosophie gesprochen hatte und darüber, was

Philosophen so machen, sagte ich ihm, er solle sich einmal an eine Zeit erinnern, als er wirklich aufgeregt war – und er solle sich dann vorstellen, zehnmal aufgeregter zu sein als damals. Das Gleiche für die Traurigkeit: Wie würde es sich anfühlen, zehnmal trauriger zu sein? Was sein Opa erlebt hatte, sagte ich, waren Stimmungen, die wirklich stark waren. Es sollte noch einige Jahre dauern, bis ich etwas über die Arbeiten von Beardslee erfuhr, zu denen auch sein Modell der Familientherapie gehört, bei dem Eltern dazu ermutigt werden, mit ihren Kindern in verständlicher Sprache über die Realitäten rund um die Familie zu sprechen. Aber ich spürte, dass ich *irgendetwas* sagen musste.

Der 13-jährige Evan ist in allem, was er tut, schnell, und mit dem Vorteil – und Fluch – der intensiv genutzten sozialen Medien auch schnell in seinen Urteilen, da sich bei ihm, wie bei allen anderen in seinem Alter, entscheidende Einstellungen gegenüber einer Vielzahl von sozialen Gruppen festigen. Ein offener Dialog wird für ihn und jeden anderen Teenager entscheidend sein. Kann er in einer Welt erwachsen werden, die mehr Offenheit und Akzeptanz zeigt? Es ist die heutige Jugend, auf die es ankommen wird.

* * *

Nicht lange nach dem Beginn unserer Beziehung und nach meinen ersten Erzählungen über die Geschichte meiner Familie sagte Kelly zu mir, es müsse schlimm gewesen sein, so kurz nach dem Studienbeginn mit der Belastung umzugehen, was ich über Dads Vergangenheit erfahren hätte. Ich entgegnete rasch, es habe gar keinen anderen Weg gegeben: Ich *musste* einfach die Wahrheit erfahren. Vor einigen Jahren hat mein Therapeut einen ähnlichen Punkt angesprochen und angemerkt, dass meine Gespräche mit Dad einseitig gewesen seien, da er nie nach meiner Reaktion gefragt oder überprüft habe, wie ich seine Enthüllungen möglicherweise verstanden habe. Ich wendete ein, dass sich das Anhören von Dads Berichten in keiner Weise mit den verheerenden Erfahrungen vergleichen ließen, die er selbst durchgemacht hatte. Mein Leid war in der Tat gering.

Mit der Zeit habe ich jedoch eingesehen, dass die Anmerkungen von Kelly und meinem Therapeuten durchaus klug waren. Ich hatte keinen Kommunikationskanal nach außen für das Wissen, das ich ansammelte, und keine Möglichkeit, die nagenden Zweifel zum Ausdruck zu bringen, die ich an meiner eigenen psychischen Gesundheit hatte. So erlebte ich während des Studiums und auch in der Zeit danach einen Krieg in meinem Kopf angesichts von Dads Worten und Bildern – vor allem nachts. Meine Fähigkeit, mich jahrelang selbst zu quälen, schockiert mich noch heute. Ich habe mich viel zu lange am Abgrund bewegt. Schließlich – fünf vor zwölf – lernte ich, meinen Fähigkeiten zu vertrauen, loszulassen und mich wirklich auszuruhen, wenn die Arbeit des Tages vorüber war.

Wenn ich an Dad denke, erinnere ich mich immer noch vor allem an die Gespräche, die wir geführt haben, die Zeiten in seinem ruhigen Arbeitszimmer – oder im Auto vielleicht in der halben Stunde vor Erreichen des Flughafens –, als die Außenwelt verschwand. Seine Worte durchdrangen mich mit unerwarteten Szenen vom Leben in Krankenhäusern, mit Informationen über den kalifornischen Teil der Familie und mit seinem Bestreben, die Wurzeln der grundlegenden philosophischen Fragen und seine eigene Notlage zu verstehen. Sie haben mein Ziel geprägt, mich für seelische Gesundheit zu engagieren und Stigmata zu bekämpfen.

Erst spät – in Dads letzten Jahren und nach seinem Tod – habe ich endlich ein anderes Anliegen von ihm verstanden. Ohne mich jemals direkt darum zu bitten, ermutigte er mich, da bin ich mir heute sicher, seine Geschichte der Welt zu vermitteln. Während unseres letzten Gesprächs in seinem Arbeitszimmer an diesem arktisch kalten Januarnachmittag übermittelte er mir den letzten Teil seiner zentralen Botschaften – die Verknüpfung seiner Krankenhausaufenthalte mit seinen Bestrafungen als Kind –, und ich erhielt seine Erlaubnis, der Welt von seinem Leben zu erzählen.

In den letzten Jahren bin ich tatsächlich sein Schreiber, Ghostwriter und Dolmetscher geworden. Es dauerte eine Weile, bis ich in Gang kam, aber ich bin in Schwung geblieben. Mein Leben war noch nie so reich und erfüllend wie heute. Angesichts dessen, was ich als die zentrale Herausforderung meines Lebens ansehe, hoffe ich, Wissenschaft und persönliche Erzählung mehr denn je miteinander verbunden zu haben.

Am Ende hoffe ich, dass sich Dad vielleicht über das, was ich mitzuteilen versucht habe, freuen würde. Ich hoffe, dass die Erzählung seiner Geschichte, die Vermittlung der Notlage unserer Familie und die Enthüllung meines eigenen Lebenswegs vielleicht mithelfen können, das Blatt zu wenden.

Epilog

Der Winterhimmel wurde schnell dunkel, als der Nachtflug in Richtung London abhob. Im Januar 2009, einen Tag vor der Amtseinführung von Präsident Barack Obama, war ich auf dem Weg zu einem Vortrag auf der vierten »International Stigma Conference on Mental Illness«, die im Royal College of Physicians, King's College, stattfand. Als die Einladung vor sechs Monaten eingetroffen war, starrte ich auf den Brief. War eine solche Konferenz überhaupt möglich, bei der Menschen aus der ganzen Welt zusammenkamen, um über Scham und Stigma zu diskutieren? Angesichts der Geschichte unserer Familie schien das undenkbar zu sein.

Vor meinem Vortrag, der ein Bericht über meinen persönlichen Lebensweg und den Weg meiner Familie sein sollte, besuchte ich die Ausstellung über London's Royal Bethlehem, später verkürzt zu Bedlam, die erste dauerhafte psychiatrische Klinik in Westeuropa mit einer 800-jährigen Geschichte. In der Epoche der Aufklärung zahlten wohlhabende Bürger Eintritt, um die dort tobenden Patienten zu beobachten, so, als würden sie einen Zoo besuchen. In Berichten über diese Anstalt kommen unsägliche Schreckensgeschichten ans Tageslicht, die dort an der Tagesordnung waren. Obwohl ich die Geschichte kannte, erschütterte mich die Ausstellung mit ihren plastischen Darstellungen.

Abgesehen von der beunruhigenden Ausstellung war der Hörsaal modern, und auf den Rängen, die im Stil eines Amphitheaters angeordnet waren, saßen 500 Teilnehmerinnen und Teilnehmer. Nach einer Reihe von Vorträgen hörte ich, wie man meinen Namen ankündigte, und ich ging zum Podium, während die Lichter gedimmt wurden. Eine tiefe Stille schien den ganzen Saal zu erfassen. Wie vielfältig das Publikum aus fünfzig Ländern aussah. Während große

Bilder meiner Familie hinter mir auf die riesige Leinwand projiziert wurden, holte ich Luft und begann.

Als ich vierzig Minuten später zum Ende kam, breitete sich Schweigen im Raum aus. Eine Sekunde verrann, dann zwei. Vielleicht hatte ein so illustres Publikum eine solche Botschaft nicht hören wollen. Ich war nicht sicher, was ich tun sollte, und machte einen Schritt von der Bühne, als der Applaus einsetzte. Es war wie eine Explosion, wie ein Aufflackern von Geschützfeuer, sich zu einer Welle auftürmend, Handflächen, die auf Handflächen treffen. Der Beifallssturm ließ einige Zeit nicht nach. Vielleicht veränderte sich *wirklich* etwas.

Dennoch ist die Krise im Bereich der seelischen Gesundheit nach wie vor nicht überstanden. Dreimal mehr US-Amerikaner sterben durch Suizid (42.000 im Jahr 2014, das letzte Jahr mit zuverlässigen Statistiken) als durch Mord. Aber wer erfährt davon etwas aus den Nachrichten, die regelmäßig die Gewalt gegen andere mithilfe von Schusswaffen zeigen, aber praktisch nie über den inneren Schmerz im Zusammenhang mit Depressionen und Suizidgedanken berichten? Suizid ist weltweit bei Menschen im Alter von 15 bis 44 Jahren die dritthäufigste Todesursache und die *häufigste* Todesursache bei Mädchen im Jugendalter. Zusammengenommen gehen mehr Behinderungen auf psychische als auf körperliche Erkrankungen zurück. Bezogen auf Menschen im Alter von vierzig Jahren sind psychische Störungen ein besserer Prädiktor für eine Behinderung *als alle körperlichen Krankheiten zusammen*.

Psychische Störungen betreffen nicht die *anderen* – eine abweichende Gruppe von fehlerhaften, nicht verstandesgeleiteten Personen –, sondern uns alle: unsere Eltern, Söhne und Töchter, Kollegen und Mitarbeiter, sogar uns selbst. Ein Viertel der Bevölkerung wird im Laufe des Lebens an einer bedeutsamen psychischen Störung leiden. Zahllose Veteranen und Traumaopfer leiden an einer posttraumatischen Belastungsstörung (PTBS). Die Häufigkeit von Störungen, die im Kindesalter beginnen, wie Autismus und Aufmerksamkeitsdefizit-Hyperaktivitätsstörung (ADHS), nimmt rapide zu. Essstörungen tragen zu den Hauptgesundheitsrisiken bei. Substanzmissbrauch zerstört Leben, insbesondere aufgrund der aktuellen Häufung von Todesfällen durch Opioide und Heroin in den USA. Psychische Krankheiten, einschließlich Denkstörungen, Angststörungen und einer Reihe von Entwicklungsstörungen, kosten die amerikanische Wirtschaft jährlich Hunderte Milliarden Dollar und die Weltwirtschaft über eine Billion Dollar. Sie gehen mit Arbeitslosigkeit, den damit verbundenen körperlichen Beschwerden und mit schierer Verzweiflung einher. Das persönliche und familiäre Leid übersteigt bei Weitem die finanzielle Belastung.

Es ist erschütternd, dass eine schwere psychische Krankheit die Lebenserwartung um zehn bis 25 Jahre verringert, und zwar durch riskantes Verhalten, schlechte Angewohnheiten in Bezug auf die Gesundheit, Anfälligkeit für chronische körperliche Erkrankungen, unzureichenden Zugang zur Gesundheitsversorgung und Selbstzerstörung. Doch es dauert meist über ein *Jahrzehnt*, bis Menschen mit Symptomen Hilfe suchen, was an der Scham und Leugnung rund um den gesamten Themenbereich liegt. Was wäre, wenn es zehn Jahre oder länger dauern würde, bis Menschen die Symptome von Herzerkrankungen oder Krebs begreifen und behandeln lassen würden? Das würde immer wieder in den Schlagzeilen landen.

Paradox und gleichzeitig tragisch ist, dass evidenzbasierte Behandlungen psychischer Störungen wirklich funktionieren. Heilmittel gibt es bisher nicht, aber Interventionen bei psychischen Erkrankungen sind im Durchschnitt genauso effektiv wie die Behandlung körperlicher Störungen. Dennoch werden sie zu wenig genutzt. Die »Gleichbehandlung« des Gebiets der seelischen Gesundheit entspricht nicht den Erwartungen, und die Behandlung, die die meisten Menschen bekommen, entspricht nicht annähernd der Art von modernen, evidenzbasierten Interventionen, die erforderlich sind. Recovery, also Wiedergesundung, ist durchaus möglich, wird aber allzu oft nicht realisiert.

In vielerlei Hinsicht sind psychische Krankheiten das Grenzland der Menschenrechte.

Hat sich die Haltung zu psychischen Störungen nicht grundlegend geändert? Bedenken Sie, welche Flut von Geschichten, Blogs und Zeitschriftenartikel es im Zusammenhang mit diesem Thema gibt, und viele davon sind sehr bewegend. Wenn man innere Turbulenzen offenbart und sich von einem »Seelenklempner« beraten lässt, wird dies an den Küsten der USA womöglich als Ehrenzeichen gesehen. Doch, wie bereits erwähnt, hat sich die Häufigkeit von Stigma und sozialer Distanz in Bezug auf psychische Krankheiten in den letzten sechzig Jahren kaum verändert. Und ein Zusammenhang zwischen psychischen Krankheiten und Gewalt wird weitaus *häufiger* angenommen. Und eins ist noch schlimmer: Wenn man zugibt, eine psychische Störung zu haben oder gar eine lange Vorgeschichte solcher Störungen, kann das in der Hälfte der Staaten der USA zum Verlust des Führerscheins führen, dazu, dass man nicht Geschworener in einer Jury vor Gericht sein oder für ein Amt kandidieren darf, und es führt zum automatischen Verlust des Sorgerechts für das eigene Kind. Meine Vorgeschichte mit depressiven Verstimmungen disqualifiziert mich für das Autofahren oder als Geschworener? Meine Essstörung, wenn mein erzwungenes Erbrechen eine solche war, bedeutet, dass ich mich nicht für ein öffentliches Amt bewerben oder sorgeberechtigter Elternteil sein darf? Es ist gut, dass solche Gesetze 1860 nicht in Kraft waren: Lincoln hätte mit seinen Depressionen in der Vorgeschichte nie für das Präsidentenamt kandidieren können.

Die Ansicht, dass gestörtes Verhalten auf böse Geister zurückgeht, mag in weiten Teilen der Welt längst der Vergangenheit angehören, aber moralisierende Sichtweisen überwiegen immer noch. Die Popkultur stellt Menschen mit psychischen Krankheiten entweder als Dämonen oder als brillante Außenseiter dar, wie John Nash im Film *A Beautiful Mind (Genie und Wahnsinn)*. Es geht dabei um einen Mathematiker mit Schizophrenie, der den Nobelpreis erhält. Es ist immer noch akzeptabel, eine abscheuliche Sprache zu verwenden, um psychische Krankheiten zu beschreiben: Psycho, Spinner, Ausgeflippter, Irrer. Landesweit bekannte Politiker, einschließlich unseres Präsidenten, imitieren und verspotten Menschen mit körperlichen und geistigen Behinderungen, als ob das völlig in Ordnung wäre. Wo sind die alltäglichen Geschichten über Kampf und Triumph, Verlust und Genesung und familiäre Bindung, die man hören müsste? Wo sind Empathie und Identifikation, anstelle von Angstmacherei, die so dringend nötig wären?

Um das Stigma zu bekämpfen, bestand eine zentrale Strategie in den letzten zwanzig Jahren darin, zu vermitteln, dass eine psychische Krankheit eine Gehirnerkrankung ist, verbunden mit abweichenden Genen. Wie beim Alkoholismus sollte das Krankheitsmodell Schuld und Vorwürfe abbauen. In der Tat besagt eine psychologische Theorie Folgendes: Wenn man annimmt, dass negatives Verhalten durch eine Ursache entsteht, die nicht kontrolliert werden kann, wie eine Krankheit – insbesondere eine Krankheit, die mit einer genetisch bedingten Anfälligkeit verbunden ist –, wird die betreffende Person der Verantwortung enthoben, und die Stigmatisierung nimmt rapide ab.

Experimentelle Studien zeigen aber auch: Wenn Menschen der Meinung sind, dass psychische Krankheiten auf einer genetisch bedingten Hirnerkrankung beruhen, halten sie die betreffende Person für weniger schuldig. Zugleich glauben sie aber auch, die Person sei ein hoffnungsloser Fall – schließlich weist man der unveränderlichen DNA die Schuld dafür zu – und dass sie eines sozialen Kontakts nicht würdig sei. Mit anderen Worten, die biologische Sichtweise bzw. Krankheitsperspektive geht oft nach hinten los, wodurch Pessimismus und größere soziale Distanz begünstigt werden.

Auf der einen Seite wollen wir sicherlich nicht wieder auf die Vorstellung zurückfallen, dass psychische Krankheiten auf einem Charakterfehler beruhen oder einfach das Produkt schlechter Erziehung sind. Die meisten Formen psychischer Krankheiten sind in der Tat moderat erblich, was bedeutet, dass Gene am zugrunde liegenden Risiko eindeutig beteiligt sind. Aber die Sichtweise »Alles ist Biologie« erklärt nicht die ganze Geschichte. Erfahrung und Kontext haben einen prägenden Einfluss auf genetisch bedingte Anfälligkeiten und Betroffene und Familien müssen sich immer noch für eine Behandlung entscheiden oder dagegen und ob sie auch dabeibleiben wollen. Es geht nicht um ein *Entweder-oder*, es geht um ein *Sowohl-als-auch*.

Erinnern Sie sich an das evolutionäre Modell des Stigmas, nach dem Anzeichen von gestörtem Verhalten fast automatisch Angst vor Ansteckung und Vermeidungsverhalten auslösen? Das dritte evolutionäre Modul – Aufrechterhaltung der Distanz zu denen, die als Mitglieder eines anderen »Stammes« angesehen werden – wurde dagegen mit Rassismus in Verbindung gebracht, nicht aber mit psychischer Krankheit.

Doch wenn man abweichendes Verhalten ausschließlich auf biologische und genetische Faktoren zurückführt, könnte das genau diese Form der Stigmatisierung ungewollt fördern. Mit anderen Worten, wenn man der Auffassung ist, dass sich unvorhersehbare, bedrohliche und irrationale Verhaltensmuster aus Fehlern in der DNA der betreffenden Person ergeben, könnte man diese Person als genetisch mangelhaft ansehen, als Mitglied eines anderen Stammes, vielleicht sogar als Untermenschen. Unerwartet kann die biomedizinische Sichtweise dann eine Form von Stigma entfesseln, die mit purem Hass einhergeht. Wenn man eines aus der Geschichte lernen kann, dann, dass Abneigung, Unterwerfung und sogar Vernichtung die Folge sein werden.

Der Abbau des Stigmas – dieser anderen Art des Wahnsinns, die in ihren Folgen weitaus schlimmer ist als psychische Krankheiten selbst – erfordert koordinierte Strategien: die Durchsetzung einer Politik der Antidiskriminierung, Zugang zu hochwertiger Behandlung, eine ganz andere Art von Medienbotschaften, persönliche Kontakte, die mehr Empathie fördern, und das Ersetzen des Schweigens durch Dialog. Vor allem aber ist die Humanisierung das Ziel. Im Mittelpunkt der gesamten Bemühungen steht, dass junge Menschen in den Kampf für die Menschenrechte einbezogen werden. Jedes einzelne Jahr, in dem wir unsere derzeitigen Einstellungen und Praktiken aufrechterhalten, ist ein weiteres Jahr mit Produktivitätsverlust, verschwendetem menschlichem Potenzial und unsäglichen Tragödien.

Es wird eine beispiellose Teamleistung erforderlich sein, um etwas zu verändern. Das Wissen ist da, und alles steht bereit. Haben wir das Zeug dazu, den Kampf aufzunehmen?

Danksagung

Ich hätte dieses Buch ohne die Vision, das Vertrauen und die Fähigkeiten von Don Fehr und Karen Wolny nie zu Ende geführt. Die Zusammenarbeit mit ihnen war eines der großen Geschenke meiner Karriere. Don, mein Agent von der Trident Media Group, hat es sofort »kapiert«, als wir zum ersten Mal über Lebenserinnerungen ins Gespräch kamen, die auch umfassendere Botschaften zum Thema Stigma beinhalteten. Er hat mich immer wieder angefeuert – es gab mehrere Überarbeitungen des langen Textes –, die wesentliche Botschaft dieses Buches im bestmöglichen Licht zu präsentieren, und zwar mit Weitblick und Begeisterung. Mit anderen Worten: Don war eine treibende Kraft.

Karen, meine Lektorin beim Verlag St. Martin's, hat immer wieder Geduld an den Tag gelegt, Unterstützung gegeben und mich fachkundig angeleitet, indem sie mich herausgefordert hat, tiefer zu gehen, mit einer Stimme zu sprechen und in allen Kapiteln des Buches »eine einheitliche Botschaft« zu vermitteln. Sie hat mir nie genau gesagt, was ich schreiben solle. Vielmehr zwang sie mich quasi als bemerkenswert sensible Geburtshelferin, diesen Text auf ein anderes Niveau zu bringen, wobei sie immer sehr viel Einblick und Mitgefühl hatte. Ihre Mischung aus großer Kompetenz und Wärme ist außergewöhnlich.

Die Unterstützung dieser Experten zu gewinnen, war für mich ein Segen.

Zu meinem aktuellen Team in der Bay Area gehören meine Kollegen und Freunde Allison Harvey, Bennett Leventhal, Mary Main und Rudy Mendoza-Denton. Ihre unermüdliche Unterstützung und ihre punktgenaue Kritik waren von wesentlicher Bedeutung für mich. Bennett Leventhal wies mich auf das wunderbare Zitat von James Baldwin hin, von dem ein Ausschnitt als Titel des Buches herhalten muss. Scott Lines bot mir eine andere Art Inspiration, die mir dabei half, ein so gutes Verständnis meiner Vergangenheit und meiner Gegenwart zu entwickeln.

Im Anfangsstadium zeigte mir Betsy Rapoport meisterhaft, wie man sich dieser Art des Schreibens nähert. Ermutigung und Kritik bekam ich auch durch die großzügige Einsatzbereitschaft von Katherine Ellison, Nan Weiner und Lee Gutkind – dem »Paten« kreativer Sachbücher. Linda Isbell spielte eine wesentliche Rolle dabei, mich mit Don Fehr in Verbindung zu bringen und meine Bemühungen für dieses Buch zu unterstützen. Zu meinen begeisterten zusätzlichen Unterstützern gehörten Shaikh Ahmad, Kyla Buckingham, Daphne de Marneffe, Howard Goldman, Sheri Johnson, Laura Mason, Nicole Murman, Lisa Post und Robert Villanueva. Eric Youngstrom gab mir kluge Ratschläge zum Konzept der »Cade's disease«, also der bipolaren Störung vom Typ 1. Meine Schwester und ich werden meinem Freund und Kollegen Bob Knight immer dankbar sein, der im Hinblick auf Moms Entzündung am zweiten Halswirbelknochen sofort verstanden hatte, welche Folgen dies für sie in der letzten Woche ihres Lebens haben würde.

Die Unterstützung, die Liebe und scharfsinnigen redaktionellen Fähigkeiten meiner Frau Kelly Campbell – jetzt Dr. Campbell – machten das ganze Projekt erst möglich. Kel, ich kann dir gar nicht genug dafür danken.

Unsere drei Jungen, Jeff Hinshaw, John Neukomm und Evan Hinshaw, haben mir voll und ganz gezeigt, welche generationsübergreifende Kraft unsere Spezies vorantreibt. Es ist wunderbar, mitzubekommen, welch enge Verbindung wir zueinander haben.

Meine Schwester, Sally Hinshaw, hatte nicht die gleiche Art von Beziehung zu unserem Vater wie ich. Aber wie die Widmung zu Beginn des Buches zeigt, trage ich unsere Nähe als Geschwister und ihre Tapferkeit immer im Herzen.

Verzeichnis medizinischer Fachbegriffe

Nachwort für die deutsche Ausgabe

Psychische Erkrankungen sind Volkskrankheiten: Etwa vierzig Prozent aller Menschen leiden im Laufe ihres Lebens zumindest einmal an einer behandlungsbedürftigen psychischen Störung. Gerade bei jungen Menschen im Übergang aus dem Jugend- ins Erwachsenenalter und bis zum mittleren Erwachsenenalter überwiegen die sozialen Beeinträchtigungen durch psychische Erkrankungen bei Weitem diejenigen körperlicher Volkskrankheiten. Die Mehrzahl dieser Erkrankungen kann mittlerweile durch psychiatrisch-psychotherapeutische Behandlungsmöglichkeiten und psychosoziale Unterstützungsmöglichkeiten, wenn nicht geheilt, so doch im Verlauf und in den sozialen Auswirkungen erheblich gebessert werden. Die gesellschaftliche Stigmatisierung, Diskriminierung und Ausgrenzung von Betroffenen bestehen aber trotz zahlreicher Aufklärungskampagnen und vieler gesetzlicher und organisatorischer Maßnahmen weitgehend unverändert fort.

Bezeichnete der Begriff Stigma in der Antike körperliche Zeichen, die meist in die Stirn geritzt oder eingebrannt wurden, um die Person öffentlich als moralisch unrein zu markieren, so ist das Stigma psychischer Krankheit in der Gegenwart ebenfalls mit vielfältigen diskriminierenden Stereotypen verbunden. Zu deren Aufrechterhaltung tragen leider auch die Medien mit ihrem selektiven Interesse an negativen Ereignissen wie etwa Straftaten bei, sodass immer noch teilweise in der Bevölkerung der Eindruck erweckt wird, alle Menschen mit psychischen Erkrankungen seien besonders gefährlich, gewalttätig, unberechenbar oder z. B. disziplinlos.

Die öffentliche Stigmatisierung psychisch kranker Menschen steht der adäquaten Behandlung, ihrer Gesundung und Integration erheblich entgegen. Das Stigma ist für Betroffene oft eine gravierende zusätzliche Belastung und gilt daher auch als »zweite Krankheit«. Erhöhter Stigma-Stress und die damit verbundene Scham und Angst vor Zurückweisung und Ausgrenzung befördern die Geheimhaltung der eigenen psychischen Erkrankung, die Verheimlichung oder Vermeidung der Inanspruchnahme professioneller Hilfe sowie den sozialen Rückzug der Betroffenen mit der Konsequenz, dass auch unterstützende soziale Ressourcen nicht mehr genutzt werden können. Stigmatisierung und Diskriminierung erstrecken sich häufig auch auf die Angehörigen. Selbststigmatisierung entsteht, wenn Betroffene die verbreiteten Vorurteile gegen Menschen mit psychischen Erkrankungen kennen, akzeptieren und verinnerlichen.

Die Europäische Ministerielle WHO-Konferenz Psychische Gesundheit hat daher bereits im Jahr 2005 in Helsinki gefordert, es müsse prioritäres Anliegen gesundheitspolitischer Aktivitäten sein, »gegen Stigma und Diskriminierung vor[zu]gehen, den Schutz der Menschenrechte und der Würde des Menschen [zu] sichern und die erforderliche Gesetzgebung [zu] implementieren, die gefährdete oder an psychischen Gesundheitsproblemen leidende Menschen dazu befähigen soll, voll und gleichberechtigt an der Gesellschaft teilzuhaben«. Teilhabe am gesellschaftlichen Leben ist für Erwachsene wie für Kinder und Jugendliche ein zentraler Maßstab für das Zurechtkommen im Alltag und die Lebensqualität. Stigma und soziale Ausgrenzung reduzieren eindeutig Teilhabechancen und Möglichkeiten der Unterstützung für die ganze Familie.

Mit seinem Buch »Eine andere Art von Wahnsinn« hat Professor Stephen Hinshaw, der sich seit Jahren für die Entstigmatisierung von Menschen mit psychischen Erkrankungen einsetzt, seine autobiografischen Erfahrungen veröffentlicht. Das Buch, dessen Titel als Chiffre für die verschiedenen Facetten von Stigmatisierung und Selbststigmatisierung zu verstehen ist, schildert seine bewegende Familiengeschichte. Hinshaws Vater, Professor der Philosophie an der Ohio State University, litt seit seiner Jugend an wiederkehrenden manischen Episoden mit psychotischen Symptomen, die zu regelmäßigen, oft monatelangen Krankenhausaufenthalten führten, aufgrund derer er ohne Vorwarnung oder Erklärung für die Kinder aus der Familie verschwand. Auf Empfehlung der behandelnden Ärzte wurden diese Krankenhausaufenthalte den Kindern verheimlicht. Die wahren Gründe für die Abwesenheiten des Vaters erfuhr der Autor erst, als er bereits Psychologie studierte. Hinshaw beschreibt eindrücklich die eigene Angst, dass sein Vater niemals zurückkehren würde, die Verwirrung, Scham und Furcht, die aus dem völligen Schweigen über die Episoden und Abwesenheiten resultierten und die seine gesamte Kindheit und Jugend prägten.

Wenn Kinder familiäre Konflikte wahrnehmen, ihnen aber keine Erklärung oder emotionales Verständnis angeboten wird, können sie sich selbst für diese verantwortlich machen. Kinder von psychisch kranken Eltern sind auch daher eine besondere Risikogruppe im Hinblick auf die Entwicklung von seelischen Belastungen und psychischen Erkrankungen. In der 19. Legislaturperiode des Bundestags ist auf der Basis eines fraktionsübergreifenden Entschließungsantrags beim Bundesministerium für Familie, Senioren, Frauen und Jugend und beim Bundesministerium für Gesundheit eine ressortübergreifende Arbeitsgruppe zur Situation von Kindern psychisch kranker und suchtkranker Eltern eingesetzt worden. Deutlich wird dabei, dass die betroffenen Familien vielerlei Unterstützung bedürfen, häufig aber Scham und Angst die rechtzeitige Inanspruchnahme von Hilfen verhindern. Präventionsansätze für solche Kinder fokussieren darauf, die häufig vorhandenen psychosozialen Belastungen zu reduzieren und individuelle und soziale Schutzfaktoren zu stärken, um eine normale Entwicklung zu ermöglichen. Neben krankheitsbedingt verändertem elterlichen Verhalten im Umgang mit dem Kind tragen vor allem auch Stigmatisierung und Selbststigmatisierung und die damit verbundenen Folgen (Tabuisierung der Kommunikation, kindliche Schuldgefühle, familiäre Isolierung und damit häufig verbunden zu späte Inanspruchnahme von Hilfen und Unterstützungen) zu den Schwierigkeiten von Kindern psychisch kranker Eltern bei.

Vor dem Hintergrund der sehr persönlichen Memoiren und der eigenen fachlichen Expertise analysiert Stephen Hinshaw die Auswirkungen psychischer Erkrankungen auf die Angehörigen und die gesellschaftlichen Kosten von Stigmatisierung und Tabuisierung psychischer Erkrankungen als eine andere Art von Wahnsinn. Er unterstreicht die Notwendigkeit der offenen Kommunikation zwischen Eltern und Kindern in Familien, in denen ein Elternteil eine psychische Erkrankung hat, um das kognitive und emotionale Verständnis der Kinder für die Störung zu verbessern und das generationsübergreifende Erkrankungsrisiko zu verringern. Er zeigt, welche gesellschaftlichen Strategien zur Entstigmatisierung psychischer Krankheit sinnvoll sind, damit Menschen mit psychischen Erkrankungen die Behandlung und Unterstützung erhalten, die sie brauchen.

Das Wissen über psychische Störungen sowie deren Behandlungsformen kann durch sachliche Informations- und Aufklärungskampagnen erheblich verbessert werden. Hinshaw betont, dass die öffentliche Aufklärung den Schwerpunkt auf die Behandelbarkeit psychischer Krankheiten und nicht auf ihre Ursachen legen sollte, da insbesondere eine reduktionistische und deterministische Konzeptualisierung der Entstehung und Aufrechterhaltung psychischer Erkrankungen tatsächlich eher Pessimismus schürt und den Wunsch nach sozialer Distanz erhöht. Wesentlich ist, der Öffentlichkeit nicht nur reine Fakten über psychische Erkrankungen zu vermitteln, sondern durch persönliche Geschichten und Begegnungen mit Betroffenen die Erfahrung zu ermöglichen, dass psychische Erkrankungen zutiefst menschlich sind. Hierzu trägt das Buch, das in besonderer Weise Fachkompetenz und persönliche Betroffenheit verbindet, in besonderem Maß bei.

»Eine andere Art von Wahnsinn«, in den USA 2018 mit dem Best Book Award ausgezeichnet, ist ein nachdrückliches Plädoyer für eine offene Kommunikation, die Überwindung von Scham und Selbststigmatisierung, die mit psychischen Erkrankungen einhergehen, und für die gesellschaftliche Entstigmatisierung der Betroffenen und ihrer Familien. Es ist ein unbedingt lesenswertes Buch, nicht nur für Fachleute, sondern auch für Betroffene und ihre Familienangehörigen und jeden, der sich für das Thema interessiert.

Wir danken Frau Kieser und Frau Lindner beim Psychiatrie Verlag, die unsere Anregung aufgegriffen und sich dieses Buchprojekt zu eigen gemacht haben. Ein besonderer Dank geht an den Übersetzer, Matthias Reiss, und die Lektorin, Anne Katrin Bläser, die eine zeitnahe Publikation der deutschen Ausgabe erst ermöglicht haben.

Die Deutsche Gesellschaft für Kinder- und Jugendpsychiatrie, Psychosomatik und Psychotherapie (DGKJP), die Deutsche Gesellschaft für Psychiatrie und Psychotherapie, Psychosomatik und Nervenheilkunde (DGPPN), das Zentralinstitut für Seelische Gesundheit (ZI), die Klinik für Kinder- und Jugendpsychiatrie/Psychotherapie am Universitätsklinikum Ulm und der Verein »Dazugehören« haben die deutsche Übersetzung des Buches gefördert, da die bewegende Biografie von Stephen Hinshaw so faszinierend und einfühlsam geschrieben ist, dass das Buch in den USA schon jetzt einen wichtigen Beitrag zur Bekämpfung von Stigmatisierung und Diskriminierung psychisch kranker Menschen und ihrer Angehörigen leistet. Wir wünschen uns für die deutsche Ausgabe ebenso eine möglichst breite Rezeption, denn es ist im besten Sinne eine bewegende und packende Lektüre.

Tobias Banaschewski
Jörg M. Fegert
Andreas Meyer-Lindenberg

BALANCE **buch + medien verlag**

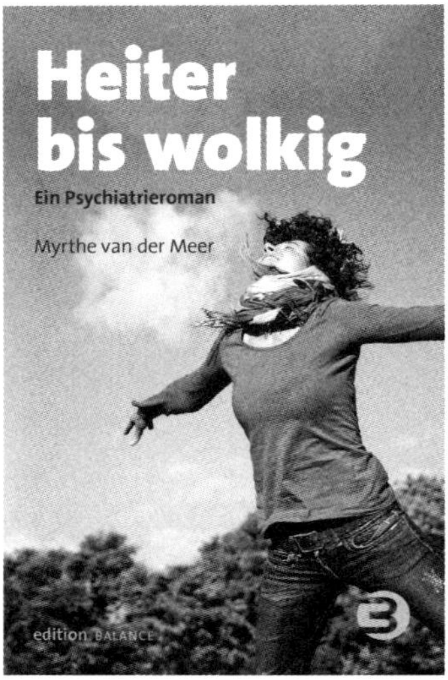

Myrthe van der Meer

Heiter bis wolkig

Ein Psychiatrieroman
Edition BALANCE
352 Seiten, 1. Auflage 2018
ISBN Print 978-3-86739-118-1
ISBN PDF 978-3-86739-905-0
ISBN ePUb 978-3-86739-907-4

Myrthe fühlt sich großartig. Alles spricht dafür, dass ihre diagnostizierte Depression der Vergangenheit angehört, auch wenn sie sich mit ein paar Tablettenvorräten für den schlimmsten Fall gern alle Möglichkeiten offenhalten möchte. Beschwingt und mit einem breiten Lächeln macht sie sich zu ihrem vermeintlich letzten Gespräch mit ihrer Psychiaterin auf – und landet zum zweiten Mal innerhalb weniger Jahre in der psychiatrischen Abteilung eines Krankenhauses. So hat sich Myrthe das ganz und gar nicht vorgestellt. Mit dem jungen Psychiater Dr. Panjani macht sie sich zunächst widerwillig auf die Suche nach dem Ursprung ihrer Probleme und der richtigen Diagnose (Asperger-Syndrom und Bipolare Störung). Dabei wirft sie einen humorvollen Blick in das Innere einer offenen Station und sorgt für ein beschwingtes Leseerlebnis!

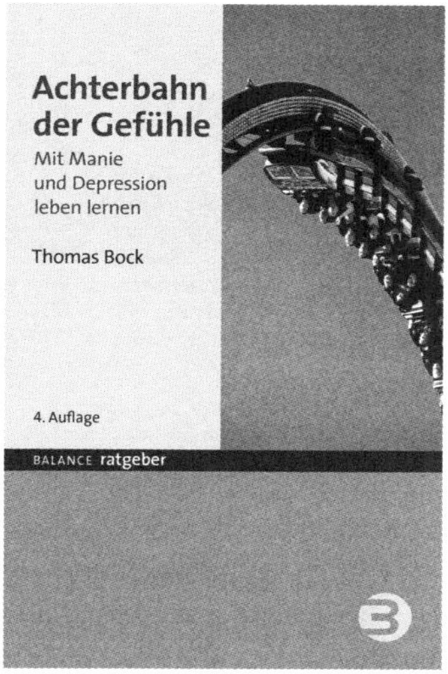
Achterbahn der Gefühle
Mit Manie und Depression leben lernen
Thomas Bock
4. Auflage
BALANCE ratgeber

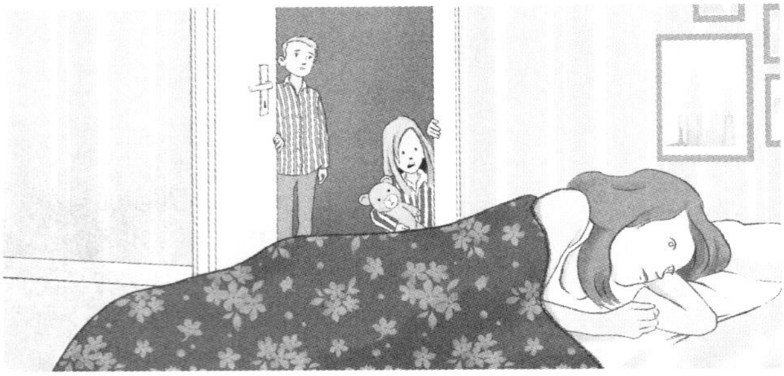

Lina geht auf Zehenspitzen zum Schlafzimmer rüber.
Da liegt Mama im Bett, mit dem Rücken zur Tür.
»Ich kann nicht aufstehen, Lina! Ich fühl mich nicht so«, sagt Mama.
Sie dreht sich nicht mal um. »Könnt ihr heute mal alleine?«

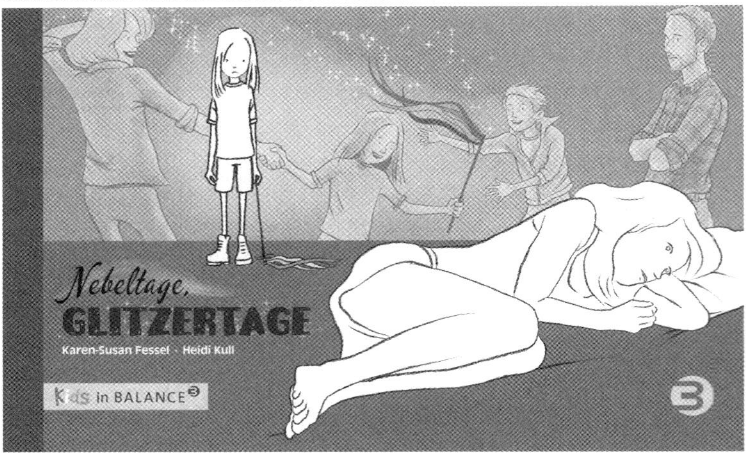

Karen-Susan Fessel

Nebeltage, Glitzertage

Kindern Manie und Depression erklären

Kids in BALANCE

40 Seiten plus Downloadmaterial

1. Auflage 2018

ISBN 978-3-86739-133-7, 15,00 Euro

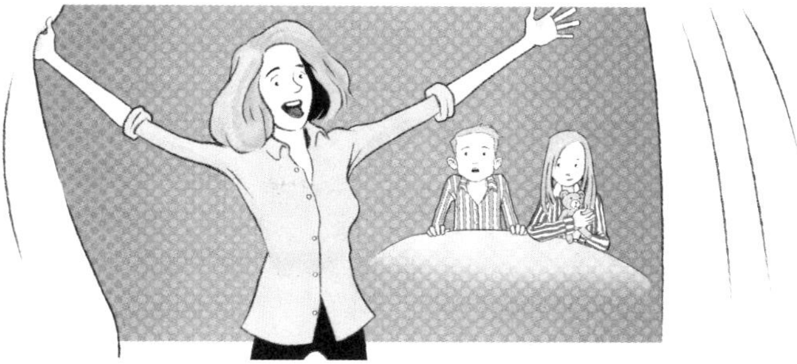

Am nächsten Morgen ist wirklich alles ganz anders. Plötzlich steht Mama im Zimmer und zieht die Vorhänge auf. »Aufwachen, Kinder! Die Sonne lacht!«, ruft sie fröhlich. »Ich fühl mich so frisch wie ein glitzernder Bach! Was wollen wir machen? Worauf habt ihr Lust?«

Manchmal ist es in der Wohnung ganz still und trübe – als wäre es ganz nebelig. An solchen Tagen kann Mama nicht aufstehen. Logisch, dass Pit als großer Bruder für Lina da ist! Und dann sind da noch die Glitzertage – an solchen Tagen will Mama ganz viel machen und kaufen. Sie beschenkt und verwöhnt Pit und Lina. Da kann auch mal das ganze Wohnzimmer voller Topfpflanzen stehen. An solchen Tagen wird Papa ganz böse. Er macht sich Sorgen, weil Mama so viel kauft. Gut, dass es Onkel Jan gibt. Er kennt Mama und erklärt Pit und Lina, was mit Mama los ist. Ein Arzt kann Mama schließlich helfen. Und die Topfpflanzen? Die kriegen die Nachbarn – ist doch klar! Anschaulich und liebevoll beschreibt das Buch aus Sicht zweier Geschwister das Wechselbad der Gefühle durch die bipolare Störung der Mutter. Die Empfindungen der Kinder, aber auch ihr Zusammengehörigkeitsgefühl werden feinfühlig dargestellt. Angeboten wird die emotionale Entlastung angesichts der psychischen Erkrankungen eines Elternteils.

BALANCE **buch + medien verlag**

Internet: www.balance-verlag.de • E-Mail: info@balance-verlag.de

Der BALANCE buch + medien verlag ist ein Imprint
der Psychiatrie Verlag GmbH, Köln.